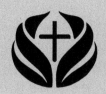

全国高职高专医药院校护理专业
"十三五"规划教材（临床案例版）

供护理、助产等专业使用

丛书顾问　文历阳　沈彬

儿科护理
（临床案例版）

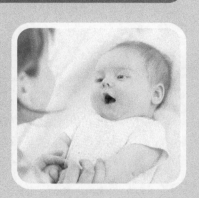

U0334036

主　编　王玉香　史良俊
副主编　周海荣　高莉莉
编　者　（以姓氏笔画为序）
　　　　王玉香　山西医科大学汾阳学院
　　　　王明贤　乐山职业技术学院
　　　　史良俊　乐山职业技术学院
　　　　成豆豆　山西医科大学汾阳学院
　　　　张　凤　泰州职业技术学院
　　　　周海荣　泰州职业技术学院
　　　　妮　娜　山西医科大学汾阳学院
　　　　高莉莉　大庆医学高等专科学校
　　　　戴玉琴　首都铁路卫生学校
秘　书　妮　娜　山西医科大学汾阳学院

华中科技大学出版社
http://www.hustp.com
中国·武汉

内 容 简 介

本书是全国高职高专医药院校护理专业"十三五"规划教材（临床案例版）。

本书内容包括：绪论、生长发育、儿童保健、住院儿童的护理、儿科护理技术、营养及营养障碍性疾病患儿的护理、新生儿及新生儿疾病患儿的护理、消化系统疾病患儿的护理、呼吸系统疾病患儿的护理、循环系统疾病患儿的护理、泌尿系统疾病患儿的护理、血液系统疾病患儿的护理、神经系统疾病患儿的护理、内分泌系统疾病患儿的护理等内容。

本书可供全国高职高专医药院校护理、助产等专业及相关专业学生使用，也可供相关人员学习参考。

图书在版编目(CIP)数据

儿科护理：临床案例版/王玉香，史良俊主编. —武汉：华中科技大学出版社，2016.8（2024.1重印）
全国高职高专医药院校护理专业"十三五"规划教材
ISBN 978-7-5680-1028-3

Ⅰ. ①儿… Ⅱ. ①王… ②史… Ⅲ. ①儿科学-护理学-高等职业教育-教材 Ⅳ. ①R473.72

中国版本图书馆 CIP 数据核字（2015）第 157624 号

儿科护理（临床案例版）   王玉香　史良俊　主编
Erke Huli(Linchuang Anli Ban)

策划编辑：周　琳
责任编辑：程　芳　熊　彦
封面设计：范翠璇
责任校对：刘　竣
责任监印：周治超
出版发行：华中科技大学出版社（中国·武汉）　　电话：(027)81321913
　　　　　武汉市东湖新技术开发区华工科技园　　邮编：430223
录　　排：华中科技大学惠友文印中心
印　　刷：广东虎彩云印刷有限公司
开　　本：880mm×1230mm　1/16
印　　张：15
字　　数：518 千字
版　　次：2024 年 1 月第 1 版第 9 次印刷
定　　价：46.00 元

华中出版

全国高职高专医药院校护理专业"十三五"规划教材（临床案例版）教材编委会

丛书学术顾问　文历阳　沈　彬

委员（按姓氏笔画排序）

付　莉　郑州铁路职业技术学院
冯小君　宁波卫生职业技术学院
朱　红　山西同文职业技术学院
刘义成　汉中职业技术学院
李红梅　山西医科大学汾阳学院
邹金梅　四川卫生康复职业学院
范　真　南阳医学高等专科学校
罗金忠　贵州城市职业学院
金庆跃　上海济光职业技术学院
周　涛　泰州职业技术学院
桑未心　上海东海职业技术学院
黄　涛　黄河科技学院
黄岩松　长沙民政职业技术学院
曹新妹　上海交通大学医学院附属精神卫生中心
章正福　滁州城市职业学院
雷良蓉　随州职业技术学院
谯时文　乐山职业技术学院

前言

Qianyan

在国家大力发展高等职业教育的背景下,为了适应高职高专护理专业教育发展和改革的需要,培养卫生行业需求的高端技能型护理人才,在华中科技大学出版社的倡导下,编写了本教材。本教材在编写过程中以高职高专护理专业的培养目标为依据,以全国护士执业资格考试大纲为指导,遵循"三基五性"原则的基础上,力求体现高职高专教育特色,贯彻"任务驱动"、"项目导向"的要求,强调人文素质渗透、突出对接,以达到理论联系实际、缩短课堂与临床的距离,契合当今护理职业的需求。

在编写体例上,本教材突出"以健康为中心,以护理程序为框架"的模式,将护理程序贯穿于教材的始终,体现整体护理理念。同时全书加强了心理护理与健康教育部分,以突出其重要性。每章后附有思考题,利于学生课后复习。

在编写结构上设置学习目标、课堂互动、案例分析、知识链接等环节,以适应不同教学方法学习需求,并在章节中标出重点、难点,利于学生学习掌握。

在本书编写过程中,参考了大量国内相关书籍,在此向相关编者致以谢意。需要指出的是本教材所列的药物及给药剂量仅供参考。

本书编写力求完美,但由于编者水平有限,虽经过多次修改与审校,书中错误与不足在所难免,敬请广大读者不吝赐教和指正。

主　编

目录

Mulu

项目一　绪　　论

学习目标

1. 识记小儿年龄分期及各期特点和儿科护理学的特点。
2. 说出儿科护理学的任务、范畴和特点。
3. 简述儿科护士的角色和素质要求。

任务一　儿科护理的任务和范围

儿科护理学(pediatric nursing)是研究儿童生长发育规律、卫生保健、疾病防治和护理,以促进儿童身心健康的一门专科护理学。研究的对象是自胎儿至青春期的儿童。

一、儿科护理的任务

儿科护理的任务是从体格、智能、行为和社会等方面来研究和保护儿童,对其提供综合性和广泛性的护理,提高对疾病的防治水平,以增强儿童体质,降低儿童发病率和死亡率,保障和促进儿童的身心健康。

二、儿科护理研究的范围

一切涉及儿童时期的健康和卫生问题都属于儿科护理的范围,包括儿童的生长发育、儿童身心健康的保健与促进、儿童疾病的防治与护理以及疾病的康复等。随着医学研究的进展,儿科医学不断向更深入的三级专业学科细化发展,同时也不断派生出新的学科或边缘学科,如新生儿医学、围生期医学等,多学科的协作是当今儿科医学发展的必然趋势。

随着医学模式和护理模式的转变,儿科护理学的范围不断拓展,已由单纯的疾病护理转变为以儿童及其家庭为中心的身心整体护理;由单纯对患儿护理扩展为对所有儿童生长发育、疾病防治与护理及促进儿童身心健康的全面服务;由单纯的医疗保健机构承担的工作任务逐渐发展为全社会都参与并承担的儿童保健和护理工作。因此,儿科护理学尚需与产科学、心理学、教育学等多门学科密切联系,其工作的开展还应得到家庭及社会等各方面的支持。

知识链接

儿童疾病的三级预防

Ⅰ级预防(primary prevention):也称基础预防,是疾病发生前的干预、促进性措施,如健康教育、营养指导、心理支持、预防接种及环境保护等。

Ⅱ级预防(secondary prevention):疾病症状前的干预措施,即早发现、早诊断、早干预和治疗,避免严重后果,包括定期体格检查、生长监测、疾病早期筛查及产检等。

Ⅲ级预防(tertiary prevention):疾病期的彻底治疗,防止并发症和后遗症,争取全面康复,包括家庭护理、心理治疗、促进功能恢复等。

任务二 儿科护理的特征

一、儿科特点

儿童处在不断的生长发育过程中,除个体差异外,还有明显的年龄差异,同时,还具有自身防护能力较弱、对疾病损伤的恢复能力较强的特点。

1. 儿童身体机能特点

1) 解剖 随着生长发育,儿童的身高、体重、头围、胸围、骨骼、牙齿的发育及内脏器官的位置均有其年龄特点。

只有掌握儿童正常的发育规律,才能做好护理和保健工作,如新生儿和小婴儿的头相对较大,颈部肌肉和颈椎发育相对滞后,抱起时应注意保护头部;儿童髋关节附近的韧带较松,臼窝较浅,容易发生脱臼及损伤,护理时应避免过度牵拉。

2) 生理 各系统器官的功能随着年龄的增长逐渐发育完善,当某年龄段其功能尚未成熟时易患某些疾病。如婴幼儿生长发育快,对营养物质的需要相对较成人多,但胃肠消化吸收功能尚未成熟,易发生腹泻。另外,不同年龄儿童生理生化正常值各自不同,如心率、呼吸频率、血压、周围血象等。因此,掌握各年龄儿童的机能变化特点是儿科护理工作的基本要求。

3) 免疫 年幼儿童的免疫功能发育不成熟,容易患感染性疾病,适当的预防措施对年幼儿童非常重要。如新生儿只能从母体胎盘获得抗体 IgG,体内缺乏 IgM,容易患革兰阴性细菌感染;从母体获得的 IgG 在生后 3～5 个月逐渐消失,且此时 IgG 和 SIgA 水平亦均较低,故婴幼儿容易患呼吸道和消化道感染性疾病。

2. 儿童心理社会特点 儿童时期是心理、行为形成的基础阶段。儿童身心未发育成熟,依赖性较强,合作性较差,对心理压力的应对能力较弱,需要心理关怀和照顾。儿童心理行为发育易受家庭、学校和社会的影响,可塑性大。应根据不同年龄儿童的心理特点,提供合适的环境和条件,培养儿童良好的个性和行为习惯。

3. 儿科疾病特点

1) 病理 同一致病因素在不同年龄阶段会引起机体不同的病理变化。如:肺炎链球菌所引起的肺部感染,婴幼儿常表现为支气管肺炎,而年长儿和成人则表现为大叶性肺炎;维生素 D 缺乏时,婴儿患佝偻病,而成人则患软骨病。

2) 疾病种类 儿童的疾病种类与成人有很大差别,如心血管疾病,儿童以先天性心脏病多见,成人则以冠状动脉粥样硬化性心脏病常见;不同年龄儿童的疾病种类也有差别,新生儿和婴幼儿疾病中先天性、遗传性及感染性疾病较多见。

3) 预后 儿童患病时往往起病急,来势凶猛,但是如能处理及时,其恢复也较快,且较少转为慢性或遗留后遗症。但年幼、体弱、病情危重患儿病情变化迅速,甚至发生突然死亡。因此,儿科医护人员更强调密切观察病情的变化。

4) 预防 预防工作是儿科护理的特征性工作。计划免疫是预防工作的重点,生长发育的监测、先天性和遗传性疾病的筛查以及许多成人疾病(如动脉粥样硬化、高血压和糖尿病等)的儿童期预防等也已经受到重视,疾病的预防和健康的促进在儿科护理学中的地位日显重要。

4. 儿科护理特点

1) 护理评估 儿童因不会诉说病情或因害怕等因素不能如实描述病情,多由家长和其照顾者代诉,其健康史的可靠性较差;做体格检查以及相应的辅助检查时患儿多不会主动配合。所以,护理评估难度较大。

2) 病情观察 儿童病情发展快、变化多端。如:年幼儿患急性感染性疾病时,常急性起病,病势凶猛,容易并发败血症、循环衰竭及中毒性脑病等;新生儿及体弱儿严重感染时,缺乏典型的症状和体征,仅表现为反应低下、体温不升和拒乳等非特异性症状,所以儿科护士病情观察任务重,需要对病情进行细致和系统的观察,以助于正确判断和及时处理。

3)护理内容 儿科护理内容和时间均较成人多,如头皮静脉穿刺、喂养、生活照顾及游戏等为儿科特有的护理项目;儿童好动、好奇,但缺乏经验,需特别注意安全护理。另外,慢性病住院患儿的学习和教育,也属护理内容。

二、儿科护理的理念

1. 以家庭为中心的护理 以家庭为中心的护理理念认为家庭是儿童生活中的恒定因素。以家庭为中心的护理有 3 个关键因素,即尊重、合作和支持(Galvin,等,2000)。无论是在医院内还是在医院外,卫生保健专业人员都要依靠家庭的独特优势,认可他们看护儿童的专长,从而支持家庭照看儿童和做出决定(Newton,2000)。完善在家庭和社区中的不同生活方式,照顾所有家庭成员,而不仅仅是儿童的需要。以家庭为中心的护理理念承认家庭结构和背景的差异,家庭目标、愿望、策略和行为的差异,以及家庭支持、服务和信息需求的差异。

2. 无创性护理 无创性护理是通过护理人员在不同的环境中提供护理措施,消除或尽量减少在卫生保健系统中儿童及其家人感受到的心理和生理痛苦。护理措施包括对各种急、慢性病的预防、诊断、处置和对症处理。环境是指进行护理的任何场所、家庭、医院或者其他卫生保健场所。护理人员指任何直接与护理措施有关的人。护理措施的范围从心理护理如引导儿童为护理操作做好准备,到身体干预如为家长提供陪护空间。无创性护理的最高目标是不造成损伤,要执行 3 条原则:①防止或尽量减少患儿与家人分离;②提高自制力;③防止或尽量减少身体伤害和疼痛。无创性护理的例子包括:密切注意住院期间的亲子关系,开始任何陌生的处置或治疗程序前帮助儿童做好准备,控制疼痛,允许儿童有私人空间,提供游戏以释放恐惧和威胁,为儿童提供不同的选择,以及尊重文化差异等。

3. 个案管理 个案管理是协调护理和控制费用的手段。其优点包括提高患儿及家庭的满意度,减少治疗的中断,以及有能力估算类似患儿的预后。

个案管理者负责特定患儿团体并对其有解释义务,他们经常使用根据治疗标准制订的时间表。时间表有各种不同名称:统筹方案、护理指南、个案管理计划、护理图、护理协调方案或其他在特定机构通用的名称。不管叫什么名字,时间表都是多学科计划,包括对一次或多次疾病发作的护理,也包括护理预期结果或后果。时间表可以限定于住院患儿或整个护理过程,包括家庭护理。

任务三 小儿年龄分期及其特点

为了掌握各年龄期的保健和护理重点,根据儿童生长发育的特点,一般将儿童年龄分为七个时期,但生长发育是一连续过程,各期不能截然分开。

重点:小儿年龄分期各期的定义、特点、护理。

一、胎儿期

从受精卵形成至胎儿出生为胎儿期,约 40 周,胎儿的周龄即为胎龄。胎儿完全依靠于母体生存,母亲在妊娠期间如受到不利因素影响,如感染、滥用药物、接触放射性物质、吸毒以及患严重疾病和创伤等都可能影响胎儿的正常发育,导致畸形、宫内发育不良或流产。此期应加强孕妇和胎儿保健。

二、新生儿期

从胎儿娩出脐带结扎至生后 28 天为新生儿期。按年龄划分,此期实际包含在婴儿期内,但由于此期在生长发育和疾病方面具有非常明显的特殊性,且发病率、死亡率高(占婴儿死亡率的

1/3～1/2),故将其列为婴儿期中的一个特殊时期。此期儿童刚脱离母体,转为独立生活,所处的内、外环境发生巨大变化,而其适应能力尚不成熟,因此,此期应加强保暖、合理喂养、清洁卫生及消毒隔离等护理。

胎龄满 28 周至出生后 7 天为围生期,是胎儿经历分娩、生命遭受最大危险的时期,此期死亡率最高,应加强围生期保健,重视优生优育。

三、婴儿期

从出生后到满 1 周岁为婴儿期。此期是儿童生长发育最迅速的时期,对营养的需求相对较高,但其消化功能发育尚不完善,容易发生营养和消化功能紊乱性疾病。同时,婴儿体内来自母体的抗体逐渐减少,而自身免疫功能尚未成熟,抗感染能力较弱,容易发生各种感染性和传染性疾病。因此,此期保健重点是提倡母乳喂养、及时添加换乳期食物、实施计划免疫和预防感染。

四、幼儿期

从满 1 周岁到 3 周岁为幼儿期。此期体格生长速度较前稍减慢,智能发育加快。开始会走,活动范围增大,但对危险的识别和自身保护能力都有限,要注意防止意外创伤和中毒。饮食已从乳汁逐渐过渡到成人饮食,要保证营养,培养良好的饮食习惯。

五、学龄前期

从 3 周岁至 6～7 岁入小学之前为学龄前期。此期体格生长速度减慢,并处于稳步增长状态,智能发育更加迅速,理解力增强,好奇多问,模仿能力及可塑性强,应注意培养良好的思想品德和行为习惯。此期患急性肾炎等自身免疫性疾病开始增多,应积极控制链球菌等感染,继续预防传染病和防止意外事故与中毒的发生。

六、学龄期

从小学开始(6～7 岁)至青春期前为学龄期。此期体格稳步增长,除生殖系统外各器官发育均已接近成人,智能发育更趋成熟,可以接受科学文化教育。应保证营养和充足的睡眠,进行适当的体格锻炼,端正姿势,保护视力,预防龋齿。

七、青春期

青春期年龄范围一般为 10～20 岁,女孩的青春期开始和结束年龄都比男孩早 2 年左右。儿童体格生长再次加速,出现第二个生长高峰,同时生殖系统发育加速并趋于成熟,出现第二性征。此期心理、行为、精神方面的问题开始增多,应重视道德品质教育与生理、心理卫生及性知识教育,加强营养,保证身心健康。

任务四 儿科护士的角色与素质要求

一、儿科护士的角色

随着护理学科的发展,儿科护士的角色有了更大范围的扩展,被赋予了多元化的角色。

1. 护理活动的执行者 儿童机体各系统、器官的功能发育尚未完善,生活尚不能自理或不能完全自理。儿科护士最重要的角色是在帮助儿童促进、保持或恢复健康的过程中,为儿童及其家庭提供直接的专业照护,如营养的摄取、感染的预防、药物的给予以及心理的支持等,以满足儿童身、心两方面的需要。

2. 护理计划者 为促进儿童身心健康发育,护士必须运用护理专业知识和技能,收集儿童的

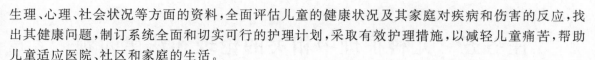

生理、心理、社会状况等方面的资料,全面评估儿童的健康状况及其家庭对疾病和伤害的反应,找出其健康问题,制订系统全面和切实可行的护理计划,采取有效护理措施,以减轻儿童痛苦,帮助儿童适应医院、社区和家庭的生活。

3. 健康教育者 在护理儿童的过程中,护士应依据各年龄段儿童智力发展水平,向儿童及其家长有效地解释疾病治疗和护理的过程,帮助他们建立自我保健意识,培养他们良好的生活习惯,纠正其不良行为。同时,还应向家长宣传科学育儿知识,使他们采取健康的态度和行为,以达到预防疾病、促进健康的目的。

4. 健康协调者 护士需联系并协调与有关人员和机构的相互关系,维持一个有效的沟通网,以使诊断、治疗、救助与相关的儿童保健工作互相协调和配合,保证儿童获得最适宜的整体性医护照顾。如:护士需与医师联络,讨论有关治疗和护理方案;与营养师联系,讨论有关膳食的安排;与儿童及其家长进行有效的沟通,让家庭共同参与儿童护理过程等。

5. 健康咨询者 护士通过倾听儿童及其家长的倾诉,关心儿童及其家长在医院环境中的感受,解答他们的问题、提供有关治疗的信息,给予健康指导。澄清儿童及其家长对疾病和与健康有关问题的疑惑,使他们能够以积极有效的方式去应对压力,找到满足生理、心理及社会需要的最习惯和最适宜的方法。

6. 儿童及其家庭代言人 儿科护士是儿童权益的维护者,在儿童不会表达或表达不清自己的要求和意愿时,儿科护士有责任解释并维护儿童的权益不受侵犯或损害。护士还需评估有碍儿童健康的问题和事件,提供给医院行政部门改进,或提供给卫生行政单位作为拟定卫生政策和计划的参考。

7. 护理研究者 护士应积极进行护理研究工作,通过研究来验证、扩展护理理论知识,发展护理新技术,指导和改进护理工作,提高儿科护理质量,促进护理专业发展。

二、儿科护士的素质要求

1. 思想道德品质

1) 热爱护理事业,具有高度社会责任感和同情心,爱护儿童,具有为儿童健康服务的奉献精神。

2) 具有诚实的品格、较高的慎独修养、高尚的道德情操,以理解、友善、平等的心态,为儿童及其家庭提供帮助。

3) 具有正视现实、面向未来的目光,追求崇高的理想,忠于职守,救死扶伤,廉洁奉公,实行人道主义。

2. 科学文化素质

1) 具备一定的文化素养和自然科学、社会科学、人文科学等多学科知识。

2) 掌握基本的计算机应用技术和一门外语,及时了解现代科学发展的最新信息。

3. 专业素质

1) 具有结构合理的专业理论知识和精湛的护理实践技能,操作准确,动作规范。

2) 具有敏锐的观察能力、综合分析的判断能力、快速敏捷的反应能力,准确、有效、及时地解决问题。

3) 具有熟练运用护理程序对患儿实施整体护理的能力。

4) 具有开展护理科研的意识,了解一定的护理科研方法。

4. 身体心理素质

1) 具有健康的身体和心理,乐观、开朗、平和的心态,宽容豁达的胸怀,良好的言行举止。

2) 具有良好的沟通能力,能与儿童及其家长建立良好的人际关系,与同事相互尊重、团结协作。

任务五 儿科护理中相关的伦理和法律问题

一、儿科护理中的相关伦理

儿科独生子女多、自费多、陪护多,使得家长对医护人员要求更高,而且与成人相比有其特殊性,即起病快、病情变化快、恶化死亡快,以上的特殊性必然造成儿科护士在护理方面压力大、工作量大、难度大、风险因素高等情况,在这种情况下作为护理人员一定要换位思考,理解家长,关爱孩子。"以患儿为中心",把患儿的利益放在首位,不断满足不同层次的护理需要。对于家长过激的语言及态度应予以理解并给予充分解释。学会交流和处理人际关系,留意患者及其家属的情绪状况,做好预防性沟通。注意医护人员自己的情绪反应,学会自我调节。

儿童心理不成熟是众所周知的特点。由于陌生环境及各种注射创伤、操作所带来的不适,他们对医院穿白衣的医务工作人员产生恐惧而不愿意接近,同时又有某种程度上的新鲜感。儿童患者特别是小婴儿,不具备或者缺乏主诉能力,不能直接反映治疗效果。加之我国现代社会独生子女家庭模式的形成,不少儿童形成任性、"唯我独尊"的心理特点。所以在患儿临床诊治过程中极易出现随意、任性、不配合、不接受治疗的现象。面对这种情况作为一个医务工作者仍要换位思考,急患儿之所急,想患儿之所想,对患儿的优点应及时肯定和表扬,对其任性、缺点应学会包容和耐心教育,要以亲近、和蔼的态度与患儿及家长贴心交流,以爱的方式消除患儿的心理紧张和恐惧。在其咨询过程中,就需要采用医学伦理学原则和人际交流技巧,以适应其年龄特点的需求。适时予以鼓励和支持,使患儿获得对新形成的健康及医院的环境适应,同时获得患儿及家长的信任和尊敬,以及取得患儿及家长进一步的配合,唯此才更加体现出人性化的医疗服务。

二、儿科护理中的法律问题

随着社会主义法制的不断健全和完善,许多保护小儿和促进小儿健康的相关法律和规定也不断完善。儿科护士有法律上的责任,即用现有的科学知识,使小儿得到最佳的生理和情绪上的照护。同时,儿科护理人员应了解小儿与成人患者一样具有生命权、身体权、健康权、医疗权、疾病认知权、知情同意权、保护隐私权,小儿具有受法律保护的权益,儿科护士也有义务维护小儿的以上权益。

儿科护士应告知小儿与家庭遵守医院的规定,在为患儿进行各项护理操作时,应向患儿及家长解释操作的目的、步骤和意义,以取得他们的同意和合作,必要时让家长签署知情同意书。从法律的角度考虑,护士在执业中应当正确执行医嘱,观察患儿的身心状态,认真执行交接班、翻身、摆药等各项操作规程,对小儿进行科学的护理;遇紧急情况应及时通知医生并配合积极抢救,医生不在场时,护士应按照操作规程采取急救措施。护士要承担预防保健工作、宣传防病治病知识、进行康复指导、开展健康教育、提供卫生咨询服务的义务。如果因工作的疏忽,发生护理差错、事故,给患儿及家庭造成严重伤害,儿科护士应对自己的行为负法律责任。

任务六 儿科护理的发展趋势

祖国医学在儿童疾病的防治与护理方面有丰富的经验,其起源比西方医学早得多。许多的医学典籍中均可见到有关儿童保健、疾病预防等方面的记载,如最早的《黄帝内经》、唐代孙思邈的《千金要方》、宋代钱乙的《小儿药证直诀》等。

进入19世纪,西方儿科学发展迅速,并随着商品和教会进入我国。20世纪30年代西医儿科学逐渐受到重视,至40年代儿科临床医疗规模初具,在防治各种传染病和营养不良方面做出了重大贡献。

新中国成立以后,党和政府对儿童健康十分重视,历届宪法都特别提出了保护母亲和儿童的条款。从建立健全各级儿童医疗保健机构,到各大省市建立儿童医院,直至专设儿科监护病房(PICU)和新生儿监护病房(NICU),儿科护理范围、护理水平有了很大的拓展和提高。通过大力开展城乡儿童保健、实行计划免疫、提倡科学育儿、开展生长发育监测以及遗传代谢疾病筛查等工作,儿童传染病的发病率大幅度下降,婴儿的死亡率逐年下降,常见病和多发病的发病率和病死率亦迅速降低。2011年国务院颁发了《中国儿童发展纲要(2011—2020年)》,对改善儿童卫生保健服务,提高儿童健康水平提出了更明确要求。

知识链接

婴儿死亡率

婴儿死亡率是指每1000名活产婴儿中在1岁以内的死亡人数。国际上通常以其作为衡量一个国家卫生水平的指标。1949年我国的婴儿死亡率在200‰以上,新中国成立10年后(1959年),婴儿死亡率已降至70‰,至20世纪90年代中期,婴儿死亡率为50.2‰。根据2012年中国卫生统计提要的数字显示,我国婴儿死亡率从2000年的32.2‰已下降到2011年的12.1‰,与发达国家的差距明显缩小。

为适应儿科护理发展的需要,儿科护理教育体系日趋完善。20世纪80年代初,我国恢复了中断30余年的高等护理教育,20世纪90年代始又发展了护理研究生教育,培养了一大批高级儿科护理专业人才,使儿科护理队伍向高层次、高素质方向发展,儿科护理学也发展成为具有独特功能的专门学科。

21世纪是生命科学的时代,后基因组学和蛋白质组学的研究将继续揭示人类健康和疾病的本质,儿科疾病谱将发生变化,儿童健康将面临新的机遇和挑战。例如,由于一些已经得到控制的传染病(如结核病)在全球范围内的回升,加之艾滋病等新的传染病在世界范围的广泛传播,感染性疾病仍然是威胁儿童健康的主要问题;儿科疾病的基因诊断和治疗将得到发展和普及;另外,儿童精神卫生、意外损伤、成人疾病的儿童期预防以及环境污染对儿童健康的危害等也都将成为重点关注的课题,儿科护理的范围也将随之扩展,儿科护理任务将增加更多的科技含量。儿科护理工作者应不断学习,勇于创新,推动儿科护理事业和儿科护理学的发展。

(高莉莉)

思考题

A₁型题

1. 儿科护理学的任务是以下列哪项为中心的全方位的整体护理?(   )
   A. 小儿诊疗   B. 小儿护理   C. 儿童保健   D. 小儿家庭   E. 心理保健

2. 婴儿对某些传染病有一定的抵抗能力,主要是由于下列哪种免疫球蛋白可以通过胎盘从母体中获得?(   )
   A. SIgA   B. IgM   C. IgE   D. IgA   E. IgG

3. 下列哪项不符合新生儿期的特点?(   )
   A. 环境适应能力弱   B. 发病率高   C. 死亡率高
   D. 体温稳定   E. 易发生感染

4. 小儿生长发育的第一高峰期是(   )。

A. 新生儿期 B. 婴儿期   C. 幼儿期   D. 学龄期   E. 青春期

5. 婴儿期的年龄范围是（ ）。

A. 从出生到满 1 周岁以前   B. 从出生后 7 天到满 1 周岁以前

C. 从满月到满 1 周岁以前   D. 从出生到满 1 周岁半以前

E. 从出生到满 2 周岁以前

A₂型题

6. 一正常小儿，体格生长稳步增长，智能发育逐步成熟，是增长知识、接受文化教育的重要时期。该小儿属于（ ）。

A. 婴儿期   B. 幼儿期   C. 学龄前期   D. 学龄期   E. 青春期

7. 患儿，男，因病住院 1 个月余，护士不仅向他解释疾病的治疗和护理过程，同时还向其家长宣传科学育儿的知识，护士在这方面扮演的角色是（ ）。

A. 健康教育者   B. 健康咨询者   C. 健康协调者

D. 护理计划者   E. 患儿代言人

8. 小儿最易发生意外伤害的年龄为（ ）。

A. 婴儿期   B. 幼儿期   C. 学龄前期   D. 学龄期   E. 青春期

项目二 生长发育

  学习目标

1. 识记小儿生长发育的一般规律、小儿体格生长发育常用指标、小儿神经系统发育及运动功能的发育。
2. 说出生长发育的影响因素、一般测量法。
3. 简述体格生长评价的常用方法、小儿心理活动的发育。

任务一 生长发育的规律及影响因素

生长发育(growth and development)是儿童区别于成人的重要特点。生长是指儿童身体各器官、系统的长大,可以通过具体的测量值来表示,是"量"的变化。发育是指细胞、组织、器官的分化和功能成熟,是"质"的改变。生长和发育紧密相关,监测和促进儿童生长发育是儿科护理工作的重要内容。

一、生长发育规律

1. 生长发育的连续性与阶段性 生长发育在整个儿童时期是连续的过程,但各年龄阶段生长发育的速度不同。例如:体重和身长在婴儿期增长最快,尤其是前3个月,生后第1年为生后的第一个生长高峰,第2年以后增长速度相对减慢,至青春期生长发育速度又加快,出现第二个生长高峰。

> **课堂互动**
> 刚出生的小婴儿身体的哪个部位长得最大?

2. 各系统器官发育的不平衡性 儿童各系统器官的发育顺序遵循一定的规律。神经系统发育较早,生殖系统发育较晚。淋巴系统在儿童期发育迅速,于青春期前达高峰,以后逐渐下降至正常水平。皮下脂肪在年幼时较发达,而肌肉组织则须到学龄期才发育加速。其他系统如呼吸、循环、消化、泌尿等的发育基本与体格生长相平行(图2-1)。

3. 生长发育的一般规律 生长发育遵循由上到下、由近到远、由粗到细、由简单到复杂、由低级到高级的规律。如出生后运动发育的规律是:先抬头、后抬胸,再会坐、立、行(由上到下);从臂到手,从腿到脚的运动(由近到远);从全手掌抓握到手指拾取(由粗到细);先画直线后画圆、画人(由简单到复杂)。认识事物的过程是:先会看、听、感觉事物,逐渐发展到有记忆、思维、分析和判断(由低级到高级)。

4. 生长发育的个体差异性 儿童生长发育虽按一般规律发展,但在一定范围内由于受遗传、环境的影响,存在着较大的个体差异。因此,生长发育的正常值不是绝对的,要充分考虑影响个体发育的不同因素,并应作连续动态的观察,才能做出较正确的评价。

二、影响生长发育的因素

遗传决定了生长发育的潜力,外界环境因素影响着这个潜力,两方面相互作用,决定了个体

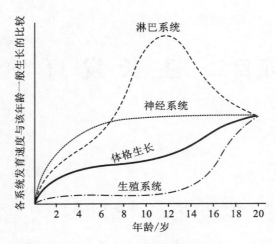

图 2-1　各系统器官发育不平衡

的生长发育水平。生长发育水平是遗传和环境共同作用的结果。

1. 遗传因素　儿童生长发育的特征、潜力、趋向等都受到父母双方遗传因素的影响,种族和家族的遗传信息影响深远,如皮肤、头发的颜色,脸型特征,身材高矮,性成熟的早晚以及对疾病的易感性等都与遗传有关;遗传性疾病对生长发育有显著影响。

> **课堂互动**
> 影响生长发育的因素有哪些方面?

男女性别也可造成生长发育的差异,一般女孩平均身高、体重较同龄男孩小,但女孩比男孩早两年进入青春期。此时女孩的平均身高与体重超过同龄的男孩;在骨骼、肌肉和皮下脂肪发育等方面,女孩与男孩亦有较大差异。因此,在评估生长发育水平时应分别按男、女孩标准进行。

2. 环境因素

1) 营养　充足和调配合理的营养素是儿童生长发育的物质基础。宫内营养不良的胎儿不仅体格生长落后,还严重影响脑的发育;儿童生后营养不良,特别是第 1～2 年严重营养不良,可影响体重、身高及智能的发育;儿童摄入过多热量导致的肥胖也会影响生长发育。

2) 疾病　疾病可阻碍儿童正常的生长发育。如:急性感染常使体重减轻;长期慢性疾病可影响身高与体重的增加;内分泌疾病常引起骨骼生长和神经系统发育迟缓;先天性心脏病可造成生长迟缓。

3) 孕母情况　孕母的生活环境、营养、情绪及疾病等都会影响胎儿的生长发育。如:孕母妊娠早期的病毒性感染可导致胎儿先天畸形;妊娠期严重营养不良可导致流产、早产和胎儿体格生长及脑的发育迟缓;孕母接受放射线辐射、环境毒物污染及精神创伤等均可能使胎儿生长发育受阻。

4) 生活环境　外界环境、季节、心理及社会因素、运动以及父母的育儿态度与习惯,对儿童体格生长有一定的影响。良好的居住环境,如阳光充足、空气清新和水源清洁,健康的生活方式、科学的护理与教养,为儿童安排有规律的生活制度和适合其年龄特点的体格锻炼,以及完善的医疗保健服务设施等,是保证儿童体格、神经心理发育达到最佳状态的重要因素。

任务二　体格发育及其评价

一、体格生长常用指标

1. 体重　体重是各器官、组织、体液的总重量。体重最能反映儿童的营养状况,是衡量儿童体格生长最重要的指标,也是临床补液量和给药量的重要依据。

新生儿出生体重与胎次、胎龄、性别及在孕母宫内的营养状况有关。正常新生儿出生时平均体重为 3 kg,我国 2005 年九市城区调查结果显示平均男孩出生体重为(3.3±0.4) kg,女孩为(3.2±0.4) kg,与世界卫生组织的参考值相近。生后第 1 周内由于摄入不足、胎粪排出和水分丧失,可出现暂时性体重下降(生理性体重下降),常于 7～10 日恢复到出生时的体重。

课堂互动
提问同学说出自己出生时的体重、身长。

儿童体重的增长不是等速的,儿童生后第 1 年是体重增长最快速的时期,出现第一个生长高峰。生后前 3 个月每月平均增长 600～1000 g;4～6 个月时每月平均增长 500～600 g;7～12 个月时每月平均增长 300～400 g。一般生后 3 个月末婴儿体重约为出生时的 2 倍(6 kg),1 岁时婴儿体重约为出生时的 3 倍(9 kg),即第 1 年内婴儿体重在前 3 个月的增加量相当于后 9 个月的增加量。2 岁时体重约为出生时的 4 倍(12 kg)。2 岁后到青春期前体重每年增长约 2 kg。当无条件测量体重时,为便于计算儿童用药量和补液量,可按以下公式粗略估计儿童体重:

1～6 个月:体重(kg)＝出生时体重/kg＋月龄×0.7

7～12 个月:体重(kg)＝6＋月龄×0.25

2 岁到青春期前:体重(kg)＝年龄×2＋8

进入青春期后,体重增长再次加快,进入第二个生长发育高峰,每年增加 4～5 kg。

正常同年龄、同性别儿童的体重存在个体差异,一般在 10% 上下,评价儿童的生长发育状况时,应连续定期监测其体重,若有体重增长过多或不足,应寻找原因,给予相应的干预。

测量方法:空腹、排便后,脱去衣裤、鞋袜后进行称量。小婴儿用盘式杠杆秤测量,读数精确到 10 g。天气寒冷时,体温偏低及病重婴儿,可先带包被测量,将所测体重减去衣被重量即得婴儿体重。1～3 岁幼儿用坐式杠杆秤测量,读数精确到 50 g;3 岁以上儿童用站式杠杆秤测量,读数精确到 50 g。称量时儿童不可摇晃或接触其他物体,计算时应准确减去衣物的重量。

2. 身高(长) 身高(长)是指头顶到足底的垂直长度,是反映骨骼发育的重要指标。3 岁以下儿童采用仰卧位测量,称身长;3 岁以后采用立位测量,称身高。身高(长)的增长规律与体重相似,也出现婴儿期和青春期两个生长高峰。正常新生儿出生时平均身长为 50 cm,生后第一年身长平均增长 25 cm,上半年增长比下半年快,其中前 3 个月增长 11～12 cm,与后 9 个月的增长量相当,1 岁时身长约 75 cm。第 2 年增加速度减慢,平均增加 10 cm,到 2 岁时身长约 85 cm。2 岁以后身高(长)稳步增长,平均每年增长 5～7 cm。2～12 岁儿童身高(长)可按下列公式粗略计算:

$$身高(长)(cm)＝年龄×7＋75$$

身高(长)包括头、脊柱和下肢的长度。这 3 部分的发育速度并不一致,头部生长较早,而青春期身高增长则以下肢为主。临床上通过测量上部量和下部量,来判断头、脊柱、下肢占身长的比例。上部量为头顶至耻骨联合上缘的距离,反映头和脊柱的长度;下部量为耻骨联合上缘至足底距离,反映下肢的长度。新生儿上部量大于下部量,中点在脐上;2 岁时中点在脐下;6 岁时中点移至脐与耻骨联合上缘之间;12 岁时上、下部量相等,中点在耻骨联合上缘(图 2-2)。

身高(长)的增长与遗传、内分泌、营养等因素有关。某些疾病如甲状腺功能减低、生长激素缺乏、营养不良等可影响身高(长)的发育;短期的疾病与营养波动不会明显影响身高(长)。

测量方法:3 岁以下儿童用量板于卧位测身长,儿童脱帽、鞋袜及外衣,仰卧于量板中线上。将头扶正,头顶接触头板,测量者一手按直儿童双膝,使双下肢伸直并拢紧贴底板,一手移动足板使之紧贴足底,读数精确至 0.1 cm。3 岁以上儿童用身高计测量,儿童脱帽、鞋,直立,双眼平视正前方,足跟靠拢,足尖分开约 60° 角,足跟、臀部、两肩胛、枕骨粗隆均同时紧贴测量杆。测量者移动身高计头顶板,使其

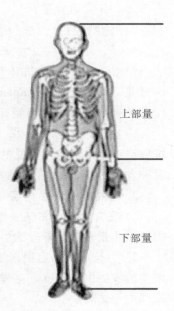

上部量

下部量

图 2-2 上、下部量

与儿童头顶接触,板呈水平位时,读数,精确至 0.1 cm。

3. 头围 头围是指自眉弓上缘经枕后结节绕头一周的长度,是反映脑和颅骨生长的重要指标。正常新生儿头围平均为 32～34 cm,在第 1 年的前 3 个月和后 9 个月头围均增长 6 cm,1 岁时头围约为 46 cm;2 岁时约为 48 cm;5 岁时约为 50 cm;15 岁时头围接近成人,为 54～58 cm。头围的监测在生后头两年最有价值,头围过小常提示脑发育不良等,头围增长过快则提示脑积水等。

测量方法:将软尺零点固定于头部一侧眉弓上缘,再将软尺紧贴头皮绕枕骨结节最高点及另一侧眉弓上缘回到零点,读数精确至 0.1 cm。

4. 胸围 胸围是指沿乳头下缘经肩胛角下缘绕胸一周的长度,胸围的大小反映肺和胸廓的发育情况。出生时胸围比头围小 1～2 cm,约 32 cm,1 岁时头围和胸围相等,均为 46 cm,1 岁以后至青春期前胸围应大于头围,约等于头围加年龄减 1 cm。胸廓的发育与营养和上肢及胸廓锻炼有关。胸廓畸形见于佝偻病和先天性心脏病等。

测量方法:测量胸围时儿童取卧位或立位,儿童两手自然平放或下垂,测量者一手将软尺零点固定于一侧乳头下缘(乳腺已发育的女孩,固定于胸骨中线第 4 肋间),一手将软尺紧贴皮肤,经两侧肩胛角下缘回到零点,取平静呼气和吸气时的平均值。读数精确至 0.1 cm。

5. 上臂围 上臂围反映上臂骨骼、肌肉、皮下脂肪和皮肤的发育,是儿童营养状况的评估指标。生后第 1 年内增长迅速,1～5 岁期间增长缓慢,在无条件测量体重和身高的情况下,上臂围可用于 5 岁以下儿童营养状况的筛查,评估参考值为:>13.5 cm 为营养良好,12.5～13.5 cm 为营养中等,<12.5 cm 为营养不良。

测量方法:儿童双上肢自然平放或下垂,取左上臂肩峰至尺骨鹰嘴连线中点的水平,用软尺固定紧贴皮肤,绕臂一周,读数精确至 0.1 cm。

二、体格生长的评价

儿童处于快速生长发育阶段,充分了解儿童生长发育规律和特点,正确评价其生长发育状况,给予适当的指导和干预,对促进儿童的健康成长十分重要。

1. 体格生长评价常用方法

1) 均值离差法 适合正态分布的资料。以均值($\overline{X}$)为基值,标准差(SD)为离散距,$\overline{X}\pm$SD 包含 68.3%、$\overline{X}\pm$2SD 含 95.4%、$\overline{X}\pm$3SD 含 99.7% 的总体,一般认为 $\overline{X}\pm$2SD 为正常范围,若超出 $\overline{X}\pm$2SD 者为异常。

2) 中位数百分位法 适用于正态和非正态分布状况,以第 50 百分位(P_{50})为中位数,常用 P_3、P_{10}、P_{25}、P_{50}、P_{75}、P_{90}、P_{97} 表示百分位数 5 个等级,P_3～P_{97} 包括总体样本的 94%。

3) 指数法 根据机体各部分的比例关系,制订出特定的指数来评价生长发育。常用的有 BMI 指数(body mass index):体重(kg)/[身高(m)]^2,实际含义是单位面积中所含的体重数。BMI 是判断肥胖的常用指标。

4) 生长发育图法 将儿童的各项指标按不同性别、年龄绘成正常曲线图(均值离差法或百分位数法),将定期连续测量的数据每月或每年标记于图上作比较,能直观快速地了解儿童生长情况和发展趋势,及时发现偏差,分析原因,以便采取适当措施给予干预。

2. 体格生长评估内容

1) 发育水平 将某一年龄时点测得的某一项体格生长指标测量值与参考人群值比较,即可得知该儿童在该年龄段的生长发育水平。其优点是简单、易行,但不能预示其生长发育趋势。

2) 生长速度 定期连续地监测儿童某一年龄时段的单项体格生长指标,即可得知该儿童在该年龄段的生长速度。这种动态纵向观察方法可发现儿童自己的生长轨道,体现个体差异,及时发现生长偏离。

3) 匀称程度 评估体格生长发育各指标之间的比例关系,如体型、身材是否匀称等。

重点:前囟的定义、正常值、闭合时间、临床意义。

三、与体格生长有关的其他系统的发育

1. 骨骼的发育

1）颅骨的发育　根据头围、囟门大小,以及骨缝和前、后囟门闭合时间来评价颅骨的发育。颅骨缝出生时尚分离,于3～4个月时闭合。后囟是由顶骨和枕骨构成的三角形间隙,生后已闭合或生后6～8周闭合。前囟是由额骨和顶骨形成的菱形间隙,在出生时为1.5～2 cm(对边中点连线长度),以后随颅骨发育而增大,6个月后逐渐骨化而变小,1～1.5岁时闭合(图2-3)。前囟检查在儿科非常重要,前囟早闭或过小见于小头畸形等;前囟迟闭或过大见于佝偻病、脑积水、甲状腺功能减低症等;前囟饱满提示颅内压增高;前囟凹陷则多见于脱水或极度消瘦者。

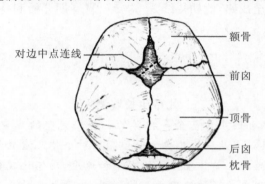

对边中点连线

额骨

前囟

顶骨

后囟

枕骨

图 2-3　颅骨、前囟与后囟的发育

2）脊柱的发育　脊柱的增长反映脊椎骨的发育。生后第一年脊柱的增长快于四肢,以后四肢增长快于脊柱。脊柱在发育过程中会形成3个自然弯曲,新生儿出生时脊柱仅轻微后凸,3个月左右随着抬头动作的发育出现颈椎前凸,6个月会坐时出现胸椎后凸,1岁左右开始行走时出现腰椎前凸,至6～7岁时脊柱的自然弯曲才被韧带所固定。

3）长骨的发育　随年龄的增长,长骨干骺端的骨化中心按一定的顺序和部位有规律地出现,骨化中心的出现反映长骨的生长成熟程度,通过X线测定不同年龄儿童长骨骨骺端骨化中心的出现时间、数目、形态变化,并将其标准化,即可得到骨龄。出生时腕部尚无骨化中心,股骨远端及胫骨近端已出现骨化中心,故婴儿早期应摄膝部X线片,年长儿摄左手及腕部X线片,以此来判断长骨的生长情况。出生后腕部骨化中心的出现顺序为:头状骨、钩骨(3个月左右);下桡骨骺(约1岁);三角骨(2～2.5岁);月骨(3岁左右);大、小多角骨(3.5～5岁);舟骨(5～6岁);下尺骨骺(6～7岁);豆状骨(9～10岁)。10岁时出全,共10个,1～9岁腕部骨化中心的数目约为其岁数加1。骨龄落后应考虑甲状腺功能减低症、生长激素缺乏症等;骨龄超前可见于中枢性性早熟、先天性肾上腺皮质增生症等。

2. 牙齿的发育　牙齿的发育与骨骼发育有一定的关系。人一生有两副牙齿,即乳牙(共20个)和恒牙(共32个)。儿童一般在4～10个月开始出牙,2～2.5岁出齐,2岁以内乳牙的数目为月龄减4～6。12个月尚未出牙者可视为异常。乳牙萌出顺序见图2-4。恒牙的骨化从新生儿开始,6岁左右开始萌出第一磨牙,6～12岁乳牙逐渐被同位恒牙替换,12岁左右出现第二磨牙,18岁以后出现第三磨牙,也有人终身不出。

出牙是一个生理过程,个别儿童会伴有一些不适,如低热、短暂的睡眠不安、流涎等。佝偻病、营养不良、甲状腺功能减低症、21-三体综合征等患儿出牙延迟,牙质欠佳。

3. 生殖系统的发育　受下丘脑-垂体-性腺轴的控制,生殖系统迟至青春期前才开始发育,持续7～10年,即女孩为12～18岁,男孩为13～20岁。将此期划分为3个阶段:

1）青春前期　指第二性征出现之前体格形态开始加速发育的阶段,女孩9～11岁、男孩11～13岁开始,体格生长明显加速,出现第二性征,持续2～3年。

2）青春中期　指从第二性征出现开始到性发育成熟的阶段,体格生长速度达高峰,第二性征全部出现,性器官在解剖和生理功能上均已成熟,持续2～4年。

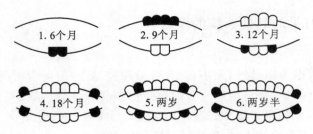

图 2-4　乳牙萌出顺序

3）青春后期　指从第二性征已经发育似成人到体格停止生长为止,体格生长停止,第二性征发育完成,生殖系统发育完全成熟,此期持续 3~4 年。青春期开始和持续时间受多种因素影响,个体差异较大。

知识链接

儿童生长监测

　　儿童生长监测是联合国儿童基金会推荐的一套较完整的儿童系统保健的方案,尤其适合农村地区的儿童。它是利用儿童生长监测图对个体儿童的体重进行连续的测量与评价的,可以直观地监测儿童体重生长的水平和速度,动态地观察婴幼儿生长发育趋势,早期发现生长迟缓现象。通过使用生长监测图,父母也可学会亲自监测孩子的营养状况,从而及时地发现儿童的问题,提高家庭自我保健能力,促进儿童健康成长。监测体重的方法:6 个月以内婴儿每月 1 次,7~12 个月婴儿每 2 个月 1 次,1~3 岁儿童每 3 个月 1 次,可按照儿童的年龄将每次测量的数值标在生长监测图的坐标上,并连成线,观察儿童体重增长曲线与参考曲线的走向是否一致。

任务三　神经心理发育与评价

一、神经心理发育

1. 神经系统的发育

1）脑的发育　儿童神经系统最先开始发育,出生时大脑重量约 370 g,占体重的 10%~12%。新生儿脑的形态和结构与成人基本相似,有主要的沟回,但脑回较宽,脑沟较浅,皮层较薄。新生儿大脑皮层神经细胞数目与成人相同,但其分化较差,3 岁时细胞分化基本完成,8 岁时接近成人水平。婴幼儿神经髓鞘发育不完善,神经冲动传导慢且易泛化,故婴幼儿睡眠时间长,易出现惊厥、昏迷。神经纤维的髓鞘化 4 岁时基本完成。

2）脊髓的发育　出生时脊髓结构已较完善,功能基本具备。出生时脊髓末端位于第 2 腰椎下缘,4 岁时达第 1 腰椎,故婴幼儿腰椎穿刺位置宜低,以第 4~5 腰椎间隙为宜,4 岁后与成人相同。

2. 感知觉的发育

1）视感知发育　新生儿已有视觉感应功能,瞳孔有对光反应。新生儿有眼球震颤现象,于3~4 周内自动消失。在安静状态下有短暂的注视能力,但只能看清 15~20 cm 内的物体。第 2个月起可有头眼协调,3~4 个月时头眼协调较好,可追寻人或移动的玩具,头随物体水平移动180°,见到母亲表示喜悦;5~7 个月时目光可随上、下移动的物体垂直方向转动,出现眼手协调动作;8~9 个月时开始出现视深度的感觉,能看到小物体;18 个月时能区别各种形状;2 岁时两眼调节好,可区别垂直线和横线;5岁时能区别颜色;6岁时视深度已充分发育。

2) 听感知的发育　出生时中耳内有羊水潴留,无空气,听力差,3~7天后听觉已相当良好;3~4个月时头可转向声源(定向反应),听到悦耳声音时会微笑;6个月时对父母言语有清楚的反应;7~9个月时能确定声源,区别言语的意义;1岁时能听懂自己的名字;4岁时听觉发育完善。听感知发育与儿童的语言发育直接相关,听力障碍如不能在语言发育的关键期内(6个月)或之前得到确诊和干预,则可因聋致哑。

3) 味觉和嗅觉的发育　出生时味觉已发育完善,4~5个月婴儿对食物的微小改变已很敏感,故应适时添加各类换乳期食物,使之习惯不同味道的食物。新生儿嗅觉已发育完善,3~4个月时能区别好闻与难闻的气味,7~8个月时开始对芳香气味有反应。

4) 皮肤感觉的发育　皮肤感觉包括触觉、痛觉、温度觉和深感觉。新生儿眼、口周、手掌及足底等部位的触觉已很灵敏,而前臂、大腿、躯干触觉较迟缓。新生儿对痛觉的反应迟钝,2个月后对刺激才表现出痛苦。新生儿温度觉很灵敏。

5) 知觉的发育　知觉发育与上述感觉的发育密切相关。5~6个月以后随着动作的发育及手眼协调动作,能对一个物体的属性产生初步的综合性知觉,随着语言的发展,幼儿开始学会用词汇来概括某些感知的综合概念。1岁时开始有时间和空间知觉,2岁能辨上、下,4岁能辨前、后,5岁辨自身左、右,4~5岁时有早上、晚上、白天、明天、昨天的时间概念。

3. 运动的发育　运动的发育可分为大运动(包括平衡)和精细运动两大类(图2-5)。

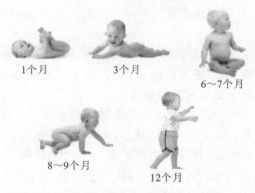

图 2-5　儿童期运动发育图

1) 平衡与大运动的发育

(1) 抬头　新生儿俯卧时能抬头 1~2 s;3 个月抬头较稳。

(2) 坐　6 个月双手向前撑时能独坐。

(3) 爬　8~9 个月能用双上肢支撑向前爬。

(4) 站立、行走与跳　10 个月可扶走;11 个月可独站片刻;15 个月能独自走稳;24 个月能双足并跳;30 个月时会独足跳。

大运动发育过程可归纳为:"二抬四翻六会坐,七滚八爬周会走"。

2) 精细运动的发育　3~4个月时握持反射消失,6~7个月时能独自摇摆或玩弄小物体,出现换手与捏、敲等探索性动作;9~10个月时可用拇、食指拾物;12~15个月时学会用匙,乱涂画;18个月时能叠 2~3 块方积木;2岁时可叠 6~7 块方积木、会翻书。

4. 语言的发育　语言的发育与大脑和发音器官的正常发育以及听觉的完善有关,要经过发音、理解和表达 3 个阶段。新生儿已会哭叫,3~4个月会咿呀发音,7~8个月能发出"爸爸"、"妈妈"等语音,但无意识;10个月左右能有意识地喊"爸爸"、"妈妈"等;1岁时能叫出物品的名称;1.5~2岁时能讲 2~3 个字的词组,能说出自己身体的部位;3~4岁时能说短小的歌谣,会唱歌;5~6岁时能讲完整的故事等。

5. 心理活动的发展　儿童出生时不具有心理现象,待条件反射形成时即标志着心理活动开始发育,且随儿童生长发育而逐步发展。

NOTE

1）注意的发展　人对某一部分或某一方面环境的选择性警觉,或对某一刺激的选择性反应称为注意。注意分无意注意和有意注意,婴儿以无意注意为主,随年龄的增长,逐渐出现有意注意。5~6岁后儿童才能较好地控制自己的注意。

2）记忆的发展　记忆是将所获得的信息"贮存"和"读出"的神经活动过程,可分为感觉、短暂记忆和长久记忆3个不同的系统。长久记忆可分为再认和重现,再认是指以前感知的事物在眼前出现时能被认识;重现是指以前感知的事物虽不在眼前出现,但可在脑中出现,即被想起。1岁以内婴儿只有再认而无重现,随年龄的增长,重现能力亦增强。幼儿只按事物的表面性质记忆信息,即以机械记忆为主;随年龄增长和理解、语言、思维能力的加强,抽象逻辑记忆开始逐渐发展。

3）思维的发展　思维是运用理解、记忆、综合分析能力来认识事物的本质和掌握其发展规律的一种精神活动。思维分具体形象思维和逻辑思维。儿童1岁以后开始产生思维,婴幼儿的思维为直觉的活动思维,3岁以后开始建立初步抽象概括性思维,6~11岁以后逐渐学会综合分析、分类比较等抽象思维方法,进一步发展独立思考能力。

4）想象的发展　想象是人感知客观事物后在脑中创造出新的思维活动。新生儿无想象能力,3岁后儿童开始初步的有意想象,学龄期儿童有意想象和创造性想象迅速发展。

5）情绪、情感的发展　情绪是个体生理和心理需要是否得到满足时的心理体验和表现,情感是在情绪的基础上产生对人、物的关系的体验。新生儿因生后不易适应宫外环境,较多处于消极情绪中,表现为不安、啼哭,而哺乳、抱、摇、抚摸等则可使其情绪愉快;婴幼儿情绪表现特点为时间短暂,反应强烈,容易变化,外露而真实等;随年龄的增长,儿童能够有意识地控制自己,情绪趋向稳定。

6）意志的发展　意志是自觉的、有目的地调节自己的行为、克服困难以达到预期目的或完成任务的心理过程。新生儿没有意志,随年龄渐长,语言和思维发展逐步深入,以及社会交往逐渐增多,在成人教育的影响下,意志逐步形成和发展。

7）个性和性格的发展　个性是个人所表现出来的与他人不同的习惯行为和倾向性。性格是人的个性特征的一个重要标志。婴儿期一切生理需求完全依赖亲人,建立了对亲人的依赖性和信任感。幼儿期产生一种自主感,但并没有完全脱离对亲人的依赖,任性与依赖行为交替出现。学龄前期儿童主动性增强,一旦主动性行为失败,易产生失望与内疚。学龄期儿童开始正规学习生活,对自己的评判能力很差,如不能发现自己的学习潜力将产生自卑情绪。青春期少年体格生长和性发育开始成熟,社交增多,心理适应能力加强但容易波动,在感情、伙伴、职业选择、道德评价和人生观等问题上处理不当时,易发生性格变化。性格一旦形成即相对稳定。

儿童运动、语言和适应性能力的发育过程见表2-1。

表2-1　儿童运动、语言和适应性能力的发育过程

年龄	粗、细动作	语　言	适应周围人物的能力与行为
新生儿	无规律、不协调动作;紧握拳	能哭叫	铃声使全身活动减少或哭渐止,有握持反射
2个月	直立及俯卧位时能抬头	发出和谐的喉音	能微笑,有面部表情;眼随物转动
3个月	仰卧位变为侧卧位;用手摸东西	咿呀发音	头可随看到的物品或听到的声音转动180°;注意自己的手
4个月	扶着髋部时能坐;可在俯卧位时用两手支撑抬起胸部,手能握持玩具	笑出声	抓面前物体;自己玩弄手,见到食物表示喜悦;较有意识的哭和笑
5个月	扶腋下能站得直;能两手各握一玩具	能喃喃地发出单词音节	能伸手取物;能辨别人声;能望镜中人笑
6个月	能独坐一会儿;能用手摇玩具	能听懂自己的名字	能认识熟人和陌生人;能自己拉衣服;能自己握足玩

续表

年龄	粗、细动作	语言	适应周围人物的能力与行为
7个月	会翻身;能自己独坐很久;能将玩具从一只手换入另一只手	能发"爸爸"、"妈妈"等复音,但无意识	能听懂自己的名字;能自握饼干吃
8个月	会爬;会自己坐起来、躺下去;会扶着栏杆站起来;会拍手	重复大人所发简单音节	注意观察大人的行动;开始认识物体;两手会传递玩具
9个月	试独站;会从抽屉中取出玩具	能懂几个较复杂的词句,如"再见"等	看见熟人会伸出来要人抱;或与人合作游戏
10～11个月	能独站片刻;扶椅或推车能走几步;拇、食指对指拿东西	开始用单词,一个单词表示很多意义	能模仿成人的动作;招手、"再见";抱奶瓶自食
12个月	独走;弯腰拾东西;会将圆圈套在木棍上	能叫出物品的名字,如灯、碗;指出自己的手、眼	对人和事物有喜憎之分;穿衣能合作,用杯喝水
15个月	走得好;能蹲着玩;能叠一块方木	能说出几个词和自己的名字	能表示同意、不同意
18个月	能爬台阶;会有目标地扔皮球	能认识和指出身体各部分	会表示要大小便;懂命令;会自己进食
2岁	能双脚跳;手的动作更准确;会用勺子吃饭	会说2～3个字构成的句子	能完成简单的动作,如拾起地上的物品;能表达喜、怒、怕、懂
3岁	能跑;会骑三轮车;会洗手、洗脸;会脱、穿简单衣服	能说短歌谣,数几个数	能认识画上的东西;认识男、女;自称"我";表现出自尊心、同情心、害羞
4岁	能爬梯子;会穿鞋	能唱歌,讲述简单故事情节	能画人像;初步思考问题;记忆力强,好发问
5岁	能单腿跳;会系鞋带	开始识字	能分辨颜色;数10个数;知道物品用途及性能
6～7岁	能参加简单劳动,如扫地、擦桌子、剪纸、泥塑、结绳等	能讲故事;开始写字	能数几十个数;可简单加减;喜独立自主,形成性格

二、神经心理发育的评价

儿童神经心理发育的水平表现在感知、运动、语言和心理过程等各种能力及性格方面,对这些能力和特征的评价称为心理测试。心理测试需由经专门训练的专业人员根据实际需要选用。

(一)能力测验

能力测验包括筛查性测验和诊断性测验。

1. 筛查性测验

1)丹佛发育筛查测验(DDST) 主要用于6岁以下儿童智能筛查,共104个项目,内容包括应人能、细动作-应物能、语言能、粗动作能4个能区,检查时逐项检测并评定其通过或不通过,最后评定结果为正常、可疑、异常、无法判断4种。对可疑或异常者应进一步做诊断性测试。

2)图片词汇测验(PPVT) 适用于4～9岁儿童,尤其适用于语言或运动障碍者。共有120张图片,每张有4幅图。检查时测试者讲一个词汇,要求儿童指出与其相对应的图片,以此评估其智力水平。

3)绘人测验 适用于5～9.5岁儿童。测验要求儿童根据自己的想象在一张白纸上用铅笔画一全身人像,然后根据所画人像身体部位、各部比例和表达方式的合理性进行评分。

2. 诊断性测验 诊断性测验测试范围广,内容详细,所需时间较长,可得出发育商或智商。

1）Bayley 婴儿发育量表　适用于 2～30 个月的婴幼儿,包括精神发育量表、运动量表和婴儿行为记录等。

2）Gesell 发育量表　适用于 4 周～3 岁的婴幼儿,从大运动、精细动作、个人-社会、语言能、适应性行为 5 个方面进行检查,测得结果以发育商数（DQ）表示。

3）Standford-Binet 智能量表　适用于 2～18 岁的儿童及青少年,测试内容包括幼儿的具体智能如感知、认知和记忆,年长儿的抽象智能如思维、逻辑、数量和词汇等,用以评价儿童学习能力和对智能迟滞者进行诊断及程度分类,结果以智商（IQ）表示。

4）Wechsler 学前儿童及初小儿童智能量表（WPPSI）　适用于 4～6.5 岁儿童,测试内容包括词语类及操作类两大部分,得分综合后可了解儿童的全面智力才能,客观反映学前儿童的智能水平。

5）Wechsler 儿童智能量表修订版（WISC-R）　适用于 6～16 岁儿童,内容与评分方法同WPPSI。

（二）适应性行为测试

智力低下的诊断和分级必须结合适应性行为评定结果。国内现多采用日本 S-M 社会生活能力检查,即"婴儿-初中学生社会生活能力量表"。此表适应于 6 个月～15 岁儿童社会生活能力的评定。

实训一　小儿生长发育评价

一、实训目标

1. 能独立完成小儿生长发育评价的物品准备及小儿准备。
2. 能为不同年龄阶段小儿正确进行生长发育评价。
3. 能准确评价小儿体格生长情况,并能提供动态依据。
4. 实训过程中,态度端正、动作轻稳,体现出对患儿的关爱。

二、实训用物

生长发育阶段的小儿（青春期青少年除外）、生长发育评价测量用物（体重秤、软尺等）、多媒体设备及视听资料、实训报告单。

三、实训方法

1. 地点　医院儿科病房、儿科实训室。
2. 方法
1）临床见习
（1）护生 5～8 人/组,由授课教师或医院带教老师带领,进入儿科病房,对生长发育阶段的小儿进行生长发育评价,边测量,边观察,边示范,边讲解。
（2）指定学生复述,其余学生补充,最后教师总结。
2）儿科护理实训室:若无条件去儿科病房见习,可在儿科实训室组织学生观看小儿生长发育评价的视听资料,在儿科实训室组织学生进行个案讨论,再进行实训操作。

四、实训报告

1. 根据小儿的临床资料,列出其体格生长常用指标的正常值。
2. 准确列出体格生长评价的常用方法。

3. 评价小儿生长发育状况和营养状况，了解病情变化。

（高莉莉）

思考题

A₁型题

1. 正常新生儿出生时体重、身长、头围、胸围正确的一组是（   ）。

A. 3.0 kg、45 cm、32 cm、31 cm   B. 3.0 kg、50 cm、34 cm、32 cm

C. 3.0 kg、55 cm、35 cm、33 cm   D. 3.0 kg、60 cm、33 cm、34 cm

E. 3.0 kg、65 cm、34 cm、34 cm

2. 新生儿出生时前囟对边中点连线的距离平均为（   ）。

A. 0.5～1.0 cm   B. 1.0～1.5 cm   C. 1.5～2.0 cm

D. 2.0～2.5 cm   E. 2.5～3.0 cm

3. 前囟闭合的时间应为（   ）。

A. 6～8个月   B. 8～10个月   C. 12～18个月   D. 18～24个月   E. 24～30个月

4. 乳牙萌出的时间一般为生后（   ）。

A. 4个月左右   B. 6个月左右   C. 8个月左右

D. 10个月左右   E. 12个月左右

5. 2岁以内小儿的乳牙数目等于月龄减去（   ）。

A. 1～2   B. 2～4   C. 4～6   D. 6～8   E. 8～10

A₂型题

6. 一小儿，男，6个月。母乳喂养，会翻身，不会爬，可伸手抓到眼前物品并能递到另一手中，听到声音可寻找声源，但不会叫"爸、妈"。对其发育评价错误的是（   ）。

A. 大运动发育正常   B. 精细运动发育正常   C. 手眼协调正常

D. 头耳协调正常   E. 智力发育落后

7. 男婴，营养发育正常，体重4.4 kg，前囟1.5 cm，会微笑，不能笑出声，能发出和谐的喉音，头能竖直，最可能月龄是（   ）。

A. 1个月   B. 2个月   C. 5个月   D. 7个月   E. 9个月

8. 女婴，前囟1.0 cm，乳牙2颗，会爬，不能独站，会发出"爸爸"、"妈妈"等复音，最可能年龄是（   ）。

A. 2个月   B. 5个月   C. 8个月   D. 12个月   E. 18个月

A₃/A₄型题

母亲带1岁女孩来院检查身体，经检查该小儿体格发育正常。

9. 测得该小儿体重大约是（   ）。

A. 7 kg   B. 8 kg   C. 9 kg   D. 10 kg   E. 11 kg

10. 测得该小儿的胸围约为（   ）。

A. 40 cm   B. 42 cm   C. 44 cm   D. 46 cm   E. 48 cm

病例分析题

婴儿，女，12个月。出生时体重为3 kg，来儿保门诊检查生长发育状况，结果为：体重9.2 kg，身长76 cm。

（1）该婴儿的体重、身长正常吗？

（2）该婴儿的头围、胸围应为多少？

（3）该婴儿应该有几颗牙齿？

项目三　儿童保健

 学习目标

> 1. 说出主动免疫的概念及常用制剂。
> 2. 简述儿童各年龄期的保健重点。
> 3. 学会为不同年龄段儿童进行预防接种,并能对预防接种反应进行处理。

任务一　各年龄期儿童的保健重点

一、胎儿期保健

胎儿期保健是指通过对孕母的保健,达到保护胎儿在宫内健康成长,直至安全娩出,从而降低围生儿死亡率。

重点:各年龄期儿童的保健。

1. 预防遗传性疾病与先天畸形　应大力提倡和普及婚前遗传咨询,禁止近亲结婚,有遗传病家族史者应做好疾病风险率预测和产前检查。

2. 保证充足营养　妊娠后期应加强铁、锌、钙、维生素 D 等重要营养素的补充,但也应防止营养摄入过多而导致胎儿体重过重,影响分娩。

3. 给予孕母良好的生活环境　注意劳逸结合,避免环境污染,保持心情轻松、愉快。

4. 避免妊娠期并发症的发生　加强高危孕妇的随访,预防流产、早产、异常妊娠的发生。

知识链接

临床胎儿期的划分

临床胎儿期的划分为 3 个阶段。

1. **妊娠早期**　从精子与卵子结合至满 12 周,胎儿在此期末基本形成,可分辨外生殖器。

2. **妊娠中期**　妊娠第 13 周至第 28 周(共 16 周),此期胎儿各器官迅速生长,功能也逐渐成熟。

3. **妊娠晚期**　妊娠第 29 周至第 40 周(共 12 周),此期胎儿以肌肉和脂肪发育为主,体重增加迅速。

二、新生儿期保健

新生儿各器官系统发育不完善,应合理喂养、注重保暖及预防感染。生后一周内的新生儿发病率和死亡率极高,故新生儿期保健重点应在生后第一周。建立和加强新生儿家庭访视制度,初次访视时间为出院回家后 1～2 天内,随后每周 1 次,异常新生儿应提早进行家庭访视并增加访

NOTE

视次数,及早发现问题。

三、婴儿期保健

婴儿期的体格生长十分迅速,营养素需要量大,而消化和吸收功能尚未成熟,故易发生消化紊乱和营养不良等疾病。因此,应提倡纯母乳喂养至 4～6 个月;部分母乳喂养或人工喂养婴儿应选择配方奶粉。4～6 个月及以上应添加换乳期食物,根据具体情况指导断奶。婴儿期是感知觉发展的快速时期,要利用带有声音、不同颜色的玩具促进感知觉发育,训练认识周围的人和物,培养其观察力。按照计划免疫程序,在 1 岁内完成各种疫苗的基础免疫。坚持户外活动,增强婴儿对外界环境的适应能力。

四、幼儿期保健

由于感知能力和自我意识的发展,对周围环境产生好奇、乐于模仿,幼儿期是社会心理发育最为迅速的时期。该时期应重视与幼儿的语言交流,通过游戏、讲故事、唱歌等促进幼儿语言发育与大运动能力的发展。同时,应培养幼儿的独立生活能力,安排规律生活,养成良好的生活习惯,如睡眠、进食、排便、游戏等。每 3～6 个月应进行一次体格检查,预防龋齿。指导家长防止意外发生,如异物吸入、中毒、烫伤、跌伤等。

五、学龄前期保健

此期儿童智力发展快、独立活动范围大,是性格形成的关键时期,具有较大的可塑性。因此,加强学龄前期儿童的教育显得尤为重要,应注意培养其学习习惯、想象与思维能力,使之具有良好的心理素质。家长有意识地引导儿童进行较复杂的智力游戏,增强其思维和动手能力。

六、学龄期保健

此期儿童智力发育更加成熟,对事物具有一定的分析、理解能力,认知和心理社会发展非常迅速,是儿童接受科学文化教育的重要时期。同伴、学校和社会环境对其影响较大。应提供适宜的学习条件,培养良好的学习习惯;宣传常见传染病的知识,预防常见病的发生;引导其积极开展体育锻炼,加强素质教育,促进德、智、体、美全面发展。

七、青春期保健

此期是体格发育的第二个高峰期,是一生中决定体格、体质、心理和智力发育的关键时期。应加强锻炼,供给充足营养,加强青春期生理和精神卫生教育,促使形成健康的生活方式。开展正确的性教育,使其在生理和心理上有正确的认识。

任务二 计划免疫

儿童计划免疫(planned immunization)是根据免疫学原理、儿童的免疫特点和传染病疫情的监测情况制订的免疫程序,是有计划、有目的地将生物制品接种到婴幼儿体中,以确保儿童获得可靠的抵抗疾病的能力,从而达到预防、控制乃至消除相应遗传病的目的。预防接种(preventive vaccination)是计划免疫的核心。

一、免疫方式与常用制剂

1. 主动免疫及常用免疫制剂 主动免疫是给易感者接种特异性抗原,以刺激机体产生特异性抗体,从而获得主动免疫力,这是预防接种的主要内容。主动免疫制剂在接种后经过一定时间产生抗体,在持续 1～5 年后逐渐减少,还要适时地安排加强免疫,以巩固免疫效果。主动免疫制剂统称为疫苗(vaccine)。按其生物的性质可分为灭活疫苗、减毒活疫苗、类毒素疫苗、组分疫苗(亚单位疫苗)及基因工程疫苗。

2. 被动免疫及常用免疫制剂 被动免疫是指未接受主动免疫的易感者在接触传染病后,给予相应的抗体,使儿童在短期内(一般约3周)获得被动免疫力。主要用于应急预防和治疗。包括特异性免疫血清(如抗毒素、抗菌血清、抗病毒血清)以及丙种球蛋白等。此类制剂来自于动物血清,对人体是一种异性蛋白,注射后容易引起过敏反应或血清病,尤其是重复使用时,特别要慎重。

重点:儿童计划免疫程序。

二、免疫程序

2008年我国卫生部颁布了扩大免疫规划,要求婴儿在1岁内必须完成卡介苗、脊髓灰质炎疫苗、百白破混合制剂、麻疹疫苗、乙肝疫苗的接种。此外,还可根据流行地区和季节或家长的意愿,选择性地接种。建立计划免疫卡可保证接种对象能够准确、按时接种,避免发生错种、漏种和重种。儿童计划免疫程序见表3-1。

表3-1 儿童计划免疫程序

预防病名	结核病	乙型肝炎	脊髓灰质炎	百日咳、白喉、破伤风	麻疹	流行性乙型脑炎	A群流行性脑脊髓膜炎
免疫原	卡介苗(减毒活结核杆菌混悬液)	乙肝疫苗	脊髓灰质炎减毒活疫苗糖丸	百白破疫苗	麻疹减毒活疫苗	乙脑减毒活疫苗	A群流脑疫苗
接种方法	皮内注射	肌内注射	口服	肌内注射	皮下注射	皮下注射	皮下注射
接种部位	左上臂三角肌上缘	上臂三角肌		上臂外侧	上臂外侧	上臂外侧	上臂外侧
初种次数	1	3	3(间隔1个月)	3(间隔4~6周)	1	1	2(间隔3个月)
每次剂量	0.1 mL	5μg	每次1丸三型混合糖丸疫苗	0.2~0.5 mL	0.2 mL	0.5 mL	0.5 mL
初种年龄	生后2~3天到2个月内	第1次出生时,第2次1个月,第3次6个月	第1次2个月,第2次3个月,第3次4个月	第1次3个月,第2次4个月,第3次5个月	8个月以上	8个月	第1次6个月,第2次9个月
复种	周岁时复查免疫成功者:3~5年加强免疫失败者:重复基础免疫	4岁时加强口服三型混合糖丸疫苗	1.5~2岁用百白破混合制剂、7岁用吸附白破二联类毒素各加强一次	7岁时加强1次	2岁时加强1次		

续表

预防病名	结核病	乙型肝炎	脊髓灰质炎	百日咳、白喉、破伤风	麻疹	流行性乙型脑炎	A群流行性脑脊髓膜炎
注意点	1个月以上婴儿接种前应做结核菌素试验，阴性才可接种		冷开水服或含服，服用1 h内禁用热开水		接种前1个月及接种后2周避免用胎盘白蛋白或丙种球蛋白		

三、预防接种的准备与注意事项

1. 环境准备 接种场所应光线明亮，空气新鲜，温度适宜，接种及急救物品摆放有序。

2. 心理准备 做好解释、宣传工作，消除家长和儿童的紧张、恐惧心理；接种不宜空腹进行，以免晕针。

3. 严格掌握禁忌证 通过询问病史及体格检查，了解儿童有无接种禁忌证。

4. 严格执行免疫程序 掌握接种剂量、次数、间隔时间和不同疫苗的联合免疫方案。及时记录及预约，交代清楚接种后的注意事项及处理措施。

5. 严格执行查对制度及无菌操作原则 认真核对姓名、年龄和疫苗名称；接种活疫苗时，只用70%～75%酒精消毒；抽吸后如有剩余药液，放置不能超过2 h；接种后剩余的活菌苗应烧毁。

6. 其他

1）2个月以上婴儿接种卡介苗前应做PPT试验，阴性者才能接种。

2）脊髓灰质炎疫苗糖丸应冷开水送服，且服用后1 h内禁热饮。

3）接种麻疹疫苗前1个月及接种后2周避免使用胎盘球蛋白、丙种球蛋白制剂。

四、预防接种的反应与处理

疫苗对人体来说是一种异物，在诱导人体免疫系统产生对特定疾病的保护力的同时，疫苗本身的生物学特性和人体的个体差异（如健康状况、过敏性体质、免疫功能、精神因素等）可能导致少数儿童出现一些不良反应。

1. 一般反应 由于疫苗本身所引起的反应，多为一过性。

1）局部反应 接种后24 h内出现，表现为发热和局部出现红、肿、热、痛，可伴有食欲减退、全身不适等。一般持续2～3天自行消退，无需特殊处理，注意适当休息、多饮水即可。

2）全身反应 主要表现为发热，一般在接种后5～6 h体温升高，持续1～2天，多为低热、中度发热。反应较重时，可对症处理，如物理降温、局部热敷等；反应严重时，如高热持续不退则应到医院诊治。

2. 异常反应 较少数儿童可能出现晕针、过敏性休克、皮疹、血管神经性水肿等。一旦发生，应立即抢救或治疗。

重点： 预防接种的反应。

知识链接

晕　针

晕针是由于各种刺激引起反射性周围血管扩张所致的一过性脑缺血。在儿童预防接种中较为常见，其原因可能与空腹、疲劳、室内闷热、紧张或恐惧等有关。临床表现：在接种时或几分钟内出现头晕、心慌、面色苍白、出冷汗、手足冰凉、心跳加快等症状，重者知觉丧失、呼吸减慢。处理：应立即将患儿平卧，头稍低，保持安静，饮少量热开水或糖水。一般患者很快就可恢复正常。但对于数分钟后仍不能恢复正常者，可针刺人中，也可皮下注射 1：1000 肾上腺素，每次 0.01～0.03 mL/kg，患儿可很快痊愈。

任务三　儿童体格锻炼与游戏

一、体格锻炼

应从小开始，根据儿童年龄、体质情况和环境的特点，选择合适的方式，循序渐进。体格训练能提高机体对外界环境的耐受力和抵抗力，培养儿童坚强的意志和性格，促进儿童德、智、体、美全面发展。

1. 户外活动　一年四季均可进行，可增强儿童体温调节功能及对外界气温变化的适应能力，提高机体免疫力。户外活动开始每日 1～2 次，由每次 10～15 min，逐渐延长到 1～2 h。年长儿除恶劣气候外，应在户外玩耍。

2. 空气浴　利用气温和体表温度之间的差异形成刺激，气温越低，作用时间越长，刺激强度越大，可以使皮肤的血液循环加快，促进新陈代谢，从而减少呼吸道疾病的发病率，增强机体对外界不良因素的抵御能力。健康儿童从出生时即可进行。接触新鲜空气是锻炼的第一步。从 2～3 个月婴儿开始，逐渐减少衣服至只穿短裤，室温不低于 20 ℃，习惯后可进行户外锻炼。宜从夏季开始，随着气温降低而使机体逐渐适应。空气浴应在婴儿精神饱满时进行，要随时观察儿童的反应，若儿童有寒冷的表现，应立即穿衣。

3. 日光浴　日光中的紫外线能使皮肤中的 7-脱氢胆固醇转变为维生素 D，预防小儿佝偻病的发生，同时日光中的紫外线、红外线，可促进皮肤血管扩张，使血液循环加速，增强儿童心肺功能，促进儿童生长发育。日光浴适用于 1 岁以上儿童，宜在气温 22 ℃ 以上且无大风天气时进行。为了防止皮肤灼伤而又有足够的日照，一般冬季可在接近中午，其他季节可在上午或下午阳光不是很强时进行。最好选择在饭后 1～1.5 h，每次时间不超过 20～30 min，并注意适当补充水分。日光浴场所应空气流通且无强风。日光浴时，随时注意观察儿童的反应，如出现头晕、头痛、出汗过多、脉搏增快、体温上升或神经兴奋等情况应立即停止。

4. 水浴　水浴是利用身体表面和水的温差来锻炼身体，可增强机体对温度变化的适应能力。不同年龄及体质的小儿应选择不同的水浴方法。

1）温水浴　由于水的传热能力比空气强，可提高皮肤适应冷热变化的能力，故温水浴不仅能保持皮肤清洁，还可促进新陈代谢，增加食欲，有利于睡眠和生长发育，有益于抵抗疾病。婴儿在脐带脱落后即可在 35～37 ℃ 的水中行温水浴，每日 1～2 次，每次浸泡时间 5 min 左右。每次浴毕可用水温 33～35 ℃ 冲淋小儿，随即擦干，用温暖毛巾包裹，穿好衣服。冬季要注意水温、室温，做好温水浴前的准备工作，以减少体表热量的散发。

2）擦浴　适用于 7～8 个月及以上婴儿。擦浴时室温保持在 16～18 ℃，开始水温可为 32～33 ℃，待婴儿适应后，每隔 2～3 日降 1 ℃，婴儿水温可逐渐降至 26 ℃，幼儿可降至 24 ℃，学龄前儿童可降至 20～22 ℃。先将吸水性好而软硬度适中的毛巾浸入水中，拧半干，从婴儿四肢做向心性擦浴，擦毕再用干毛巾擦至皮肤微红。

3）淋浴　是一种较强烈的锻炼，适用于 2～3 岁及以上的儿童，效果比擦浴好。时间一般安排在早餐前或午睡后，每日 1 次，每次冲淋时间为 20～40 s，室温保持在 18～20 ℃，水温 35～36 ℃。淋浴时，儿童立于有少量温水的盆中，喷头不高于儿童头顶 40 cm，从上肢到胸背、下肢，不可冲淋头部。待儿童适应后，幼儿水温可逐渐降至 26～28 ℃，年长儿可降至 24～26 ℃。浴后用干毛巾擦至皮肤微红。

4）游泳　有条件者可从小训练,但应有家长在旁照顾。环境温度不低于24～26 ℃,水温不低于25 ℃。浴场应选择平坦、活水、水底为沙质、水质清洁、附近无污染源的地方或游泳池。开始时间每次1～2 min,逐渐延长。如有寒冷或寒战等不良反应立即出水,擦干身体,并做柔软操以取暖。在空腹或刚进食后不可游泳。

5. 婴儿抚触　婴儿抚触可刺激皮肤,有益于循环、呼吸、消化、肢体肌肉的放松与活动。从新生儿开始,每天1～2次,每次10～15 min,从头部、胸部、腹部、四肢、背部有规律地进行,逐渐增加抚触力度,以婴儿舒服、合作为宜。

6. 体操　体操可促进肌肉、骨骼生长,增强呼吸、循环功能和新陈代谢,达到增强体质、预防疾病的目的。常见有婴儿被动操、婴儿主动操、幼儿体操和儿童体操。

1）婴儿被动操　适合于2～6个月的婴儿。婴儿完全在成人的帮助下完成四肢的伸屈运动。每日1～2次。婴儿被动操可促进婴儿大运动的发育,改善全身血液循环。

2）婴儿主动操　适合于6～12个月的婴儿,有部分主动动作,在成人的适当扶持下可以进行爬、坐、仰卧起身、扶站、扶走、双手取物等动作的训练。婴儿主动操可扩大婴儿的视野,促进其智力的发育。

3）幼儿体操　适合于12～18个月尚走不稳的幼儿,在成人的扶持下进行有节奏的活动,主要训练走、前进、后退、平衡、扶物过障碍物等动作。

4）儿童体操　广播体操和健美操等适用于3～6岁的儿童,以增强大肌群、肩胛带、背及腹肌的运动,增加手脚动作协调性,有利于肌肉骨骼的发育。在集体儿童机构中,应每天按时进行广播体操,四季不可间断。

二、游戏

游戏是儿童生活中的重要组成部分。通过游戏,儿童能够识别自我及外界环境,发展智力及动作的协调性,初步建立社会交往模式,学会解决简单的人际关系问题等。游戏是儿童的全球性语言,是儿童与他人沟通的一种重要方式。

1. 游戏的功能

1）促进儿童感觉运动身体的发展　通过捉迷藏、踢足球、骑车等活动,儿童的感觉功能及运动能力得到积极发展,动作的协调性和复杂性得到提高。

2）促进儿童智力发展　通过游戏,儿童可以学习识别物品形状、大小、质地及用途,理解数字的含义,了解时间和空间等抽象概念,增进语言表达能力及技巧,获得解决简单问题的能力。

3）促进儿童的社会化及自我认同　婴幼儿可通过游戏探索自己的身体,并能将自己与外界环境分开。通过一些集体游戏,儿童学会与他人分享,关心集体,认识自己在集体中所处的地位,并能适应自己的社会角色。同时,儿童在游戏中能够测试自己的能力,逐渐调整自己的行为举止,遵守社会所接受的各种行为准则,建立一定的社会关系,并学习解决相应的人际关系问题。

4）促进儿童的创造力　在游戏中,儿童可以充分发挥自己的想象,绘制新的图案,发明新的游戏,创造新的模型等。不管结果如何,成人对他们的想法或试验适时给予鼓励,将有助于其创造力的发展。

5）治疗性价值　对于住院患儿来说,游戏还有一定的辅助治疗作用。患儿可通过游戏发泄不良情绪、缓解其紧张或压力;护理人员可观察患儿病情变化,了解患儿对疾病的认识程度,对住院、治疗及护理等经历的感受;游戏还为护理人员向患儿解释治疗和护理过程、进行健康教育等提供了机会。

2. 不同年龄段游戏的特点

1）婴儿期　多为单独性游戏。婴儿自己的身体往往就是他们游戏的主要内容,玩手脚、翻身、爬行和学步等身体动作带给他们极大的乐趣,他们喜欢用眼、口、手来探索陌生事物,对一些颜色鲜艳、能发出声响的玩具感兴趣。

2）幼儿期　多为平行性游戏,即幼儿与其他小朋友一起玩耍,但没有联合或合作性行动,主要是独自玩耍,如看书、搭积木、奔跑等。

3）学龄前期　多为联合或合作性游戏。许多儿童共同参加一个游戏,彼此能够交换意见并互相影响,但游戏团体没有严谨的组织、明确的领袖和共同的目标,每个儿童可以按照自己的意见去表现。此期儿童想象力非常丰富,模仿性强,搭积木、绘画、剪贴和做模型的复杂性、技巧明显增加。

4）学龄期　多为竞赛性游戏。儿童在游戏中制订一些规则,彼此遵守,并进行角色分配,以完成某个目标。游戏的竞争性和合作性高度发展,并出现游戏的中心人物。此期儿童希望有更多的时间与同伴一起玩耍。

5）青春期　青少年的游戏内容因性别不同而有很大的差异。女孩一般对社交性活动感兴趣,男孩则喜欢运动中的竞争及胜利感。青少年对父母的依赖进一步减少,主要从朋友处获得认同感。

任务四　意外事故预防

儿童由于认知能力缺乏,识别危险的能力差,加上好奇心重,活泼好动,易发生意外事故,如中毒、外伤、气管异物、溺水等。故预防意外是儿童保健工作中的一个重要组成部分。

一、中毒

引起儿童中毒的物品较多,常见的急性中毒包括食物、有毒动植物、药物、化学药品等。儿童中毒的预防措施有:①保证儿童食物的清洁和新鲜,腐败变质及过期的食品不能食用;②日常使用的灭虫、灭蚊、灭鼠等剧毒物品应放置在儿童拿不到的地方;③家长喂药前要认真核对药瓶标签、用量及服法,对变质、标签不清的药物切勿服用;④教育儿童勿随便采集野生植物及野果,避免食用有毒的植物,如毒蘑菇、苦杏仁、白果仁等;⑤冬季室内使用煤炉或烤火炉应注意室内通风,并定期清扫管道,避免管道阻塞,或经常检查煤气是否漏气,避免一氧化碳中毒。

二、外伤

常见的外伤有脱位、骨折、灼伤及电击伤等。儿童外伤的预防措施有:①婴幼儿居室的窗户、阳台、楼梯、睡床等都应设有栏杆,防止发生坠床或跌伤;②家具边缘最好以圆角为宜,以免发生碰伤;③室内电器、电源应有防止触电的安全装置。儿童最好远离厨房,避免开水、油、汤等烫伤;④热水瓶、热锅应放在儿童不能触及的地方;暖气片应加罩;⑤给儿童洗脸、洗脚及洗澡时,要先倒冷水后加热水;⑥教育年长儿不可随意玩火柴、打火机、煤气等危险物品。

三、窒息

窒息是初生1~3个月内婴儿较常见的意外事故,多发生于严冬季节。如婴儿包裹过严,床上的大毛巾等物品不慎盖在婴儿脸上,或因母亲和婴儿同床,熟睡后误将手臂或被子捂住婴儿的脸部而导致婴儿窒息等。另外,婴儿易发生溢奶,如家长未能及时发现,婴儿可将奶液或奶块呛入气管而引起窒息。预防措施:①看护幼儿时,必须做到放手不放眼,放眼不放心。对易发生的意外事故要有预见性;②母亲和婴儿分床睡觉,婴儿床上无杂物。

四、异物

婴幼儿的好奇心重,在玩耍时可能会将小物品如豆类、塑料小玩具、硬币、纽扣等塞入鼻腔、外耳道或放入口内,从而引起鼻腔、外耳道或消化道异物,多见于1~5岁儿童。呼吸道异物则多见于学龄前期儿童,儿童进食时哭闹、嬉笑或将异物含入口中,当哭笑、惊恐而深吸气时,将异物吸入呼吸道,如果冻、瓜子、花生等,也可因家长给儿童强迫喂药而引起。预防措施有:①培养儿童良好的饮食习惯,细嚼慢咽,以免将鱼刺、骨头或果核吞入;②儿童在进餐时成人切勿惊吓、逗乐、责骂儿童,以免大笑、大哭而将食物吸入气管;③不给婴幼儿喂食整粒的瓜子、花生、豆子等食品;④不给儿童玩体积小、锐利、带有毒性物质的玩具及物品,以免塞入耳、鼻或放入口中误吞,造成耳、鼻、气管及食道异物,刺伤、割伤及中毒等。

五、溺水

溺水是水网地区儿童常见的意外事故,包括失足落井或掉入水缸、粪缸,是最严重的意外事故。儿童溺水的预防措施有:①农村房前屋后的水缸、粪缸均应加盖,以免儿童失足跌入;②教育儿童不可独自或结伴去无安全措施的池塘、江河玩水或游泳;③切不可将婴幼儿单独留在澡盆中。

六、交通事故

交通事故也很常见。预防措施有:教育儿童遵守交通规则,识别红绿灯;勿在马路上玩耍。

(成豆豆)

思考题

A₁型题

1. 接种脊髓灰质炎疫苗时,正确的是(   )。

A. 接种对象是新生儿　　　　　　　　　B. 初种次数为1次

C. 用热水送服　　　　　　　　　　　　D. 需要复种加强

E. 接种方法为肌内注射

2. 新生儿期应接种的疫苗是(   )。

A. 卡介苗　　　　　　　　　　　　　　B. 麻疹减毒活疫苗

C. 脊髓灰质炎疫苗　　　　　　　　　　D. 百白破混合制剂

E. 破伤风抗毒素

3. 幼儿期保健最关键的是(   )。

A. 防治传染病　　　　　　　　　　　　B. 培养兴趣爱好

C. 加强早期教育　　　　　　　　　　　D. 培养良好的生活习惯

E. 预防意外发生

4. 下列哪项不属于预防接种的异常反应?(   )

A. 过敏性休克　　　　　　　　　　　　B. 晕针

C. 过敏性皮疹　　　　　　　　　　　　D. 发热

E. 血清病

5. 初次接种百白破联合制剂的月龄是(   )。

A. 1个月　　　B. 2个月　　　C. 3个月　　　D. 4个月　　　E. 5个月

6. 社区服务中心妇幼保健人员在新生儿期一般家庭访视的次数为(   )。

A. 1~2次　　　B. 2~3次　　　C. 3~4次　　　D. 4~5次　　　E. 5~6次

7. 死亡率最高的时期是下列哪期?(   )

A. 新生儿期　　　B. 婴儿期　　　C. 幼儿期　　　D. 学龄期　　　E. 青春期

A₂型题

8. 患儿,男,生后7天,已完成乙肝疫苗的接种,准备出院。家长询问第二次乙肝疫苗接种的时间,护士应告知的是(   )。

A. 满1个月　　B. 满2个月　　　C. 第3个月　　　D. 第4个月　　　E. 第5个月

9. 出生后第三天的婴儿,护士应指导家长为其接种的疫苗是(　　　)。

A. 卡介苗、乙肝疫苗　　　　　　　　　　B. 麻疹减毒活疫苗

C. 脊髓灰质炎疫苗　　　　　　　　　　　D. 百白破混合制剂

E. 乙脑疫苗

10. 患儿,女,8岁,在社区卫生服务中心接种流感疫苗。接种过程中,患儿出现头晕、心悸、面色苍白,出冷汗。查体:体温37.2 ℃,脉搏120次/分,呼吸24次/分,诊断为晕针。此时,护士给患儿宜采取(　　　)。

A. 头低脚高位　　B. 侧卧位　　　C. 半卧位　　　D. 俯卧位　　　E. 平卧位

项目四　住院儿童的护理

学习目标

1. 说出儿科医疗机构的设置、护理管理及儿童健康评估的特点。
2. 叙述与患儿及其家长的沟通、住院患儿及其家庭的心理反应与护理措施。
3. 阐述儿童用药特点与护理指导。

任务一　儿科医疗机构的设置及护理管理

我国儿童医疗机构分为三类:儿童医院、妇幼保健院和综合医院中的儿科。其中,以儿童医院的设置最为全面,包括门诊、急诊及病房。

一、儿科门诊

(一) 设置

1. 预诊处　预诊处为患儿就诊前的第一服务窗口,主要目的是鉴别传染病,区分平诊、急诊和协助患儿家长选择就诊科别,以缩短就诊时间,减少患儿间交叉感染,赢得抢救机会。预诊处一般设在距儿童医疗机构大门最近最醒目处或综合医院儿科门诊入口处。预诊检查主要通过望、问、闻、触、听及简单体检,在短时间内做出判断,若遇到急需抢救的危重患儿,预诊护士必须负责护送。

2. 候诊处　由于患儿就诊均需家长陪伴,故候诊大厅应宽敞清洁、空气流通,有足够的候诊椅。为了减轻患儿的紧张心理,室内布置应尽可能生活化,从而减轻其陌生感和恐惧感,并且应有饮水处等便民设施。

> **课堂互动**
> 为什么要在儿科门诊设置预诊处?

(二) 护理管理特点

儿科门诊人员具有流动性大且患儿抵抗力弱等特点,因此,应做好以下护理管理工作。

1. 维护就诊秩序　为了提高就诊质量和就诊效率,护士要做好诊前准备、诊中协助及诊后解释工作,从而确保就诊工作有条不紊地进行。

2. 观察病情变化　患儿具有病情变化快、不能准确表达其不适等特点,护士应在预诊、候诊等过程中随时观察患儿的病情变化,发现异常情况及时与医生联系并配合处理。

3. 杜绝医疗差错　严格执行查对制度,各项操作应认真负责,避免忙中出错。

4. 预防交叉感染　制定并严格执行消毒隔离制度,发现传染病的可疑征象及时隔离,并根据传染病情况做好疫情上报工作。

5. 开展健康宣教　根据季节、疾病流行及护理热点问题等,利用家长候诊时间,采取图表宣传、节目播放、集体指导、个别讲解或咨询等方式,向患儿及家长宣传儿童保健知识,以及相关疾病的健康指导。

二、儿科急诊

（一）设置及特点

1. 儿科急诊设置　综合医院儿科急诊应设置诊查室、抢救室、治疗室、观察室、隔离观察室；儿童医院的急诊除具备以上设置外，还应有小手术室、药房、化验室、收费处等，形成独立单元，确保 24 h 接诊。急诊各诊室仪器设备必须配备齐全，以保证抢救工作顺利进行。

2. 儿科急诊特点

1）儿科急诊常具有起病急、来势凶、病情变化快、意外事故多及死亡率高的特点。

2）儿科疾病症状不典型，有些疾病甚至在典型症状出现之前可能会危及生命。因此，遇到危重患儿就诊时要及时抢救，确保患儿的生命安全。

3）儿科疾病的种类有一定的季节规律性，因此，应根据疾病的发病规律做好准备。

（二）护理管理特点

重点：儿科急诊护理管理的特点。

1. 重视五要素　急诊抢救的五要素为：人、医疗技术、急救药品、仪器设备和时间，其中人是最主要的。因此，急诊护士要有高度的责任心、敏锐的观察力、精湛的技术、较强的组织能力和协调能力。此外，药品齐全、仪器设备先进、功能完好、争取时间也是保证抢救成功的重要环节。

2. 严格执行岗位责任制度　护士必须坚守岗位，主动巡视，及时发现病情变化，随时做好抢救准备。对抢救设备的使用、保管、补充、维护等应分工明确，并严格执行交接班制度。

3. 建立抢救护理常规　急诊护士应熟练掌握儿科常见急危重症的抢救程序、护理措施，不断总结经验，以提高抢救成功率。

4. 规范文件管理　急诊病历要规范完整，紧急抢救时的口头医嘱必须当面复述确定无误方可执行，并要及时补记医嘱。经急诊进入观察室或住院的患儿应做好登记，以便完善患儿的病历资料。

三、儿科病房

（一）设置

1. 普通病房设置　儿科普通病房设置与其他科室类似，设有病室、护士站、治疗室、值班室、配膳（奶）室、厕所等。病室墙壁可装饰儿童喜欢的图案，以减轻患儿的紧张心理情绪；病室间用玻璃隔断，便于观察患儿病情变化及患儿彼此间交流；幼儿专用厕所可不加门，儿童专用的可加门不加锁，一旦发生意外，便于抢救。

2. 重症监护病房设置　主要收治病情危重、需要观察与抢救的患儿，室内抢救设备齐全，重症监护室与医护人员办公室之间用玻璃隔断，便于观察患儿。患儿病情平稳后即可转入普通病室。

（二）护理管理

1. 环境管理　病房环境应符合儿童身心特点，病室窗帘颜色鲜亮、图案生动，以减少患儿的陌生感和恐惧感。病室应安装地（壁）灯，以免影响睡眠。病室应根据患儿的年龄调整适宜的温湿度，新生儿病室适宜室温为 22～24 ℃，婴幼儿为 20～22 ℃，相对湿度为 55%～65%；儿童病室室温以 18～20 ℃为宜，相对湿度为 50%～60%。

重点：不同年龄病房的室温和相对湿度。

2. 生活管理　根据患儿病情及年龄合理安排作息时间，帮助其建立规律的生活习惯。饮食要符合患儿疾病治疗及满足生长发育的需要，并提供热奶、热餐设施及消毒柜等，餐后食具均需消毒。医院还应为患儿提供样式简单、面料柔软、透气性好的衣裤和被服，经常换洗，保持清洁。另外，根据患儿病情可安排适当的游戏，以减轻患儿孤独、焦虑心理。

3. 安全管理　由于患儿好动、好奇心强且防范意识差，病房的安全管理尤为重要。应建立健全病房安全管理制度并告知家长遵守。所有设施、设备均应有保护措施，如病床带床档，窗户加护栏、暖气加罩;病房中药品、电源插头等都应置于患儿不易触及处;消防、照明器材位置固定,紧急通道畅通并有明显标识,确保意外发生时能紧急处理。在治疗护理操作中应严格执行查对制度,杜绝医疗事故的发生。

4. 感染控制 建立并严格执行消毒隔离制度,病房每天应定时通风,按时消毒,医护人员操作前后均需洗手,并加强对家长和患儿健康宣教,提高其防护意识。

任务二　护理程序在儿科护理中的应用

护理程序(nursing process)是指导护士以满足护理对象的身心需要,以恢复或增进健康为目标,运用系统的方法实施计划性、连续性、全面整体护理的一种理论和实践模式。

小儿的生长发育处于不断变化中,其生理、心理发育均不成熟,容易受到外界环境因素的影响。所以,在儿科护理中实施整体护理时,要充分考虑患儿身心特点,全面评估、分析其生理、心理、社会等各方面的需求,有针对性地实施有效的护理措施,尽可能满足患儿各方面的需求。由于儿童生长发育的特点与成人不尽相同,故在护理评估、护理诊断、护理计划、护理实施及护理评价过程中应区别于成人。

一、护理评估

护理评估(nursing assessment)是护理程序的起始步骤,也是一个动态的、循环的过程,贯穿于各个步骤,是确定护理诊断和制订护理计划的依据,也是护理评价的参考。

(一) 收集资料

资料应包括患儿的生理、心理、社会等方面,可分为主观资料和客观资料。主观资料是患儿对自我健康问题的体验和认识,多为患儿的主观感觉,如"我头疼"、"我恶心"等;客观资料即护士通过对患儿观察、体格检查、实验室检查等所获得的资料,如面色苍白、体温过高、血细胞数升高等。资料可来源于患儿、家长、其他照顾者、其他医务人员、病案记载及相关文献资料等。

资料收集可通过交谈、观察、体格检查、阅读的方式完成。

> **课堂互动**
> 资料包括哪几方面? 可通过哪些方式进行收集?

交谈是指与患儿、家长及照顾者进行有目的的谈话。不同年龄段的儿童,其语言表达能力差别较大,因此,应重视与患儿及其家长等的交谈。交谈分为正式和非正式交谈,正式交谈是护士事先通知交谈对象谈话的主题、时间、地点而进行的有计划的交谈;非正式交谈则是护士在实施日常护理中与服务对象的交谈。交谈中应态度和蔼,充分运用沟通技巧,取得对方信任,遇到敏感话题时,注意保护患儿隐私。交谈得到的资料应包括患儿入院时的主要病史,既往史(包括出生情况、生长发育情况、喂养情况,预防接种情况等,以上资料必须详细询问与记录),过敏史,基本生活习惯(饮食、排泄、睡眠、清洁卫生习惯、自理情况),性格特征、对住院的反应,家庭结构、家庭功能、居住环境以及家庭对患儿的关心支持情况等。

观察是通过视觉、触觉、听觉、嗅觉等感觉器官收集资料的。如:通过视觉了解患儿体态、步态、表情、姿势、行为表现等;通过听觉了解呼吸道是否有痰液堵塞、是否咳喘、哭声是否高尖等;通过触觉感知皮肤的温湿度、是否有硬肿、器官的大小、肌张力等;通过嗅觉感知呼吸的气味、排泄物的气味等。由于患儿的语言表达能力有限,故观察在儿科尤为重要。

体格检查是应用体检技能对患儿进行身体功能评估,以便发现患儿的健康问题及病情变化,为确立护理诊断提供依据。与成人体检不同,进行体格检查应注意先与患儿沟通,取得配合;注意其生长发育情况;根据患儿年龄的特点及忍耐程度,对体检顺序、时间进行适当的调整,如为小婴儿检查时,先听诊心、肺,最后再查咽部;幼儿可先检查四肢再检查其他部位,以减少患儿的恐惧，也可以根据具体情况，做全面或部分检查；为免疫力极低的患儿，如早产儿、骨髓移植的患儿等进行体检时，需采取保护性隔离。

护士可阅读患儿的病历、医疗、护理记录，以及有关书籍、文献来获得一些其他方面的资料。

（二）整理和分析资料

将收集的资料按马斯洛需要层次论或戈登的功能性健康型态或北美护理诊断协会的人类反应型态进行分类，对有遗漏的或有疑问的资料需核实、确认，通过与正常值或患儿健康时状态比较，再综合分析，发现健康问题，为下一步确定护理诊断和制订护理计划奠定基础。

二、护理诊断

将收集到资料进行综合地整理分析后，发现异常情况，提出护理诊断（nursing diagnosis），其包括现存或潜在的护理诊断，这些问题是在护理职能范围内，并能用护理方法解决的。

护理诊断的陈述包括健康问题（problem）、原因（etiology）、症状或体征（symptoms or signs）三个部分，简称 PES 公式，也常用 PE、PS 或 SE 公式。如肺炎患儿存在的健康问题之一体温过高，这一护理诊断可用 PE 公式叙述为："体温过高　与肺部感染有关。"

为了便于交流、学习和与国际接轨，护理诊断的名称需要统一，主要参考 NANDA 认可的护理诊断名称，不得随意编造。未能涵盖的以护理问题的形式提出。

三、护理计划

制订护理计划（nursing planning）旨在指导护理活动，有利于实现个体化护理，满足护理对象的需求。它是以护理诊断为依据，尽快恢复护理对象的健康为目标。在计划中明确目标与措施，使实施与评价有据可依。

护理计划包括四方面的内容：①排列护理诊断的顺序；②确定预期目标；③制订护理措施；④护理计划成文。

（一）排列护理诊断的顺序

一位患儿可能同时存在几个护理诊断，根据其紧迫性和重要性排出先后次序，以利于确定护理的重点。护理诊断可按照马斯洛的需要层次论进行排序，首先应满足机体最基本的生理需要，然后才考虑更高层次的需要。一般来说，凡危及患儿生命，需立即解决的问题，如清理呼吸道无效、气体交换受损、心输出量减少等，应作为首优问题排在首位解决。对那些虽然不直接威胁患儿生命但对患儿的身心造成痛苦，严重影响其健康的问题，如疼痛、体温过高、皮肤完整性受损等可作为中优问题解决。对那些患儿在应对发展和生活变化时所遇到的问题，如社交孤立、精神困扰等可作为次优问题解决。护理诊断的排序并非一成不变，随着患儿病情的变化，排序的先后也会随之改变，在首优问题得到解决后，原来的中优问题也可转变为新的首优问题，所以护士在制订护理计划时，应随时评估按问题的轻、重、急、缓作出调整，达到突出护理重点，满足患儿需求的目的。

（二）确定预期目标

预期目标是期望护理对象接受护理照顾后达到的健康状态或行为改变，也是护理评价的参考，可分为长期和短期目标。长期目标指需要相对较长时间才能实现的目标，短期目标指在较短的时间内可达到的目标。长期目标常需通过多个短期目标才能逐步实现。每个短期目标的实现，可增强患儿及家长实现长期目标的信心，故短期目标非常重要。预期目标的陈述方式为：主语＋谓语＋行为标准＋时间、条件状语。如对患儿存在"体温过高"的护理诊断确定的预期目标为：半小时内患儿的体温降至 37.5 ℃以下。制订的目标应有明确的针对性，切实可行，可观察，可测量，避免含糊不清的描述。

（三）制订护理措施

护理措施是实现预期目标的具体实施方法。护理措施要因人而异，切实可行，具体、可操作。

一个预期目标的实现,往往需要由几项护理措施来实现。如针对清理呼吸道无效的患儿,可以采取雾化吸入、翻身叩背、吸痰等措施来实现。

（四）护理计划成文

护理计划的书写按照各自医院的书写要求进行,格式不尽相同。标准护理计划的应用,简化了护理计划的书写,可根据患儿的具体情况选择性打勾,不完整的部分加以补充。

四、护理实施

护理实施(nursing implementation)是将护理计划付诸实际行动,帮助患儿解决现存的或潜在的健康问题的过程。通过实施,可以解决护理问题,并验证护理措施是否切实可行。实施过程中要求护士具备丰富的专业知识,熟练的操作技能,良好的沟通能力。一般来讲,实施在制订护理计划之后,但在抢救危重患儿时,实施常先于计划。护理实施时,要做好以下工作。

（一）实施前的准备

1) 执行护理计划之前,要认真思考明确解决"5个W"问题,即做什么(what),谁去做(who),怎么做(how),何时做(when),何地做(where)。

2) 重新评估,确定制订的护理计划是否与患儿目前的临床情境吻合,并及时做出调整、修改或补充。

（二）实施

实施前的工作准备充分后,根据患儿的个性特征与其良好沟通,在病情允许时通过护士的指导让患儿或家长参与部分护理工作,以减少患儿的焦虑、恐惧心理,充分发挥其配合的积极性。同时护士运用精湛的操作技术、良好的协调能力将护理计划加以组织、落实。此外,护士还需要对护理措施的实施效果进行及时评价,便于进一步修订护理计划。

（三）实施后记录

实施后及时将护理措施的执行情况及患儿的反应进行全面、准确地记录,这既为护理评价提供参考,也为今后的护理工作提供资料和经验。

五、护理评价

护理评价(nursing evaluation)是将实施护理计划后得到的患儿健康状况资料与预期目标逐一对照,按评价标准对护理效果、护理过程等做出评定的过程。评价虽然是护理程序的最后一个步骤,事实上贯穿于护理程序的每一步。

目标的实现程度分为:①目标完全实现;②目标部分实现;③目标未实现。根据目标实现的程度不同,进一步分析原因,重审计划。

通过评价,若目标完全实现了,则相应的护理措施就可以停止。若目标部分实现或未实现,则需分析原因,找出症结,对护理程序各环节进行重审、修订,重新开始下一个护理程序的循环,直至患儿达到最佳健康状态。

护理程序是对患儿实施系统、连续、全面整体的护理方法。它在护理工作中广泛应用,不仅可以提高护理质量,促进患儿尽早恢复健康,还可以改善护患关系,同时可提高护士的评判性思维能力、解决问题的能力、决策能力等。

【附】儿科护理病历的书写

（一）评估

1. 健康史

1) 一般情况

姓名_____ 乳名_____ 性别_____ 年龄_____岁_____月_____天(小婴儿)

出生日期_____年_____月_____日　生于_____省_____(市)_____乡

民族_____　通讯住址_____　联系电话_____

入院日期_____月_____日_____时

病历申述者_____　病史采集日期_____年_____月_____日_____时

主管护士_____　主管医生_____

2）现病史

主诉:(此次就诊的主要原因和发病经过、时间等)

现病史:(此次患病的详细情况,包括发病时间、主要症状、病情发展、严重程度,以及接受过何种处理等。还应该包括其他系统和全身的伴随症状,以及同时存在的疾病,如营养缺乏疾病、贫血和佝偻病等)

3）既往健康史

（1）出生史

第____胎　第____产　足月产____　早产____　医院生产_____　在家生产_____

母亲孕期情况:_____

分娩经过:_____

出生时情况:窒息_____　产伤_____　Apgar 评分_____　体重_____

（2）喂养史

①乳儿期:母乳喂养:每日_____次　其他_____

人工喂养:乳品种类_____　冲调浓度_____　每日_____次　每次_____mL

换乳期食物的引入(开始月龄和方法):果汁、菜汁_____蛋黄_____淀粉类

肉类_____　果菜类_____　其他_____　小儿反应_____

维生素 A、D 制剂:开始服用时间_____　每日剂量_____

进食方式:奶瓶_____　杯子_____

②较大儿童:食品种类_____　每日_____次　每次食量_____

食欲_____　喜欢的食物_____　不喜欢的食物_____

不良饮食习惯:挑食_____　偏食_____　吃零食_____　其他_____

③喂养问题:呕吐_____　腹泻_____　腹痛_____　溢奶_____　其他_____

（3）生长发育史

以往体格生长指标记录:中等_____　偏高_____　偏低_____

开始出牙_____　牙数_____　换牙_____

动作能:开始会抬头_____　翻身_____　坐_____　爬_____　站_____　走_____

语言能:无意识叫"爸爸、妈妈"_____　有意识叫"爸爸、妈妈"_____

现在_____

认知发展:时间概念_____　空间概念_____

学业(幼儿园、学校):好_____　中_____　差_____

心理社会发展:个性:外向_____　内向_____　温和_____　易激惹_____

对新环境适应:好_____　不良_____　与他人交往:好_____　中_____　差_____

游戏发展:喜欢的玩具_____　喜欢的游戏_____

（4）既往健康史

预防接种:卡介苗_____　乙肝疫苗_____　百白破三联_____　麻疹疫苗_____

骨髓灰质炎疫苗_____　流脑疫苗_____　乙脑疫苗_____　其他_____

患过何种疾病(时间、经过):_____　意外伤害_____

住院史(时间、经过):_____

儿童对疾病、住院的反应(如退行性行为):_____

过敏史:药物_____　食物_____　其他_____

近期用药史（名称、剂量、服药方法等）_____

（5）日常活动

活动环境：在家_____ 托儿所_____ 幼儿园_____ 学校_____ 照顾者_____

卫生习惯：洗澡_____ 换衣_____ 刷牙_____ 自理情况_____

睡眠与休息：每日睡_____小时 白天小睡_____次

睡眠习惯（如自己入睡、抱睡）：_____ 户外活动：每日_____小时

排泄习惯：大便_____次/日 便盆_____ 尿布_____ 其他_____ 自理情况_____

　　　　　小便_____次/日 便盆_____ 尿布_____ 其他_____ 自理情况_____

青少年：吸烟_____ 饮酒_____ 滥用药物_____

特殊行为问题：吮拇指_____ 咬指甲_____ 手淫_____ 其他_____

4）家庭情况

父：姓名_____ 年龄_____ 职业_____ 文化程度_____ 工作单位_____

健康状况_____

母：姓名_____ 年龄_____ 职业_____ 文化程度_____ 工作单位_____

健康状况_____ 妊娠次数及妊娠结果_____

父母是否为近亲婚配_____ 家庭成员有无毒物接触史_____

兄弟姐妹健康状况_____

传染性疾病状况_____ 遗传性疾病史_____

家庭经济状况：上等_____ 中等_____ 下等_____

居住环境（阳光、空气、水）：好_____ 中_____ 差_____

宗教信仰：_____

家庭成员间关系：和谐_____ 冷漠_____ 经常争吵_____

家长对小儿的教养：严格_____ 一般_____ 放纵_____

对小儿的期望_____

家长对患儿疾病的了解程度_____

儿童住院后对家庭的影响_____

目前家长最关心的问题_____

2. 体格检查

一般情况：体温_____ 呼吸_____ 脉搏_____ 血压_____ 体重_____

　　　　　身高_____ 头围_____ 胸围_____ 发育_____ 营养_____

　　　　　四肢活动_____ 哭声_____ 病容_____ 精神状态_____

　　　　　皮肤及皮下脂肪：皮疹_____ 黄疸_____ 弹性_____ 其他_____

淋巴结：_____

头部：头颅外形_____ 头发_____ 前囟_____ 骨缝_____ 颅骨软化_____

　　　眼睛_____ 耳_____ 鼻_____ 咽、口腔（黏膜、扁桃体、牙齿）_____

颈部：_____

胸部：胸廓_____ 鸡胸_____ 肋骨串珠_____ 郝氏沟_____ 肋缘外翻_____

呼吸系统：呼吸节律_____ 口周发绀_____ 鼻翼扇动_____ 三凹征_____

肺：望诊_____

　　触诊_____

　　叩诊_____

　　听诊_____

循环系统：心　望诊_____

　　　　　　　触诊_____

　　　　　　　叩诊_____

NOTE

消化系统:腹　听诊＿＿＿＿＿＿＿＿＿＿＿＿＿
　　　　　　　望诊＿＿＿＿＿＿＿＿＿＿＿＿＿
　　　　　　　触诊＿＿＿＿＿＿＿＿＿＿＿＿＿
　　　　　　　叩诊＿＿＿＿＿＿＿＿＿＿＿＿＿
　　　　　　　听诊＿＿＿＿＿＿＿＿＿＿＿＿＿
　　　　　　肝＿＿＿＿＿＿＿＿＿＿＿＿＿＿＿
　　　　　　脾＿＿＿＿＿＿＿＿＿＿＿＿＿＿＿
脊柱、四肢:＿＿＿＿＿＿＿＿＿＿＿＿＿＿＿＿
神经系统:生理反射(小婴儿)＿＿＿＿＿＿＿＿＿
　　　　　　肌张力＿＿＿＿＿＿＿＿＿＿＿＿＿
　　　　　　病理反射＿＿＿＿＿＿＿＿＿＿＿＿
门诊化验:＿＿＿＿＿＿＿＿＿＿＿＿＿＿＿＿＿

(二)护理诊断与护理计划(表 4-1)

表 4-1　护理计划单

日期	护理诊断	预期目标	护理措施	评价

(三)护理计划的实施(表 4-2)

表 4-2　护理计划实施记录单

日期/时间	护理活动	签名

(四)评价

评价的内容包括对护理计划中预期目标是否达到评价标准以及出院小结。

任务三　与患儿及其家长的沟通

沟通是人与人之间传递信息、观念、态度或情感的交流过程。良好的沟通是顺利落实护理计划的必要条件,也是增进护患关系的基础。

一、与患儿的沟通

(一)儿童沟通的特点

儿童在 8 岁前,语言沟通能力差,抽象思维发育不成熟,不能用语言正确表述自己的想法,但在非语言沟通方面,儿童已经能够熟练地通过他人的面部表情、着装、语调、手势等获取正确的信息。8 岁后语言沟通才能流利地使用,并逐渐接近成人水平。儿科护士应根据患儿的年龄,灵活运用语言和非语言的沟通方式与其进行交流。

(二)与患儿沟通的技巧

1. 适当地使用语言沟通　与患儿交流时护士应注意患儿的年龄和发育水平,选择适合的方式与患儿交流,并根据患儿的反应随时调整沟通的方式。在沟通中,护士应吐字清晰,注意语速、语调和音量,避免使用模棱两可、封闭式、否定式的语句,而应使用肯定语句和患儿熟悉的语言,这样既可帮助患儿理解,又能使患儿主动配合。

2. 平等尊重患儿　患儿虽然年龄小、经历少甚至对外界一无所知,但护士在与患儿交流时要给予尊重、平等对待。在体态上,护士与患儿交流时应保持目光的接触,与患儿的视线保持水平,

NOTE

但不可凝视,既维护患儿自尊,又增加亲切感,增强沟通效果。

3. 保持诚信 与患儿交流时,避免使用哄骗性语言,应如实向患儿提供有关知识,特别是患儿将要听到、看到和感受到的信息,不要试图隐瞒和欺骗,以免破坏护患间的互信关系。

4. 适时使用非语言沟通 护士应仪表整洁、面带微笑,以增加患儿安全感和信任感,增加交流的主动性。在适当的时候使用肢体的接触给予患儿拥抱或抚摸,有利于其获得安全感及身心方面的满足,同时也是一种很好的交流方式。

5. 合理安排娱乐活动 护士可与患儿一起参与游戏,并善于利用游戏与患儿交流,了解患儿内心的想法,帮助患儿发泄痛苦;护士也可通过绘画、讲故事的形式了解患儿难以用语言表达的内心感受,在接受侵入性操作后,可以让患儿给玩具打针以发泄痛苦和内心感受,以及利用玩偶扮演医师和患者的医疗游戏向患儿解释手术程序。

二、与患儿家长的沟通

为使与患儿家长沟通顺畅、有效,儿科护士应尽量做到以下几点。

1. 建立良好的第一印象 与患儿家长沟通时,取得患儿家长的信任是首要任务。护士在与患儿家长初次接触时,应积极热情,耐心倾听患儿家长的观点和想法,体现对患儿健康状况的关心,并告知家长如何获取护士的帮助,避免家长感觉被冷落和忽视。

2. 使用开放性问题鼓励家长交谈 护士应尽量使用开放性问题鼓励家长交谈,并注意倾听和观察非语言信息,适时引导谈话主题,避免与患儿家长的交流偏离目标和主题。

3. 恰当地处理冲突 由于担心患儿的病情,家长易产生怀疑,表现出心情烦躁、挑刺易怒。护士应换位思考,理解家长的心情,针对家长的疑问,不可搪塞应付或使用家长难以理解的医疗术语。进行各项操作时应给予耐心细致的解释,表现出对患儿的关心爱护,避免让患儿家长产生不信任感。

任务四 住院患儿及其家属的心理反应与护理

患儿疾病带来躯体上的痛苦,住院后接触陌生的环境、接受各种检查和治疗护理操作等,均会使患儿产生恐惧、焦虑不安的心理反应。因此,护士应了解住院患儿的心理反应,做好心理护理。

一、各年龄期患儿对疾病的认识

1. 幼儿及学龄前期儿童 此期儿童对自己身体各部位及器官的名称开始了解,对于发病的原因常用自己的感情行为模式来解释,常将痛苦与惩罚联系在一起,对疾病缺乏认识。

2. 学龄期儿童 此期儿童认知水平逐渐增强,对身体各部分的功能以及疾病的病因有了一定的认识,在疾病治疗过程中关注自己的身体和治疗,开始恐惧身体的损伤和死亡。

3. 青春期儿童 此期儿童抽象思维能力进一步提高,能够认识疾病的原因以及对疾病的发生和治疗有了一定的理解,但对疾病造成身体功能的损害和外表改变难以接受。

二、患儿对住院的反应与护理

(一)住院患儿的心理反应

1. 分离性焦虑 指由现实或预期的与家庭、日常接触的人、事物分离时引起的情绪低落,甚至功能损伤。

1)分离性焦虑的一般表现

(1)反抗期 患儿常表现为哭叫、认生、咒骂,拒绝医护人员的照顾和安慰等。

重点:分离性焦虑的概念及不同年龄阶段的特点。

（2）失望期　发现分离的现状经过自身的努力不能改变，表现为沉默、沮丧、顺从。部分患儿可出现退化现象，即出现患儿过去发展阶段的行为，如尿床、吸吮奶嘴和过度依赖等，这是患儿逃避压力常用的一种行为方式。

（3）否认期　长期与父母或亲密者分离可进入此阶段。患儿克制自己的情感，能与周围人交往，配合医护人员的各种诊疗程序，以满不在乎的态度对待父母或亲密者的探视或离去。这一阶段往往被误认为患儿对住院生活适应良好，但却使患儿与父母之间的信任关系受到损害，患儿成年后不易与他人建立信任关系，甚至影响成年后的人际交往，患儿还可能出现注意力缺陷、以自我为中心以及智力下降等问题。

2）分离性焦虑在不同年龄阶段的特点

（1）婴幼儿期患儿对父母或照顾者的依恋十分强烈，6个月后的婴儿就能意识到与父母或照顾者的分离，住院导致的分离性焦虑常表现为明显的哭叫行为。

（2）学龄前期患儿由于进入日托机构接受学前教育，其社会交往范围较婴儿期扩大，日常生活中对父母或照顾者的依恋没有婴幼儿期明显，但在疾病和住院影响下，患儿往往希望获得陪伴和安慰，住院导致的分离性焦虑常表现为偷偷哭泣、拒绝配合治疗等。

（3）学龄期和青春期患儿已开始学校的学习生活，由于学校生活和同学、朋友在其日常生活中所占位置越来越重要，住院的分离性焦虑更多地来源于与同学、朋友的分离，患儿常担心学业的落后，感到孤独等。

2. 失控感　失控感是对生活中和周围所发生的事情感到有一种无法控制的感觉。医院的各项规章制度和住院期间的各种诊疗活动常使患儿体验到失控感，不同年龄段住院导致失控感的原因和后果也有所不同。

1）婴儿期　此期患儿已能通过简单的表情、姿势等逐渐学会对外部世界的控制，住院的诊疗活动，特别是侵入性的诊疗活动会使患儿有失控感，易导致患儿产生不信任感和不安全感。

2）幼儿及学龄前期　此期患儿正处于自主性发展的高峰，住院的规章制度和诊疗活动带来的失控感会使患儿感受到强烈的挫折，患儿常有剧烈的反抗，同时伴有明显的退化行为。

3）学龄期　此期患儿已能较好地处理住院和诊疗活动导致的限制和挫折，但对死亡、残疾和失去同学、朋友的恐惧会导致失控感。

4）青春期　此期患儿独立自主意识增强，住院和诊疗活动常使其感到对自己身体和生活的控制受到威胁，感到挫折和愤怒，很难接受诊疗引起的外表和生活方式改变，从而导致对治疗的抵触和不依从。

3. 对疼痛和侵入性操作的恐惧　对疼痛的恐惧在各年龄段都是相似的，但幼儿及学龄前期患儿会害怕身体的完整性受到破坏，对侵入性操作和手术过程会感到焦虑和恐惧。

4. 羞耻感和罪恶感　幼儿和学龄前期患儿易将患病和住院视为惩罚，如错误观念得不到纠正，随着学龄后期道德观念的建立，患儿会产生羞愧、内疚和罪恶感等心理反应。

（二）住院患儿的心理护理

1. 平时教育　在日常生活中，鼓励父母和教师等对儿童进行医院功能的简单介绍，禁止用住院或者诊疗行为进行恐吓，使儿童对医院形成正确的认识。也可模拟医院环境，在情境中让儿童感受并学习简单的健康知识，以利于患儿理解住院的目的和熟悉医院环境。

2. 防止或减少被分离的情况　有条件时，应鼓励父母和照顾者来院陪护，这样可以明显缓解婴幼儿和学龄前期儿童的分离性焦虑。同时护士应注意满足陪护者的生活需求，体现以家庭为中心的护理理念。

3. 减少分离的副作用　当住院导致的分离不可避免时，护士应与家长协作，采用积极的方式应对分离。

1）陌生的环境和工作人员可能使患儿感到恐惧，护士可将病房布置为患儿熟悉的环境，建议家长准备患儿喜欢的日常用品，如玩具、杯子、毯子等，提高其适应分离的能力。

2) 护士在护理患儿时主动介绍自己,以及介绍医院的环境和同病室患儿,有利于患儿尽快适应医院环境,缓解不安和焦虑。

3) 学龄期患儿可坚持学习,与学校老师和同学保持通讯联系,允许同学来院探视。

4) 家长给患儿解释分离的原因,并应定期探视。

4. 缓解失控感

1) 在不违反医院规定和患儿病情允许的情况下,鼓励患儿自由活动。有条件时,可尽量保持患儿住院前的日常活动,如患儿收看喜欢的电视节目、参与其熟悉的娱乐活动等。

2) 在诊疗活动中,护士也可提供自我决策的机会以缓解失控感。例如:在静脉输液时,提供各种颜色的止血带让患儿选择,固定针头时选择胶布的数量和长短等,这样能明显地缓解住院带来的失控感。但是,护士在提供选择时,应避免询问患儿不能进行选择的情景。例如询问患儿"要不要打针?"会让患儿觉得可以不打针,应该询问患儿"要打针了,你想选择坐着打,还是躺着打呢?"。

5. 应用游戏或表达性活动来减轻压力 游戏不仅有助于患儿的生长发育,在住院时也可帮助患儿应对住院带来的各种压力。

1) 游戏可以促进患儿表达,帮助护士理解患儿的想法,例如:可通过医师、护士和患者的角色扮演游戏或木偶游戏,了解患儿对疾病、住院、诊疗的认知、感受和需求。

2) 游戏可以协助治疗,护士可采用放松和转移注意力的游戏缓解疼痛,例如:术后需要进行深呼吸训练时,可以让患儿吹风车分散注意力以缓解疼痛。

6. 发掘住院的潜在正性心理效应 护士应积极地引导和发挥这种潜在的正性心理效应。

1) 住院虽然是不愉快的经历,但住院作为患儿生活中的一个应激事件,是促进父母和患儿关系发展的契机。

2) 住院是一个教育过程,根据患儿及其家庭的需要和理解程度,护士为其提供相关疾病的健康指导。

3) 成功地应对疾病能提高患儿的自我管理能力。患儿能发挥其独立能力,自我护理,从而更加自信。

4) 住院为患儿提供了一个特殊的接触社会的机会,能够近距离了解医务人员的工作,同其他患儿和家长交流,互相支持。

三、家庭对患儿住院的反应与护理

儿童患病和住院会使家庭进入应激状态,家庭需做出调整以应对危机,良好的适应能帮助和支持患儿积极应对疾病,并维持正常、健康的家庭功能。

(一)家庭对患儿住院的反应

1. 家庭对患儿住院的心理反应

1) 父母对患儿住院的心理反应

(1) 否认和质疑 在患儿确诊疾病和住院的初期,家庭处于震惊和慌乱中,如果患儿的疾病较为严重,父母往往对患儿的确诊表示质疑和难以接受。

(2) 自责和内疚 患儿父母通常会追寻疾病的原因,如有线索提示父母有任何行为或因素导致患儿患病及病情加重,特别是当患儿病情严重时,父母常会感到自责和内疚。

(3) 不平和愤怒 父母常会感到不平和愤怒,并将这种愤怒向家庭其他成员以及护士发泄,引起患儿父母与家庭成员及护士间的矛盾和冲突。

(4) 痛苦和无助 目睹患儿忍受病痛和接受痛苦的诊疗时,父母会非常痛苦,面对压力不知所措,产生无助和孤独感。

(5) 焦虑和悲伤 患儿预后的不确定性,会让家庭成员焦虑、担忧,严重时会产生心理障碍,甚至影响生理功能。

2）兄弟姐妹对患儿住院的心理反应　对于有多个孩子的家庭,患儿住院的初期,兄弟姐妹们可能会为过去与患儿打架或对其不够友爱而感到内疚,并认为他们的某些行为导致了患儿的疾病。兄弟姐妹也可能对自己的身体健康表示担忧,害怕自己患上类似疾病,产生焦虑和不安全感。随着患儿住院时间的延长,兄弟姐妹可能嫉妒患儿独占了父母的注意力和关爱,甚至产生怨恨的心理。

2. 患儿住院对家庭功能的影响

1）确诊疾病和住院的初期　家庭为了应对危机,会做出调整和妥协,家庭成员会更关心家庭事务,在工作、个人爱好和照顾患儿之间做出选择、让步和妥协。疾病可能会帮助家庭暂缓一些家庭所面临的危机,也有可能加剧矛盾,导致家庭成员对立和家庭的分裂。

2）患病和住院的延续期　随着患儿住院时间的延长,家庭的重心将不会一直放在患儿身上,家庭成员会希望并逐渐恢复日常生活,如果患儿疾病未能好转或持续恶化,家庭需要接受由此导致的永久改变,家庭成员可能会因为疾病而感到筋疲力尽。

（二）住院患儿的家庭支持

儿科护理强调以家庭为中心,护士应与患儿家庭合作,帮助家庭应对危机,维持正常的家庭功能。护士应评估每个家庭的需要,有针对性地进行干预。

1. 对患儿父母的支持

1）向父母介绍医院的环境、工作人员,讲解疾病的知识,解释患儿的情况、用药的目的等,帮助父母缓解患儿住院带来的无助感。

2）鼓励父母探视或陪护患儿,也可让父母参与患儿的护理,并指导父母科学照顾患儿;同时安排家庭成员轮换陪护患儿,并提供陪护的各项便利措施,如陪护床、简便的生活设施等,使父母能得到休息。

3）鼓励和提醒父母休息、活动和摄取足够营养,以保持身体健康,向父母解释保持身体健康才能更好地帮助和支持患儿。

4）组织住院患儿的父母们座谈,分享患儿住院后的感受和经验,互相鼓励提供支持;告知医院的电话和联系方式,在父母有疑问时可以与医院联系。

5）安排充足的时间与父母沟通,使用开放性问题向父母提问,倾听患儿父母的感受,以减轻父母内心的压力。

2. 对患儿兄弟姐妹的支持

1）鼓励和提醒父母向患儿的兄弟姐妹解释患儿的情况,并公开讨论,了解其内心的想法和感受,使疑惑能获得解答,避免兄弟姐妹感觉被家庭隔绝在外。

2）允许兄弟姐妹到医院探视或通过电话与患儿交流,或者可以给兄弟姐妹提供患儿的照片;医院探视时,应向兄弟姐妹介绍医院环境和设备,避免产生恐惧或发生意外;鼓励兄弟姐妹参与对患儿的护理。

3）鼓励家庭集体活动,如家庭聚餐、集体游戏等。

4）帮助父母理解、应对患儿兄弟姐妹所经历的反应,如果兄弟姐妹有内疚应注意评估,给予关注,如果内疚感持续存在,则需要进一步心理干预。

任务五　儿科常见症状的护理

一、哭闹

（一）概述

婴儿由于语言表达能力差,常以哭闹的形式来表达自己身体的不适或要求。因此哭闹对婴儿而言并不都属病态。反而新生儿若少哭、不哭可能是疾病的征兆。婴儿多哭闹亦可为疾病主要或早期症状，应引起重视。

婴幼儿哭闹的主要原因：①生理性哭闹：因饥饿和口渴而哭闹最为常见，另外如情绪变化、睡眠不足、断乳、过热、过冷、尿布潮湿、被褥过重、衣服过紧、蚊虫叮咬等也可引起哭闹。②病理性哭闹：凡能引起患儿不适或疼痛的疾病都可引起哭闹，其中因腹痛、头痛、口痛而哭闹为多见，其次为颅内出血、颅内感染、核黄疸，还包括中耳炎、皮肤病等。

（二）护理评估

1．健康史 应仔细询问患儿有无睡眠不足、饥饿，环境是否过热、过冷，尿布有无潮湿，是否衣服过紧、被褥过重，有无蚊虫叮咬等情况发生，以及询问患儿哭闹持续时间的长短，评估其哭闹的声调、特点及伴随症状。

2．身心状况

1）哭的声调与哭闹持续的时间 新生儿出现脑性尖叫时，常提示中枢神经系统感染或颅内出血；甲状腺功能低下的患儿其哭声低沉而粗哑。要挟性哭闹的声音时高时低；哭声微弱或伴呻吟者多为病情严重的表现。

> **课堂互动**
> 儿童哭闹时应如何判断是生理性哭闹还是病理性哭闹？

2）哭的特点及伴随症状 ①生理性哭闹的特点为持续时间较短、间歇期面色如常，哭声有力。如饥饿时可伴有吸吮、觅食、啃手等动作；将要睡眠时哭声低伴有表现烦躁，眼睛时睁时闭，哄拍后哭声逐渐变弱而入睡；因刺痛或蚊虫叮咬可出现阵发性嚎啕大哭，间歇如常。②病理性哭闹的特点为持续性或反复性的剧烈痛哭，用玩具逗引或饮水、进食等方法不能止哭。如肠套叠患儿可出现剧烈、持久的哭闹，伴频繁的呕吐；阵发性腹痛的患儿表现为烦躁哭闹，伴面色潮红、口周发白、大汗淋漓、腹胀，严重者双拳紧握、双腿屈曲、手足厥冷，持续时间达数分钟至数小时不等；肠寄生虫病的患儿因皮肤瘙痒表现为不定时、反复哭闹伴抓挠皮肤；中耳炎患儿常因耳痛哭闹，不断摇头，不让触及患处；佝偻病患儿常见烦躁不安，易惊好哭；巨幼红细胞贫血患儿表现为少哭不笑、哭而无泪、表情呆滞。

心理-社会状况方面，应注意评估家长是否焦虑不安，对患儿哭闹的原因是否了解，在护理患儿方面有无知识缺乏及有无保健需求。家庭居住环境是否存在一些影响患儿哭闹的因素，如过热、过冷等。

（三）护理诊断/合作性问题

有婴儿行为紊乱的危险 与疼痛及各种不适刺激有关。

（四）护理措施

1．一般护理

1）保持室内安静、整洁，温、湿度适宜，光线充足，每日定时通风，使患儿感到舒适。

2）熟悉患儿的饮食、睡眠、排泄规律，及时满足患儿需求，如按时喂奶、更换尿布、定时睡眠等，培养其规律的生活习惯。

2．病情观察 密切观察哭闹的声调、持续时间、特点及伴随症状（如哭声大小、持续时间长短、是否伴有呕吐及腹泻，精神状况如何等），及时与医生取得联系，做到早发现、早治疗。

（五）健康指导

1．向家长介绍引起哭闹的常见原因以及伴随症状，指导其对患儿进行生活护理。

2．向家长介绍如何正确引导患儿养成良好的生活习惯，及时纠正各种不良习惯。

二、发热

（一）概述

小儿时期中枢神经系统调节功能比较差，体表面积相对大，皮肤汗腺发育不全，所以体温调节功能不稳定,产热和散热容易发生不平衡,故小儿的体温容易受外界因素的影响而产生一定的波动。进食、运动、哭闹、衣被过厚、环境温度过高可使体温升高;饥饿、少动、保暖欠佳可使体温降低。发热是人体防御疾病与适应内外环境温度变化的一种代偿性反应。但高热或持续过久则有损健康。

发热是指患儿的体温高于正常范围,即肛温高于 37.8 ℃,口温高于 37.5 ℃,腋温高于 37.4 ℃。连续发热 2 周以上为长期发热。感染性疾病是引起发热最常见的原因,如感染病毒、细菌、支原体、立克次体、寄生虫等均可引起发热。非感染性疾病见于大量组织破坏(如严重的组织损伤、恶性肿瘤)、结缔组织病、免疫性疾病、体温调节失常(如颅脑损伤)和中暑等。

治疗包括病因治疗、对症治疗和支持治疗。如选用抗生素,给予物理和药物降温、营养支持及液体补充,以改善全身状况等。

（二）护理评估

1. 健康史 详细询问患儿是否存在引起发热的外界因素,如进食、运动、哭闹、衣被过厚、环境温度过高等;评估患儿体温升高的程度、热型及伴随症状、时间长短;是否采取过降温措施等。

重点:发热的程度及伴随症状。

2. 身心状况

1）热型 护士应注意观察患儿的体温变化及热型。如稽留热(见于大叶性肺炎、伤寒)、间歇热(见于疟疾、急性肾盂肾炎)、弛张热(见于风湿热、败血症)、不规则热(见于流行性感冒、恶性肿瘤)等。

2）发热程度 以口腔温度为例,37.3～38 ℃称低热,38.1～39 ℃称中等热,39.1～41 ℃为高热,41 ℃以上为超高热。

3）伴随症状 发热伴寒战,见于化脓性细菌感染(如大叶性肺炎、败血症等);伴皮疹,见于麻疹、猩红热、水痘等;伴淋巴结肿大及肝(脾)增大,见于传染性单核细胞增多症、淋巴结结核等;伴出血,见于急性白血病、流行性出血热等;伴有关节肿痛,见于风湿热、猩红热等;发热后昏迷,见于流行性乙型脑炎、流行性脑脊髓膜炎;昏迷后发热见于脑出血、巴比妥类中毒等。

心理社会状况方面,由于发热可能会引起惊厥、昏迷,故应注意评估家长是否焦虑、恐惧;家长对引起发热的原因是否了解;有无急救、保健知识的需求。

（三）护理诊断/合作性问题

1）体温过高 与感染、机体免疫反应等因素有关。

2）有体液不足的危险 与大量出汗致体液丢失有关。

3）潜在并发症:惊厥。

（四）护理措施

1. 一般护理

1）病室内保持适宜的温、湿度。

2）饮食护理 给予清淡、易消化、高热量、高维生素的流质或半流质饮食。鼓励患儿多饮水,补充高热消耗的大量水分,促进毒素的排出。

3）生活护理 患儿应卧床休息,利于机体康复。出汗后及时更换衣服,保持皮肤清洁。鼓励年长儿多漱口,必要时实施口腔护理,保持口腔清洁。

2. 病情观察

1）一般每 4 h 测量并记录体温、脉搏、呼吸 1 次,注意观察热型。对高热或超高热的患儿,需每 1～2 h 测量体温 1 次,并注意有无易激惹的现象。采取降温措施半小时后测体温 1 次,并观察有无体温骤降、大量出汗、面色苍白、四肢厥冷等虚脱现象,并及时处理;观察饮水量、饮食量、尿量以及伴随症状等。

2）观察并记录患儿每日出入液量,为补液提供依据。遵医嘱口服或静脉补液,以保证液体摄入量,维持其出入液量的平衡。

3. 治疗配合

1）对既往有高热惊厥史的患儿应加强巡视或由专人守护。

2）加强病情及生命体征的观察和记录,发现不良征兆,及时处理。

3）备好急救物品(如包裹纱布的压舌板、张口器等)和药品(各类抗惊厥药物),以便紧急抢救。

4）遵医嘱给予降温处理,如局部放冰袋、冷湿敷、酒精或温水拭浴、冷盐水灌肠以及药物降温。

（五）健康指导

1）向家长介绍患儿发热的原因及临床表现,以便早发现、早就诊。

2）向家长详细介绍发热患儿的护理措施及惊厥发生时的紧急抢救措施。

3）有对高热惊厥史者,告知家长当患儿发热时,应注意观察有无头痛、脉率加快、烦躁不安等症状,一旦出现及时就诊,避免诱发惊厥。

三、呕吐

（一）概述

呕吐指由于食管、胃或肠道呈逆蠕动,伴有腹肌痉挛性收缩,迫使胃内容物从口、鼻腔涌出的现象。

呕吐的原因包括消化道和消化道外疾病。消化道疾病有消化道机械性梗阻(如先天性消化道闭锁或狭窄、肠套叠及不同原因引起的肠梗阻等)、消化道感染(如胃炎、肠炎、阑尾炎等)及神经肌肉性疾病(如幽门痉挛、先天性肥厚性幽门狭窄)等。消化道外疾病有各种感染引起的消化道功能异常、颅内疾病(如脑膜炎、脑炎等)致颅内压增高引起喷射性呕吐及各种中毒等。

治疗为排除外科疾病,可肌内注射甲氧氯普胺(灭吐灵)止吐。对幽门痉挛的患儿,每次喂乳前 15～30 min,口中滴入 1：1000 阿托品液 1～2 滴。因吞入羊水致呕吐的新生儿用 2％碳酸氢钠溶液洗胃。严重呕吐者,暂时禁食并静脉补液。

（二）护理评估

1. 健康史 应仔细询问患儿有无误服药物、毒物、食用不洁食物,对新生儿应评估出生时有无窒息;评估患儿呕吐是否呈喷射性、呕吐量、呕吐内容物、呕吐发生的时间、呕吐与饮食是否有关及呕吐伴随的症状;详细询问家长患儿喂养情况。

2. 身心状况 患儿呕吐的原因、出现的时间与年龄有关。

1）新生儿期 新生儿因吞入羊水,生后即可发生呕吐。出生后超过 24 h 未排胎粪且伴呕吐,可能为胎粪性肠梗阻或消化道畸形如胃扭转等。肥厚性幽门狭窄常从新生儿晚期开始出现,喂奶后右上腹部可见蠕动波或触及硬块,随即呕吐,呈喷射性,呕吐物为乳汁或乳凝块,无胆汁。

> **课堂互动**
> 毛毛出生 10 天后开始呕吐,你能判断呕吐的原因么?

2）婴儿期 最常见的原因是喂养不当。肠套叠是此期常见急腹症,表现为突发、频繁的呕吐,因腹痛常伴阵发性剧烈哭闹,继而腹部可触及包块、便血。

3）儿童期 消化道疾病或消化道外疾病如阑尾炎、消化道的感染性疾病等均可引起剧烈、频繁的呕吐,严重者出现水、电解质紊乱,甚至可发生误吸而致窒息。

心理社会状况方面,应注意评估患儿和家长是否有担心、焦虑,了解家长对呕吐的病因、诱因以及严重程度是否了解以及有无相关的保健需求。

（三）护理诊断／合作性问题

1）有窒息的危险 与呕吐引起误吸有关。

2）有体液不足的危险 与频繁呕吐、摄入不足有关。

（四）护理措施

1. 一般护理

1) 保证患儿营养与水分的补充,可少量多次哺喂,也可给婴儿乳液中加米粉以增加稠度,减少呕吐。同时记录呕吐的次数、量及性状,必要时留标本送检。

2) 给患儿喂奶后竖立抱起拍背,并取右侧卧位。

3) 患儿呕吐时应立即松解衣扣,取侧卧位,迅速清除口、鼻腔呕吐物,防止呕吐物误入气管引起窒息。同时做好口腔护理,及时更换污染衣物,确保患儿舒适。另外准备吸痰器及抢救用物,以备紧急时使用。

2. 病情观察 密切观察呕吐情况,如呕吐方式、次数及量,呕吐与饮食的关系,伴随症状体征,以便及时了解病情变化。严重呕吐者遵医嘱静脉补液,以纠正水、电解质紊乱。

（五）健康指导

1) 向家长介绍引起患儿呕吐的诱因,呕吐时如何预防窒息。

2) 向家长介绍正确的喂养方法。喂哺时,患儿取坐位,需卧位时,应将床头抬高;乳液温度应适宜;橡胶奶嘴的软硬及奶孔大小合适;喂奶时乳液应充满奶头前部;喂哺速度不宜过快,避免吸入过多空气致吐;少量多次喂哺,喂后竖立抱患儿并轻拍背部。

3) 向家长介绍如何观察病情变化,有伴随症状如头痛、腹痛、惊厥等时应及时就医。

四、腹痛

（一）概述

腹痛是儿科常见症状之一,其病因主要有以下两类。

1. 器质性疾病 器质性疾病又可分为腹腔内疾病和腹腔外疾病。最常见的腹痛的腹腔内疾病有胃炎、肠炎、消化道溃疡、肠寄生虫病;阑尾炎、腹膜炎、肠套叠、肠梗阻,以及肠系膜淋巴结炎、胆囊炎、胰腺炎、泌尿系结石也可引起腹痛;较大女童卵巢囊肿蒂扭转可引起阵发性剧烈腹痛。腹腔外疾病可见上呼吸道感染、支气管肺炎、心包炎、胸膜炎、过敏性紫癜、荨麻疹、风湿热及腹型癫痫等。

2. 功能性腹痛 由于肠管蠕动异常或肠管壁痉挛引起的腹痛称为功能性腹痛,如婴儿阵发性腹痛、肠痉挛症。前者可能与饮食不当、肠胀气有关,表现为阵发性哭闹;后者多见于儿童,呈周期性发作,可能与精神因素或自主神经功能紊乱有关。

治疗包括对高度怀疑急腹症的患儿应严密观察,必要时作剖腹探查;对诊断不明的患儿不宜用镇痛解痉剂或热水袋热敷腹部,以免掩盖症状,延误诊断和治疗。

（二）护理评估

1. 健康史 详细询问患儿有无饮食不洁史;评估患儿腹痛发作的次数、是否呈周期性,以及腹痛的部位、程度、性质、持续的时间及伴随症状等;询问患儿有无过敏史和近期是否接触过敏物。

2. 身心状况 腹痛的临床表现较为复杂,患儿多不能准确描述,故需全面、细致地观察。

1) 疼痛部位 非器质性疾病腹痛多在脐周或部位模糊不定;器质性疾病腹痛多固定于脐周外且部位明确,如慢性阑尾炎腹痛在右下腹,慢性溃疡性结肠炎腹痛在下腹部。

2) 疼痛程度 轻者只诉疼痛,精神萎靡;较重者表情痛苦、坐卧不安或哭闹;严重者辗转不安、面色苍白、大汗淋漓。胆道蛔虫症、过敏性紫癜、胰腺炎、尿路结石、胃及十二指肠溃疡穿孔常出现剧烈腹痛。

3) 疼痛性质 有钝痛、绞痛、胀痛、烧灼痛等。肝脓肿呈持续性钝痛;肠套叠呈阵发性绞痛;消化性溃疡时中上腹呈烧灼样疼痛;胆道蛔虫症表现为持续性右上腹隐痛伴阵发性加剧。

4) 伴随症状 腹痛的伴随症状不同其临床意义也不同。如:腹痛伴频繁呕吐但无排便、排气

重点:根据腹痛部位初步区别是器质性腹痛或非器质性腹痛。

NOTE

考虑肠梗阻;腹痛伴腹泻考虑肠道慢性炎症、吸收不良等;腹痛伴反酸、嗳气考虑慢性胃炎或消化性溃疡;腹痛伴黄疸可能为肝胆系统疾病。此外,还要注意患儿是否伴有咳嗽、发热、尿路刺激症状等。

心理社会状况方面,应注意评估患儿及家长有无焦虑、恐惧等心理反应,对疾病的应对能力如何,疾病相关知识是否缺乏及有无保健需求。

（三）护理诊断/合作性问题

疼痛　与肠道感染、肠蠕动亢进、肠痉挛等有关。

（四）护理措施

1. 一般护理

1）协助患儿采取下肢屈曲的仰卧位或侧卧位卧床休息,以保证患儿舒适。

2）根据病情允许应给予营养丰富、清淡、易消化的流质或半流质饮食。

3）剧烈腹痛的患儿应专人守护或加床档或使用约束带,避免坠床或碰伤等意外发生。

2. 病情观察　加强病房巡视,综合评估患儿腹痛的部位、程度、性质及伴随症状,为确定护理诊断、制订护理计划提供依据。

3. 治疗配合

1）遵医嘱对胃肠功能紊乱致腹痛者,给予腹部热敷;伴明显肠胀气者,可予肛管排气,必要时使用解痉镇痛药。

2）怀疑急腹症者应禁食,遵医嘱静脉补液。

（五）健康指导

1）向家长介绍观察患儿病情的方法,如腹痛的性质、部位、程度、持续时间及伴随症状等。

2）向家长讲解正确喂养的方法,以及介绍养成良好饮食习惯的重要性。介绍婴儿换乳期食物添加的原则和步骤。告知肝、胆疾病的患儿应给予低脂饮食等。

3）向患儿及家长解释合理使用止痛药物的重要性。

五、腹胀

重点:引起腹胀的常见原因。

（一）概述

腹胀是指肠道中积聚大量积气不能排出,腹壁牵张膨胀。引起腹胀的常见的原因有:①机械性肠梗阻:如肠套叠、肠扭转、肠梗阻等肠道内积气排出受到障碍所致。②体内产气过多或吞入大量气体:如消化系统功能紊乱并摄入产气过多的食物如山芋、土豆、甘薯、豆类食物等;小儿进食、吸吮太急促致吸入过多空气,奶瓶的奶嘴孔大小不合适,造成空气通过奶嘴的缝隙进入或过度哭闹吞入大量气体。③肠蠕动减慢:如低钾血症、营养不良等均可使肠蠕动减慢而引起腹胀。

治疗包括根据具体情况采取腹部热敷、腹部按摩、胃肠减压、肛管排气等,必要时采取外科手术治疗。

（二）护理评估

1. 健康史　应仔细询问是否给婴儿过早添加淀粉类食物或喂乳量是否过多、过浓等,评估婴儿的喂养方式,患儿腹胀的程度、是否有伴随症状等。对新生儿应询问胎粪排出的时间、次数、量,是否有胎粪排出延迟等。

2. 身心状况

1）症状及体征　腹部明显膨隆,甚至使膈肌抬高而影响呼吸、心率;呃逆、肛门排气较多;叩诊呈鼓音;患儿常呈急、慢性病容。

2）伴随症状　阵发性剧烈腹痛、呕吐,并可触及包块,常见于机械性肠梗阻;伴有腹痛、便血,并有明显的全身中毒症状,常见于急性坏死性肠炎;若严重腹胀伴反复顽固性便秘,常见于先天性巨结肠患儿;腹胀伴有呕吐者常见于幽门梗阻、急性胃扩张。

心理社会状况方面,应注意评估家长是否了解饮食因素、喂养方法不当均可引起腹胀;对需进行手术治疗的患儿,评估患儿及家长有无紧张、焦虑、恐惧等心理,以及有无保健知识需求。

（三）护理诊断/合作性问题

1）疼痛　与胃肠道内气体过多和积液等引起腹胀有关。

2）知识缺乏:缺乏喂养相关的知识。

（四）护理措施

1. 一般护理

1）患儿应卧床休息,若伴有呼吸困难和压迫症状可取半卧位。

2）饮食护理　①严重腹胀伴呕吐或急性坏死性肠炎的患儿应禁食;②停止进食容易在消化道内发酵并产生气体的食物,如豆类和含糖类食物。

2. 病情观察　密切观察腹胀及其伴随症状,如腹痛、腹泻、呕吐的改善情况,并做好护理记录。

3. 治疗配合

1）用热水袋热敷腹部,并辅以腹部按摩,按升结肠、横结肠、降结肠呈顺时针方向按摩,以助于胃肠蠕动和气体排出。

2）遵医嘱给予肛管排气,观察排气效果。对腹胀严重者施行胃肠减压,注意保持引流管通畅,定时更换引流瓶,观察引流液的量、性质及胃肠减压效果并做好记录。

（五）健康指导

1）向家长介绍引起腹胀常见的原因。

2）指导家长正确喂养患儿,如按时喂奶,喂奶时注意让奶水充满奶瓶嘴的前端,以免吸入空气,并且在喂奶后竖直拍背使喂奶时吸入的空气排出,防止溢乳和呕吐。

六、畏食

（一）概述

畏食是指较长时间的食欲低下或食欲不振。引起畏食的原因有4种,其中精神因素或喂养不当是最常见的原因。①器质性疾病:常见于各种急、慢性感染（如传染性肝炎、胃肠炎等）、营养不良性贫血、肠寄生虫病等。②精神

> **课堂互动**
> 什么是畏食？引起畏食的原因有哪些？

因素:家长以劝说、哄骗、威胁甚至打骂的方式强迫患儿进食,引起不良情绪,形成反射性拒食。此外,环境改变如小儿入托幼机构或住院心理紧张、孤独,休息与睡眠不足,学习压力过大,追求体态苗条或其他造成情绪紧张的原因,均可引起畏食。③喂养不当或不良的饮食习惯:婴幼儿期添加换乳期食物过晚或添加不当,以及偏食、挑食、吃零食（尤其是糖果、甜食）等。④其他:如长时间服用某些抗生素、磺胺药、免疫抑制剂,过量服用维生素 A 或 D 等均可影响食欲。

（二）护理评估

1. 健康史　仔细询问患儿喂养史、饮食习惯、进餐的环境,年长儿询问其对体型的看法,有无造成患儿情绪紧张的事件,是否服用影响食欲的药物以及既往健康情况。

2. 身心状况　患儿畏食的同时会有一些伴随症状,常提示与某些疾病相关。伴发热者见于感染或恶性肿瘤;伴腹泻者见于胃肠道疾病及电解质紊乱;伴明显乏力者见于肝炎、贫血及结核病;伴腹痛者见于消化系统疾病。

心理社会状况方面,由于畏食可能会引起营养不良,故应注意评估患儿及家长对饮食及营养知识的认识程度,评估家长对培养良好饮食习惯的认识及有无保健知识需求。

（三）护理诊断/合作性问题

1）营养失调:低于机体需要量　与食欲下降有关。

2）知识缺乏：缺乏喂养有关的知识。

（四）护理措施

1. 一般护理

1）以教育为主，纠正不良饮食习惯。

2）与患儿及家长一起制订食谱。根据患儿的喜好及营养需求，注意色、香、味俱全，营养全面，以增加食欲。禁止喝含咖啡因饮料（易降低食欲）和碳酸饮料（易致饱胀感）。

3）培养良好的饮食习惯，注意精神卫生，用餐前不做引起疼痛和不适的治疗、护理和检查。创造愉快的进餐环境，让其在轻松愉快的氛围中进餐，避免产生不良情绪而影响食欲。

2. 病情观察 密切观察患儿病情，查找引起畏食的原因以及伴随症状，应注意患儿面色，体温，大便的性状、量、气味等的变化。

（五）健康指导

1）向家长介绍引起畏食的原因及长期畏食可能造成的后果。

2）向家长介绍良好的情绪与食欲的相关性，避免不良的进食情绪。

3）指导家长正确喂养方法，纠正不良饮食习惯。

任务六 小儿用药特点与护理指导

药物是治疗疾病的一个重要手段。儿童与成人不同，儿童的器官功能发育尚不成熟，对药物的毒副作用较为敏感，因此儿童用药要注意药物的选择、给药途径及精确的剂量等，做到合理用药。

一、小儿用药特点

（一）不同年龄阶段用药特点

1. 新生儿期 由于肝脏发育不成熟，药物代谢较差，易在体内蓄积，如氯霉素可引起灰婴综合征；磺胺药、维生素 K_3 等可引起高胆红素血症；肾脏功能发育不全，药物排泄缓慢，故在应用庆大霉素、巴比妥等药物时，应注意剂量；新生儿皮肤薄，皮肤局部用药吸收较多，容易引起中毒。

2. 婴幼儿期 神经系统发育尚未完善，一些药物易通过血脑屏障而引起中枢神经系统症状，用药时应特别慎重。如吗啡、杜冷丁等药物容易引起呼吸中枢抑制，一般不宜使用；而苯巴比妥、水合氯醛等镇静药，敏感性较低，耐受性较大，需注意合理使用。

3. 儿童期 机体尚未发育成熟，对药物的反应与成人有所不同。如对于镇静药、阿托品、磺胺类药、激素等耐受性较大；对水、电解质的调节能力差，使用影响水、电解质代谢和酸碱代谢的药物较成人更易发生紊乱，如用酸碱类药物较易发生酸、碱平衡失调，使用利尿药较易引起低血钾。此外，四环素可使牙釉质发育不良，牙齿发黄，因此 7 岁以前忌用。

（二）乳儿受母亲用药的影响

一般情况下，乳母用药后对乳儿的影响不大。但有些药物在乳汁中的含量较大，如苯巴比妥、地西泮、水杨酸盐、阿托品等，故应慎用。有些药物在乳汁中的浓度较高，如抗癌药、放射性药物、抗甲状腺激素药物等，哺乳期应禁用。

（三）先天遗传因素

对有遗传病史的患儿要考虑到对某些药物的先天性异常反应，家族中有药物过敏史者，要慎用某些药物。

二、药物选用

为患儿用药时，作为护士除需掌握所用药物的特点外，还要结合年龄、病情合理用药，并注意

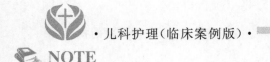

药物的特殊反应和远期影响，以达到最佳疗效。

（一）抗生素

患儿使用抗生素应严格掌握适应证和用药的注意事项。如不合理地使用链霉素、庆大霉素、妥布霉素等，可能会造成听神经和肾损害；不合理使用喹诺酮类抗生素可能会影响骨骼发育；大剂量或多种抗生素滥用，可导致肠道菌群失调和消化功能紊乱等。故应严格把握用药的剂量、疗程，密切观察药物反应及毒副作用。

（二）退热药

儿童发热，在体温高于38.5℃时才使用药物降温，有高热惊厥史患儿可在体温上升期及早应用退热药物，多采用对乙酰氨基酚和布洛芬退热，但剂量不宜过大，用药后注意观察病情变化、及时补充液体；小婴儿退热多采用物理降温和多饮水等措施；婴儿不宜使用阿司匹林，防止发生瑞氏综合征。

知识链接

瑞氏综合征（Reye 综合征）

1963 年由 Reye 等首先报告而命名为 Reye 综合征。由于出现急性弥漫性脑水肿和肝脏为主的内脏脂肪变性的病理特征，曾被称为脑病合并脂肪变性。

本病的基本病理生理特点是广泛性急性线粒体功能障碍，其原因尚不完全清楚，90％与上呼吸道感染有关，并有报道发现患儿病毒感染时使用水杨酸药物有诱发本病的高度危险性。

临床表现为急性颅内压增高、肝功能异常，病程呈自限性，约 1 周内恢复。重症者易在病初 1～2 天内死亡，存活者中可能遗留各种神经系统后遗症。

治疗措施有积极降低颅内压，纠正代谢紊乱，控制惊厥发作，抢救中应避免使用水杨酸或吩噻嗪类药物。

（三）镇静止惊药

患儿出现高热、惊厥、烦躁不安等情况时，可选用镇静止惊药。常用药物有苯巴比妥、水合氯醛、地西泮等，使用时应注意观察呼吸、脉搏、血压的变化，尤其注意防止呼吸抑制的发生。

（四）镇咳、化痰、平喘药

婴幼儿一般不用镇咳药，当呼吸道分泌物多、痰液黏稠不易咳出时，可用化痰药物或雾化吸入法稀释分泌物，配合叩背、体位引流及多饮水，则易于咳出；哮喘患儿提倡用 β_2 受体激动剂，局部用药，使用时注意观察精神症状。

（五）止泻药与泻药

患儿腹泻一般不主张用止泻药，因为止泻药虽然可以缓解症状，但可加重肠道毒素的吸收，故一般采用饮食调整、补充液体，或加用活菌制剂如双歧杆菌、乳酸杆菌，调节肠道微生态环境。患儿便秘较少使用泻药，多通过饮食调整，如多食蔬菜、水果、蜂蜜等，必要时遵医嘱使用缓泻药。

（六）糖皮质激素

在诊断未明确时不宜滥用，以免掩盖病情。使用时必须严格掌握适应证，告知患儿及家长严格遵医嘱执行，不可随意停药或减量，避免出现反跳现象。长时间使用可抑制骨骼生长，影响蛋白质、脂肪、水和电解质代谢，降低机体抵抗力。因此，应注意保护患儿避免发生感染。另外，水痘患儿禁用糖皮质激素，以免加重病情。

三、药物剂量计算

（一）按体重计算

此法是最基本、最常用的计算方法。许多药物已经标出每公斤体重、每日或每次需要量，此法计算非常方便。计算公式为：

每日（次）剂量＝患儿体重（kg）×每日（次）每千克体重所需药量。

患儿体重应按实际所测得值为准。若按体重计算结果超过成人剂量，则以成人量为限。

（二）按体表面积计算

此法计算药物剂量更准确，因体表面积与基础代谢、心搏量等生理活动关系密切。儿童体表面积的计算公式为：

$$\leqslant 30 \text{ kg 体表面积}(m^2)=\text{体重}(kg)\times 0.035+0.1$$
$$> 30 \text{ kg 体表面积}(m^2)=[\text{体重}(kg)-30]\times 0.02+1.05$$

儿童用药剂量＝体表面积（m²）×每日（次）每平方米体表面积需药量。

（三）按年龄计算

用于不需精确计算药物剂量和剂量范围大的药物，如营养类药物。

（四）按成人剂量计算

由于所得剂量偏小，一般不常采用。计算公式为：儿童剂量＝成人剂量×儿童体重（kg）/50。

四、给药方法

应根据年龄、病情、药物性质来选择给药途径，以保证药效和减少对患儿的不良影响。

（一）口服法

口服法是最常用的给药方法。婴幼儿常用糖浆、水剂、冲剂，也可将药片捣碎加水调匀后吞服（有些肠溶片及缓释制剂不可用此法），亦可用滴管法。年长儿应尽量教会并鼓励自己服药。小婴儿喂药时最好将其抱起或抬高头部，避免呛咳，必要时可采用鼻饲给药。任何药物均不宜用奶送服。

（二）注射法

注射法对患儿精神刺激大，可对局部造成一定的损伤，故非病情必需宜少采用，多用于急重症、药物不宜口服或频繁呕吐的患儿。包括肌内注射、静脉注射、静脉点滴。2岁以下儿童肌内注射多选用臀中肌、臀小肌，对不合作的患儿，注射时采取"三快"即进针快、注药快、拔针快，以减轻疼痛，避免断针等意外。长时间肌内注射易引起臀肌挛缩，影响下肢功能，应注意调整、更换注射部位。静脉注射多用于抢救，注射时速度宜慢并注意防止药液外漏。静脉点滴在临床广泛使用，应注意要根据患儿年龄、病情、药物性质调节滴速，并保持静脉通畅。

（三）外用药

外用药的剂型有软膏、水剂、混悬剂、粉剂等。因用药部位的不同，对患儿的手可采取适当的约束，避免儿童抓摸药物，误入口、眼引起意外。

（四）其他方法

雾化吸入法较常采用，灌肠法、舌下含化、含漱法常用于年长儿。

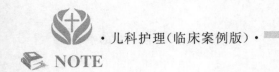

实训二 儿科医疗机构的设置及护理管理

一、实训目的

1. 能够描述儿科医疗机构的设置及特点。
2. 能阐述儿科医疗机构中门诊、急诊、病房的护理管理。
3. 能说明医疗机构中的儿科环境，并能理解、评价儿科护士在护理管理工作中的作用。

二、实训用物

医院儿科门诊、急诊、病房；实训报告单。

三、实训方法

1. 地点

儿童医院、妇幼保健院或综合医院中的儿科。

2. 方法

1）带教老师先集中介绍见习医院及儿科的概况。

2）学生分为 15～20 人/组，分别由带教老师带领，参观儿科门诊、急诊、病房的设置，边参观、边讲解儿科门诊、急诊、病房的护理管理。

3）学生向带教老师或医院护士提问，并给予解答。

4）带教老师最后小结。

四、实训报告

1. 根据见习医院儿科的实际情况写出其设置及特点。
2. 根据见习医院儿科的实际情况写出其护理管理的特点。

实训三 儿科护理病历的书写

一、实训目的

1. 能够叙述为患儿收集资料的内容、方法及技巧。
2. 阐述儿科常用护理诊断的正确应用。
3. 叙述儿科护理病例书写的特点及儿科应用护理程序的工作方法。
4. 实训过程中，态度端正，动作轻稳，运用沟通技巧，体现出对患儿的关爱。

二、实训用物

不同病种、不同年龄的患儿病例及儿科护理病历单。

三、实训方法

1. 地点

儿童医院、妇幼保健院或综合医院中的儿科。

2. 方法

1）带教老师先集中讲解患儿的基本情况，并预先和患儿及家长解释护生见习的目的且征得其同意。

2）护生分为 3~5 人/组,制订护理评估提纲,选择适当的沟通技巧。

3）以小组为单位护生在病床边收集资料,应用通俗易懂、精练的语言与患儿及家长交谈,进行必要的护理体检,并做好记录。

4）整理分析资料,查阅相关文献,列出正确的护理诊断、制订相应的护理计划。

四、实训报告

结合本节实训病例,按照儿科护理病历(入院护理评估、护理诊断项目表、住院护理记录等)的书写要求书写一份儿科护理病历,并写出实训后的体会。

(王玉香)

思考题

A₁型题

1. 儿科门诊一般不设(　　)。

A. 预诊室　　　　B. 隔离诊室　　　C. 候诊室　　　　D. 抢救室　　　　E. 治疗室

2. 急症抢救的五要素,下列哪项是最重要的?(　　)

A. 医疗技术　　B. 仪器设备　　　C. 人　　　　　D. 急救药品　　E. 时间

3. 小儿护理体格检查中,下列体检顺序哪项是正确的?(　　)

A. 给小婴儿检查时,先听心脏和肺部,最后再查咽部

B. 给小婴儿检查时,先查咽部,最后再听心脏和肺部

C. 给小婴儿检查时,先检查四肢后再检查其他部位

D. 给幼儿检查时,先检查其他部位后再检查四肢

E. 以上都不正确

4. 下列哪项不属于小儿用药时需考虑的生理特点?(　　)

A. 新生儿肝酶系统发育不全　　　　　　B. 新生儿肾小球滤过率低

C. 胃容量小　　　　　　　　　　　　　D. 某些药物影响生长发育

E. 神经系统发育尚未完善

5. 小儿药物剂量最常用的计算方法是(　　)。

A. 按体表面积计算　　　　　　　　　　B. 按体重计算

C. 按疾病种类计算　　　　　　　　　　D. 按年龄计算

E. 按成人剂量计算

6. 婴幼儿对下列哪类药物耐受性较高?(　　)

A. 氨茶碱类药物　　　　　　　　　　　B. 抗心律失常类药物

C. 巴比妥类药物　　　　　　　　　　　D. 磺胺类药物

E. 降压类药物

A₂型题

7. 男婴,18 天。母乳喂养,每天 8~10 次,体重 3 kg,家长询问小儿室内应保持的温度,护士应告知(　　)。

A. 16~18 ℃　　B. 18~20 ℃　　C. 20~22 ℃　　D. 22~24 ℃　　E. 24~26 ℃

A₃/A₄型题

(8~9 题共用题干)

某男孩,4 岁。体重 16 kg,身高 98 cm,智能发育正常,现在幼儿园学习。

8. 此期儿童发病率开始增多的疾病是(　　)。

A. 婴幼儿腹泻病　　　　　B. 肺炎　　　　　　　　C. 佝偻病

D. 急性肾炎　　　　　　　E. 骨折

9. 此期儿童心理发育的特征是（　　　）。

A. 依赖性强　　　　　　　B. 自主性明显　　　　　C. 有进取精神

D. 自我认同意识强烈　　　E. 有自卑感

项目五　儿科护理技术

  学习目标

1. 说出儿科护理技术的操作目的。
2. 简述儿科护理技术的操作准备及注意事项。
3. 示范更换尿布法、婴儿沐浴法、约束保护法、头皮静脉输液法、静脉留置管术、股静脉穿刺术、婴幼儿灌肠法、温箱使用法、光照疗法、换血疗法的操作步骤。
4. 学会为患儿进行护理技术操作。

任务一　更换尿布法

【目的】

保持婴儿臀部皮肤清洁、干燥,预防皮肤的完整性受损,增进婴儿舒适感。

【准备】

1. 护士准备　了解婴儿病情、意识状态,评估会阴部皮肤、尿布的污湿情况;着装整洁,修剪指甲,洗手。

2. 用物准备　清洁尿布、尿布桶、软毛巾、盆及温水(有尿布皮炎者,备1∶5000的高锰酸钾溶液)、爽身粉或其他治疗药物。

> **课堂互动**
>
> 通过婴儿的哪些反应确定需要更换尿布?

3. 环境准备　温度适宜,避免空气对流。

【操作步骤】

1) 携用物至床旁,放下一侧床档,将尿布折成合适的长条形放在床边备用。

2) 揭开婴儿盖被,松解被污湿的尿布,一手握住婴儿的双脚轻轻提起,暴露臀部;另一手将尿布洁净部分由前向后擦净会阴部及臀部,并以此盖上污湿部分,垫于臀下。

3) 有大便时,用温水洗净婴儿会阴、臀部,并用软毛巾将水吸干。

4) 取出污湿的尿布,将污湿部分向内卷折后放入尿布桶。

5) 用一手握提婴儿双脚,使臀部略抬高,另一手将清洁尿布的一端垫于婴儿腰骶部,将爽身粉(或治疗药物)涂于臀部后放下双脚,另一端由两腿之间拉上覆盖至下腹部,系好尿布带。新生儿脐带未脱落时,注意保持脐带残端处于暴露状态。

6) 拉平衣服,盖好被子,拉好床档,整理床单位。

7) 清理用物,洗手,记录。

【注意事项】

1) 用物准备齐全,避免操作中离开婴儿,防止意外发生。

2) 尿布应选择质地柔软、透气性好、吸水性强的棉布或一次性尿布,以增进婴儿舒适。

3) 更换尿布时动作要轻快,避免长时间暴露婴儿,以免着凉。

4) 尿布包扎应松紧适宜,过紧会影响婴儿活动,过松会造成大便外溢。

任务二 约束保护法

【目的】

1）限制患儿肢体随意活动，以利于诊疗和护理。

2）保护躁动不安或神志不清的患儿，避免发生意外。

【准备】

1. 护士准备 了解患儿病情、意识状态、合作程度；着装整洁，修剪指甲，洗手。

2. 用物准备 ①全身约束法：大毛巾或床单、宽布带。②手足约束法：约束带、棉垫与绷带。③沙袋约束法：2.5 kg沙袋、布套。

3. 环境准备 整洁、安静，温湿度适宜，光线充足。

【操作步骤】

1. 全身约束法

1）全身约束法之一

（1）将大毛巾（或床单）折叠成能盖住患儿肩部至踝部的宽度。

（2）放患儿于大毛巾中间，将大毛巾一边紧裹患儿一侧上肢、躯干和下肢，经胸、腹部至对侧腋窝处，将大毛巾整齐地压于患儿身下。

（3）再将大毛巾另一边紧裹另一侧手臂，经胸、腹部压于患儿身下（图5-1）。

（4）若患儿过分躁动，可用宽布带围绕双臂打活结系好。

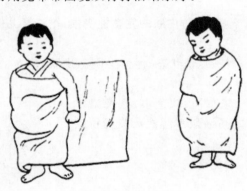

图5-1 全身约束法之一

2）全身约束法之二

（1）将大毛巾（或床单）折叠成能盖住患儿肩部至踝部的宽度。

（2）放患儿于大毛巾中央，将大毛巾一边紧紧包裹患儿的手臂并经后背、对侧腋下拉出后包裹对侧手臂，多余部分压于患儿身下。

（3）再将大毛巾的另一边包裹患儿，经前胸压于患儿身下（图5-2）。

（4）若患儿过分躁动，可用宽布带围绕双臂打活结系好。

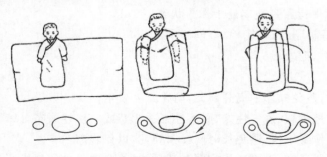

图5-2 全身约束法之二

2. 手足约束法

1) 手足约束带法　将手足从约束带甲端放入(图5-3),使之位于乙端与丙端之间,然后将乙、丙两端绕手腕或足踝系好,松紧度以肢体不易脱出且不影响血液循环为宜,将丁端固定于床缘。

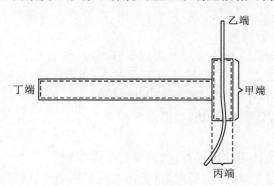

图 5-3　手足约束带

2) 双套结约束法　用于限制手臂和下肢的活动。先将棉垫衬于手腕或足踝部,再用绷带挽成双套结(图5-4)套在棉垫外拉紧,松紧度以肢体不易脱出且不影响血液循环为宜,将绷带系于床缘。

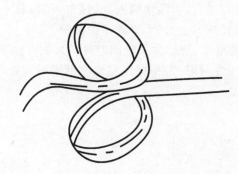

图 5-4　双套结

3. 沙袋约束法　根据需要约束固定的部位而决定沙袋放置的位置。

1) 需固定头部、防止其转动时,可将两个沙袋呈"人"字形放在患儿头部两侧。

2) 需保暖、防止患儿将被子踢开时,可将两个沙袋分别放在患儿两肩旁,压在棉被上。

3) 患儿需侧卧、避免其翻身时,可将沙袋置于其背后。

【注意事项】

1) 约束时应注意松紧适宜,过松失去约束意义,过紧则影响局部血液循环。

2) 约束时应注意保持患儿体位舒适,肢体为功能位,定时翻身,以减轻疲劳感。

3) 约束期间应注意观察约束部位的皮肤颜色、温度,定期松解,按摩局部以促进血液循环。

4) 向患儿和家长解释约束的目的,以取得理解和配合。

任务三　婴儿沐浴法

【目的】

1) 清洁皮肤,使婴儿舒适。

2) 帮助婴儿活动肢体和肌肉,促进血液循环,增强皮肤排泄及散热功能。

3) 有助于观察全身情况,尤其是皮肤的情况。

【准备】

1. 护士准备　评估婴儿的病情、测量体温以及检查全身皮肤完整性情况等;着装整洁,修剪指甲,洗手。

2. 用物准备

1) 棉布类 婴儿尿布、衣服、大小毛巾、浴巾。

2) 护理盘 内放梳子、指甲刀、弯盘、棉签、碘伏、护臀霜或鞣酸软膏、婴儿爽身粉、婴儿洗发液、婴儿浴液、水温计、液体石蜡等。

3) 浴盆 内盛温水(以 2/3 满为宜),水温依季节而定,冬季为 38～39 ℃,夏季为 37～38 ℃,备水时温度稍高于预定温度 2～3 ℃。另外可用水壶盛 50～60 ℃的热水备用。

4) 其他 需要时另备床单、被套、枕套、婴儿磅秤等。

3. 环境准备 关闭门窗,屏风遮挡,室温调至 26～28 ℃。

【操作步骤】

1) 携用物至沐浴室,按使用顺序摆好,将浴盆放于操作台上。

2) 抱婴儿至沐浴处,脱去衣服,保留尿布(若污湿时更换尿布,依需要测体重),用大毛巾包裹婴儿全身。

3) 擦洗面部 用小毛巾由内眦向外眦轻轻擦拭眼睛,然后擦面部、耳部,注意擦洗耳后皮肤,用棉签清洁鼻孔。

4) 擦洗头部 抱起婴儿,左手托住婴儿头颈部,左臂及腋下夹住躯干,左手拇指和中指分别将婴儿双耳廓向前折叠堵住外耳道口,以免水流入耳内(图 5-5);右手将洗发液涂于头部,用水冲净并擦干。较大婴儿可用前臂托住其上身,下身托于护士腿上。

5) 婴儿入盆 在浴盆底铺浴巾,防止婴儿滑倒。解开大毛巾和尿布,护士左手握住婴儿左肩及腋窝处,使婴儿头部枕于护士左前臂,右手握住左腿靠近腹股沟处,将婴儿轻轻放入浴盆内(图 5-6)。

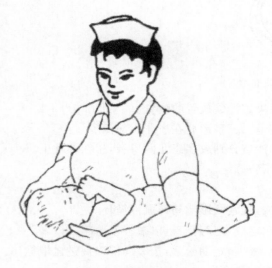

图 5-5 小婴儿洗头法

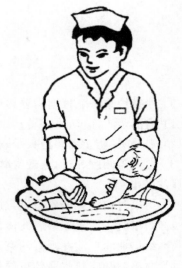

图 5-6 婴儿出入浴盆法

6) 左手保持握持,右手将浴液依次涂于婴儿颈部、胸腹部、腋下、四肢及手脚,边洗边冲净浴液。在清洗过程中注意抱紧婴儿。

7) 清洗背臀时,右手从婴儿前面握住左肩及腋窝处,使其头俯在护士前臂,左手将浴液涂抹于婴儿后颈、背臀部,边洗边冲净浴液。女婴自上而下轻轻清洗阴唇;男婴洗净包皮处污垢。

8) 按放入水中的方法抱出婴儿,用大毛巾包裹身体并擦干。

9) 检查婴儿口腔、脐部及全身皮肤等,脐带未脱落时用碘伏消毒脐带残端和脐周,臀部涂护臀霜或鞣酸软膏,颈下、腋下及腹股沟处涂爽身粉。

10) 更换衣服尿布,将婴儿抱回床位,核对手腕带,盖好被子。必要时修剪指甲,更换床单、被套、枕套。

11) 整理床单位,拉好床栏,清理用物,洗手,记录。

【注意事项】

1) 沐浴应在婴儿进食后 1 h 进行。

2) 减少暴露时间,注意保暖,以免婴儿受凉。

3) 在沐浴过程中,注意观察婴儿面色、呼吸,如有异常,立即停止操作;注意洗净脐部、会阴部、臀部及皮肤皱褶处,并轻轻吸干水分。

4) 头皮有皮脂结痂时,可涂液体石蜡浸润,待次日梳去结痂后再清洗干净,切不可用力清洗,以免出血。

任务四　婴幼儿灌肠法

【目的】

1) 解除便秘,减轻腹胀。

2) 促进肠道有害物质排出,减轻中毒。

3) 清洁肠道,为手术、检查做好准备。

【准备】

1. 护士准备　了解患儿病情、意识状态、合作程度,测量生命体征,评估肛周皮肤情况;着装整洁,修剪指甲,洗手,戴口罩。

2. 患儿准备　患儿愿意合作,有安全感,灌肠前排尿。

3. 用物准备

1) 灌肠用物　治疗盘内放一次性肠道灌洗器(包括挂环、贮液袋、引流导管、流量控制器、灌洗头)、大橡胶单、大毛巾、治疗巾、弯盘、棉签、卫生纸、手套、润滑剂、水温计、输液架、便盆、尿布 4 块,必要时备毛毯。

2) 灌肠液　常用 0.1%～0.2%肥皂水、生理盐水;温度 39～41 ℃(降温时,温度 28～32 ℃);灌肠液量按年龄而定(6 个月以下:50 mL;6 个月～1 岁:100 mL;1～2 岁:200 mL;2～3 岁:300 mL)。

4. 环境准备　关闭门窗,屏风遮挡,调节室温。

【操作步骤】

1) 检查一次性肠道灌洗器有效期以及有无漏气。携用物至患儿床旁,核对。

2) 打开灌洗器包装,关闭流量控制器,将灌肠液倒入贮液袋,然后将灌洗器挂于输液架上,贮液袋内液面距离肛门 30～40 cm。

3) 将枕头竖放,使其厚度与便盆高度相等,下端放便盆。

4) 将大橡胶单和治疗巾上端遮盖枕头,下端放于便盆之下,防止污染枕头和床单。

5) 再次核对,用大毛巾包裹约束患儿双臂后使其仰卧于枕头上,臀部紧靠便盆宽边解开尿布,无大小便时则用尿布垫在臀部与便盆之间,用两块尿布分别包裹双腿后分开置于便盆两侧。

6) 戴手套,润滑灌洗头前端,排出少量液体,以排尽管内的气体,夹闭流量控制器,将灌洗头轻轻插入直肠(婴儿 2.5～4 cm,儿童 5～7.5 cm)后固定,用尿布覆盖会阴部,以保持床单的清洁。

7) 护士一手始终扶持肛管,另一手松开流量控制器,使溶液缓缓流入,同时观察患儿一般状况及贮液袋液面下降情况,若患儿有便意,嘱患儿深呼吸或减慢流速或减低贮液袋的高度;若溶液流入受阻,可轻轻转动或挤捏引流导管。

8) 待贮液袋内溶液将要流完时,夹闭流量控制器,用卫生纸包裹灌洗头轻轻拔出,擦净肛门;若需保留灌肠液,可轻轻夹紧两侧臀部。

9) 协助排便后,擦净肛门及臀部,取出便盆,为患儿换好尿布并抱回原处。

10）取出大橡胶单、治疗巾放在椅子上，撤去屏风，打开门窗，整理用物和床单位。

11）核对，洗手，记录灌肠后排便量和排便性质。

【注意事项】

1）插管动作要轻柔，避免损伤肠黏膜。

2）灌肠速度宜慢，并注意观察患儿情况，若患儿出现疲乏，可暂停片刻再继续，以免患儿虚脱；若患儿突然出现腹痛或腹胀加剧应立即停止灌肠，并通知医生进行处理。

3）灌肠过程中注意保暖，避免着凉。

4）若为降温，灌肠液尽可能保留 30 min 后再排出。

5）禁用清水灌肠；急性心力衰竭或水钠潴留的患儿禁用生理盐水灌肠；急腹症、消化道出血的患儿禁忌灌肠。

任务五　婴儿抚触

【目的】

1）刺激婴儿的淋巴系统，增强抵抗力。

2）增加婴儿睡眠，并改善睡眠质量。

3）改善婴儿的消化功能，促进食欲。

4）平复婴儿不安情绪，减少哭闹。

5）促进母婴情感交流，促进乳汁分泌。

【准备】

1. 护士准备　着装整洁，洗手、修剪指甲，去掉手表及首饰品。

2. 用物准备　婴儿润肤油、毛巾、尿布、替换的衣服。

3. 环境准备　整洁清静，室温 25～28 ℃，避免对流风，适当播放一些柔和的背景音乐。

【操作步骤】

1. 抚触前准备

1）选择合适的姿势　①坐姿(亦称摇篮姿势)：操作者坐着，双腿前伸，背靠墙或家具，双膝略弯向外，脚尖互相接触，双腿中间用被褥铺垫，婴儿放在被褥正中。②盘膝坐姿：操作者盘膝而坐，婴儿放于其正前方。③跪姿：婴儿放于被褥上，操作者面向婴儿跪于旁边，其臀部与小腿之间加软垫。④站立姿势：最常用的姿势。

2）操作者将少量的婴儿润肤油倒入手掌，涂抹均匀，搓暖双手。

2. 各部位的抚触步骤

1）头面部抚触　①前额：将双手的大拇指放在婴儿双眉中心，其余四指放在头的两侧，拇指从眉心向太阳穴的方向进行按摩。②下颌：双手的拇指放在其下颌中央，其余四指放在脸颊的两侧，双手拇指向外上方按摩至双耳下方。该部位的抚触，有助于舒缓脸部因吸吮、啼哭及长牙所造成的紧绷感。③头部：左右手交替动作，用手指的指腹从前额发迹滑向后脑直至耳后(图 5-7)。

2）胸部抚触　双手放在婴儿胸前左右肋缘，右手向上滑向婴儿对侧肩部；左手以同样方法进行，在胸部划成一个大的交叉。该部位的抚触，有助于顺畅呼吸循环(图 5-8)。

3）腹部抚触　将右手放在婴儿腹部右下方，沿顺时针方向作圆弧形滑动，左手紧跟右手从右下腹部沿弧形按摩。该部位的抚触，有助于排气、排便，防止便秘(图 5-9)。

4）上肢抚触　双手先抚触婴儿的一只胳膊，从上臂到手腕轻轻挤捏，再从手掌按摩至手指。同法抚触另一臂。该部位的抚触，有助于增强手臂和手的灵活性，增加运动协调功能。

5）下肢抚触　从婴儿的大腿开始轻轻挤捏至膝、小腿，然后按摩脚踝、脚掌及脚趾。该部位的抚触，有助于增强腿和脚的灵活反应，增加运动协调功能。

6）背部抚触　①背部：双手平行放在婴儿背部，沿脊柱两侧，双手自上而下依次向外侧滑动按摩(图 5-10)。②骶部:将右手指腹放在背后骶部,呈螺旋形按摩。③臀部:双手掌放在其臀部两侧,作弧形滑动。④最后用手轻轻抵住婴儿的小脚,使其顺势向前爬行 1～2 次。该部位的抚触,有助于舒缓背部肌肉。

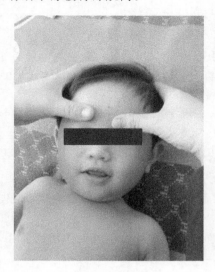

图 5-7 头面部抚触

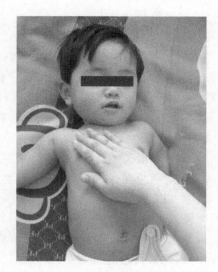

图 5-8 胸部抚触

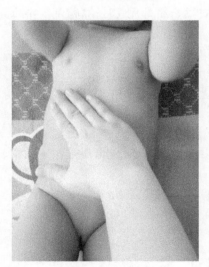

图 5-9 腹部抚触

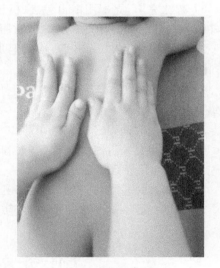

图 5-10 背部抚触

3. 抚触后处理 穿好衣服,垫好尿布。

【注意事项】

1)抚触最好是在洗完澡后或睡前,两次喂奶中间进行,避免吐奶。

2)抚触开始不要太用力,逐渐增加力量;每次抚触应在 10～20 min 之内完成,每天做 1～2 次即可。

3)不必强迫婴儿保持固定姿势。一旦婴儿哭闹,不愿意继续,应立即停止。婴儿患病期,可暂停抚触。

4)在脐痂未脱落前不宜按摩腹部。

5)抚触应在轻松自由的环境下进行,抚触的同时,可与婴儿用语言、目光交流或为其播放优美的音乐。

【附】新生儿游泳

【目的】

1)促进大脑对外界环境的反应能力,提高智力。

2）促进骨骼生长发育。

3）使心脏得到更好的锻炼。

4）提高小儿肺活量。

5）促进消化。

【准备】

1. 护士准备　着装整洁，洗手、修剪指甲，去掉手表及手饰品。

2. 用物准备　婴幼儿泳缸、型号合适及充好气的脖圈、温水（夏季 37～38 ℃；冬季 39～40 ℃）、浴巾、衣物、婴儿润肤油、75％酒精。

3. 环境准备　整洁干净、室温（夏季 22～24 ℃；冬季 26～28 ℃）。

【操作步骤】

1）泳缸一般先放入冷水，后加入热水，可用手背或水温计试温，保持温度适宜。

2）裸露新生儿身体，做好脐部处理及游泳前的按摩热身准备。

3）脖圈套在新生儿颈部，使下颌部垫托在预设位置（双下颌角紧贴内圈），下巴置于其槽内，然后缓慢入水。

4）新生儿游泳全程有父母或其他监护人一对一监护，监护人可握住新生儿的手协助其在水中移动，或让其自己游玩，并给予鼓励。

5）根据新生儿的体力及精神状态决定游泳时间，一般以每次 10～15 min 为宜。

6）游泳完毕，立即用浴巾包裹、擦干全身，用婴儿润肤油护肤，脐部用 75％酒精常规消毒，并做好眼、耳、外阴部的护理，换尿布、衣服。

7）游泳完 15～20 min 后，给新生儿喂水或哺乳，以补充水分和能量。

【注意事项】

1）适用于出生 3 天后的正常新生儿或健康婴儿游泳。当天断脐的新生儿不宜游泳，以防脐部感染。

2）游泳的时间可选择在喂奶前 40 min。

3）游泳前必须进行安全检测（如脖圈的型号和新生儿匹配、脖圈表面平滑、纽带扣紧粘牢、不漏气），确保小儿舒适安全。

4）脖圈套好后检查下颌、下颏部是否托在预设位置，以保证小儿呼吸通畅。

5）保证一婴一缸一洗一消毒，严防交叉感染。

任务六　股静脉穿刺术

【目的】

采集血标本或从股静脉插入导管以协助临床诊断。

【准备】

1. 护士准备　向家长解释操作的目的，使其很好地配合，着装整洁，修剪指甲，洗手，戴口罩。

2. 患儿准备　更换尿布，清洗患儿会阴部及腹股沟区的皮肤。

3. 用物准备　治疗盘内放皮肤消毒液、棉签、弯盘、注射器、标本瓶、酒精灯、火柴、中间贴无菌干棉球的宽胶布一条或敷贴一张。

4. 环境准备　环境清洁、明亮、宽敞。

【操作步骤】

1）携用物至患儿床旁，核对，脱去患儿一侧裤腿，用小沙袋垫高穿刺侧腹股沟下方，用尿布遮盖会阴部，以免排尿时污染穿刺部位。

2）助手站在患儿头侧，分开患儿两腿，呈蛙腿状，用前臂轻压患儿上肢和躯干（需要时约束患儿），双手固定患儿膝部和下肢（图 5-11）。

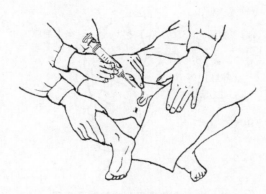

图 5-11 股静脉穿刺部位和固定法

3）穿刺者立于患儿足侧或穿刺侧，常规消毒穿刺部位及穿刺者左手食指。

4）在患儿腹股沟中、内 1/3 交界处，用左手食指触摸股动脉搏动点，右手持注射器在股动脉搏动点内侧 0.3～0.5 cm 处垂直刺入，然后边向上提针边抽回血，见回血后立即固定采血。

5）抽取所需血量，快速拔针，用无菌干棉球压迫穿刺部位 5 min 左右，检查局部无出血，用敷贴固定。

6）取下针头，根据检验目的将血液注入相应的容器内，及时送检。

7）安抚患儿并送回病房，整理用物，洗手，记录。

【注意事项】

1）严格执行无菌操作，防止感染。

2）如穿刺失败，不宜在同侧反复穿刺，防止形成血肿。

3）若抽出鲜红色血液，表示误入股动脉，应立即拔出针头，按压局部 5～10 min 至不出血为止，放松后仍应注意观察有无出血现象，必要时加压包扎。

任务七　头皮静脉输液法

【目的】

1）补充营养和液体，维持患儿所需热量，纠正水、电解质紊乱与酸碱平衡失调。

2）使药物快速进入体内。

【准备】

1. 护士准备　评估患儿病情、年龄、意识状态、对输液的认识程度、心理状态，评估穿刺部位的皮肤及血管状况；着装整洁，修剪指甲，洗手，戴口罩。

2. 患儿准备　剃去穿刺部位头发，洗净擦干；协助患儿排尿，为小婴儿更换尿布。

3. 用物准备

1）治疗盘　内放一次性输液器、液体和药物、消毒液、无菌棉签、无菌敷贴、止血带、橡胶单及治疗巾、弯盘、启瓶器、砂轮、输液卡。

2）其他物品　备皮刀、滑石粉或肥皂、纱布，必要时备约束带或砂袋、便盆、输液架。

4. 环境准备　清洁、明亮、宽敞。

5. 穿刺部位　新生儿及幼儿多选用额上静脉、颞浅静脉及耳后静脉等（图 5-12）；年长儿常用桡静脉、手背静脉、踝静脉、足背静脉等。

【操作步骤】

1）按医嘱准备液体及药物，核对并检查药液及输液器。

2）携用物至患儿床旁，核对、解释，选择静脉。

3）消毒输液瓶口，连接输液器，再次核对药液，无误后挂输液瓶于输液架上，排尽空气，备好

61

NOTE

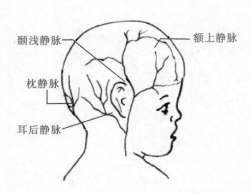

颞浅静脉　　　　额上静脉

枕静脉

耳后静脉

图 5-12　小儿常用头皮静脉示意图

胶布。

4）将枕头放在床沿,垫橡胶单和治疗巾,使患儿横卧于床中央,枕于枕头上,需要时约束患儿。如两人操作,则一人固定患儿,另一人穿刺。穿刺者立于患儿头端,必要时剃去穿刺部位头发,常规消毒,再次核对。

5）穿刺　操作者一手绷紧血管两端皮肤,另一手持针柄,在距离静脉最清晰点后移 0.3 cm 处将针头沿静脉平行刺入皮肤,见回血再进针少许,打开调节器,点滴通畅后用敷贴固定。

6）根据患儿病情、年龄、药物性质调节输液速度。再次核对,签字并告诉家长输液过程中的注意事项。

7）将患儿抱回原处,帮助患儿取舒适体位,需要时头部用沙袋固定。

8）整理用物,洗手,记录输液时间、输液量及药物等。

【注意事项】

1）严格执行查对制度和无菌原则,注意药物配伍禁忌。

2）针头刺入后,如无回血则用注射器轻轻抽吸,仍无回血时试推少量液体,若通畅无阻,皮肤无隆起、无变色,说明穿刺成功;若皮肤变白表明进入小动脉,应立即拔出针头,重新穿刺。

3）穿刺过程中要密切观察患儿面色和病情变化情况,以免发生意外。

4）加强巡视,观察输液情况,如液体流入是否通畅、穿刺部位是否肿胀等,出现异常及时处理。

5）超过 24 h 输液者应更换输液装置,若超过 48 h 应更换穿刺部位。

6）需要长期输液者,要注意保护和合理使用静脉,亦可采用儿童静脉留置针。

任务八　静脉留置管术

【目的】

1）保持静脉通道畅通,便于抢救和给药等。

2）有效减少静脉穿刺次数,从而减轻患儿痛苦。

【准备】

1. 护士准备　评估患儿病情、年龄、意识状态、对静脉留置针输液目的及优点的认识程度、心理状态,穿刺部位的皮肤及血管状况;着装整洁,修剪指甲,洗手,戴口罩。

2. 患儿准备　选择头皮静脉时应剃去穿刺部位的头发,洗净擦干;协助患儿排尿,为小婴儿更换尿布。

3. 用物准备　除同头皮静脉输液法用物外,另备静脉留置针一套、封管液(无菌生理盐水或稀释肝素溶液)。

4. 环境准备　清洁、明亮、宽敞。

【操作步骤】

1）按医嘱准备液体及药物,核对并检查药液及输液器。

2）携用物至患儿床旁,核对,解释,选择静脉。

3）消毒输液瓶口,连接输液器,再次核对药液,无误后挂输液瓶于输液架上,排尽空气,备好胶布。

4）将枕头放在床沿,垫橡胶单和治疗巾,使患儿横卧于床中央,枕于枕头上,需要时约束患儿。

5）连接留置针、输液器并排气　再次检查留置针包装,确定无破损后取出,将输液器针头刺入肝素帽至针头根部,松开调节器,当液体流入针头延长管时,调紧调节器,检查输液管内无气体后备用。

6）选择穿刺部位,消毒,再次核对。

7）穿刺　去除留置针护针套,查看针尖斜面有无倒钩、套管边缘有无毛刺,旋转针芯、松动外套管,排气,右手拇指、食指捏住留置针针柄,使针尖斜面向上,左手拇指绷紧穿刺部位皮肤,固定静脉,使针头与穿刺部位皮肤呈 15°～30°角进针,见回血后放平针翼,顺静脉再进针 0.2 cm;左手稳定留置针,右手将针芯抽出 0.5～1 cm,左手将外套管慢慢向前移动,全部送入静脉内,右手抽出针芯放于锐器收集器中。

8）固定　用无菌透明敷贴对留置针管作密闭式固定,用注明置管日期和时间的透明胶布固定三叉接口,再用胶布固定插入肝素帽内的输液器针头及输液管。

9）封管　输液完毕,拔出输液器针头,常规消毒肝素帽胶塞,将抽有封闭液的注射器针头刺入肝素帽内,推注封闭液,采用边推注边退针的方法拔出针头,夹闭留置针延长管。

10）再次输液　常规消毒肝素帽胶塞,松开留置针延长管,用等渗盐水 5～10 mL 冲管,再将输液针头刺入肝素帽即可。

11）输液完毕　去除胶布与贴膜,调紧调节器,拔出留置针,局部按压至不出血为止;将输液器与留置针放入弯盘,并置于治疗车下层,整理病床单位,清理用物,洗手,记录。

【注意事项】

1）严格掌握留置时间,一般静脉留置针可保留 3～5 天,最好不要超过 7 天。

2）留置期间应严密观察穿刺部位,如有异常情况,应立即拔出留置针并做好局部处理。

3）其他参见相关注意事项。

任务九　暖箱使用法

【目的】

1）为早产儿提供适宜的温、湿度,以保持体温恒定,提高其成活率,促进生长发育。

2）为硬肿症、体温不升的患儿复温。

【准备】

1. **护士准备**　评估患儿,测量体温,了解胎龄、出生体重、日龄等;向患儿及家长做好解释,取得合作;着装整洁,修剪指甲,操作前洗手。

2. **用物准备**　预先清洁消毒的暖箱(图 5-13)、蒸馏水、尿布。

3. **环境准备**　温、湿度适宜,关闭门窗,病房无对流风。

【操作步骤】

1）检查暖箱性能是否正常,铺好箱内婴儿床。

2）暖箱水槽内加蒸馏水至水位指示线。

3）接通电源,预热箱温至 28～32 ℃(应根据患儿体重及日龄设定,预热时间需 30～60 min),调节箱内湿度为 55%～65%。如果患儿体温不升,箱温设置应比患儿体温高 1 ℃。

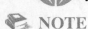

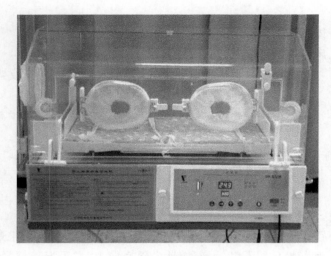

图 5-13 婴儿暖箱

4）暖箱达到预定温度后,核对患儿,将患儿穿单衣或裹好尿布后放入箱内婴儿床上。如果使用暖箱的肤控模式调节箱温,一般设置探头肤温温度在 36～36.5 ℃之间;并将温度探头置于患儿腹部较平坦处,通常用胶布固定探头于上腹部。

5）定时测量体温,患儿体温未升至正常之前每小时测量 1 次;升至正常后每 4 h 测量 1 次,保持体温在 36～37 ℃,根据体温调节箱温,同时做好记录。

6）一切护理操作应在暖箱内进行,尽量少开箱门,避免箱内温度波动。

7）患儿情况稳定,体重达 2000 g,或体重虽不到 2000 g,但一般情况良好,并且在 32 ℃暖箱内,患儿穿单衣能保持正常体温可出箱,抱回原床位。

8）关闭电源,整理用物,对暖箱进行终末清洁消毒处理。

9）洗手,记录时间、体温、脉搏、呼吸、体重等情况。

【注意事项】

1）严格执行操作规程,定期检查,确保安全。

2）暖箱避免放置在阳光直射、有对流风或取暖设备附近,以免影响箱内温度。

3）使用肤控模式时注意检查探头是否脱落,以免造成患儿体温不升的假象,导致箱温调节失控。

4）治疗过程中注意适当补充水分,以防体液丢失过多。

5）接触患儿前必须洗手,防止交叉感染。

6）注意观察患儿情况和暖箱状态,如暖箱报警,应及时查找原因,并妥善处理,严禁骤然提高暖箱温度,以免造成患儿体温骤升而引起不良后果。

7）保持暖箱的清洁,每天清洁暖箱,并更换蒸馏水,每周更换暖箱 1 次,彻底清洁、消毒,定期进行细菌监测。

任务十 光照疗法

【目的】
用于新生儿高胆红素血症患儿的辅助治疗,防止胆红素脑病(核黄疸)发生。

知识链接

青 铜 症
当血清结合胆红素浓度大于 68.4 μmol/L,并且血清谷丙转氨酶、碱性磷酸酶升高时,光疗可使患儿皮肤出现青铜色(青铜症)。

青铜症可能是由于胆汁淤积,胆红素化学反应产物经胆管排泄障碍所致,高结合胆红素血症患儿体内铜卟啉浓度明显增高,经光照后容易形成棕褐色物质,使患儿皮肤呈青铜色。因此,对于高结合胆红素血症和胆汁淤积症的患儿不宜进行光疗。

青铜症出现后应立即停止光疗,关注患儿肝功能变化,积极治疗原发病,促进肝功能恢复和光氧化产物的排泄。

【准备】

1. 护士准备 了解患儿日龄、体重、黄疸的范围和程度、生命体征、精神状态等;着装整洁,修剪指甲,操作前洗手。

2. 患儿准备 患儿入箱前进行皮肤清洁,皮肤禁忌涂抹粉和油类,剪短指甲。

3. 用物准备 遮光眼罩、光疗箱、尿布。光疗灯管和反射板应清洁无灰尘,光疗箱需预热至适中温度。

4. 环境准备 温度及湿度适宜,关闭门窗,病房无对流风。

【操作步骤】

1) 接通电源,检查线路及灯管的亮度,核对医嘱,做好解释工作。

2) 患儿全身裸露,戴遮光眼罩,用尿布覆盖会阴部,男婴要注意保护阴囊。

3) 将患儿放入预热好的光疗箱内(图 5-14),妥善处理输液、监护设备等。

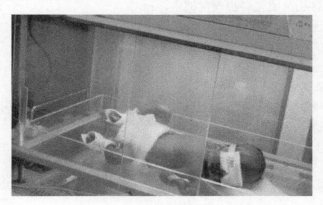

图 5-14 婴儿光疗

4) 开始蓝光照射治疗,挂光疗牌,记录患儿姓名及光疗起始时间。

5) 加强巡视,每 2～4 h 监测体温、箱温 1 次,使体温维持在 36～37 ℃,随时观察眼罩、会阴遮盖物有无脱落,注意皮肤有无破损。如为单面光疗箱,每 2 h 翻身 1 次,俯卧位照射时要有专人巡视,避免口鼻受压,影响呼吸。

6) 观察患儿精神反应、呼吸、脉搏、皮肤颜色和完整性、大小便,四肢张力有无变化及黄疸进展程度并记录;每 3 h 喂奶 1 次,两次喂奶之间喂水。

7) 光疗完毕,关闭灯管,摘眼罩,给患儿测体温、脉搏、呼吸,称体重,观察黄疸消退情况。

8) 检查并清洁皮肤,给患儿穿衣,抱出、包裹患儿,抱回原床位。

9) 患儿出箱后清洁消毒光疗设备,记录出箱时间及灯管使用时间。

【注意事项】

1) 患儿光疗时,如体温高于 37.8 ℃ 或者低于 35 ℃,应暂停光疗。

2) 光疗过程中患儿出现烦躁、嗜睡、高热、皮疹、呕吐、拒奶、腹泻及脱水等症状时,及时与医师联系并处理。

3) 保持灯管及反射板的清洁,每日擦拭,防止灰尘影响光照强度;灯管使用 300 h 后灯光能量输出减弱 20%,900 h 后减弱 35%,因此蓝光灯管使用 1000 h 必须更换。

4）光疗结束后，做好整机的清洗、消毒工作；光疗箱应放在干净、温湿度变化较小、无阳光直射的场所。

实训四　儿科护理技术操作

一、实训目标

1. 阐述儿科常用的护理技术的操作目的，如更换尿布法、约束保护法、婴儿抚触法、婴幼儿灌肠法、头皮静脉输液法、光照疗法等。

2. 示范儿科常用的护理技术的操作步骤，如更换尿布法、约束保护法、婴儿抚触法、婴幼儿灌肠法、头皮静脉输液法、光照疗法等。

3. 护理操作中培养护生的爱婴观念，体现人文关怀。

二、实训用物

参考相关内容。

三、实训方法

1. 地点　医院儿科病房或儿科护理实训室。

2. 方法

1）先集中由带教老师讲解和示教各项操作的目的、方法、步骤，强调注意事项。

2）护生 3～5 人/组，在带教老师的指导下，选择适合的患儿，护生对患儿进行操作。操作后，老师边提问，边评价，最后总结。

3）若无条件去医院病房见习，可在儿科护理实训室由带教老师讲解和示教各项操作，或组织学生观看录像，然后分组练习。

四、实训报告

写出本次操作的操作目的、流程以及实践体会。

（王玉香）

思考题

A₁型题

1. 为婴儿沐浴时，婴儿入盆，护士不正确的手法是（　　）。

A. 护士左手握住婴儿右肩及腋窝处　　　　　　B. 使婴儿头部枕于护士左前臂

C. 右手握住左腿靠近腹股沟处　　　　　　　　D. 将婴儿轻轻放入浴盆内

E. 浴盆底铺浴巾，防止婴儿滑倒

2. 静脉留置针输液完毕，关于封管错误的是（　　）。

A. 拔出输液器针头

B. 常规消毒肝素帽胶塞

C. 将抽有封闭液的注射器针头刺入肝素帽内

D. 以边进针边推注的方法推注封闭液

E. 夹闭留置针延长管

3. 下面股静脉穿刺快速拔针后，按压穿刺部位的时间正确的是（　　）。

A. 压迫穿刺部位 1 min 左右   B. 压迫穿刺部位 2 min 左右

C. 压迫穿刺部位 5 min 左右   D. 压迫穿刺部位 8 min 左右

E. 压迫穿刺部位 10 min 左右

4. 婴幼儿灌肠时贮液袋内液面距离肛门正确的距离是(   )。

A. 20～30 cm   B. 30～40 cm   C. 40～50 cm   D. 50～60 cm   E. 60～80 cm

5. 婴儿灌肠时肛管插入直肠的长度正确的是(   )。

A. 婴儿 2.5～4 cm,儿童 5～7.5 cm

B. 婴儿 2.5～4 cm,儿童 6～10 cm

C. 婴儿 4～6 cm,儿童 5～7.5 cm

D. 婴儿 4～6 cm,儿童 7～10 cm

E. 婴儿 2.5～4 cm,儿童 7～10 cm

6. 温箱使用法中,探头肤温温度应为(   )。

A. 35～36.5 ℃   B. 36～37 ℃   C. 32～34.5 ℃

D. 30～35 ℃   E. 28～32 ℃

7. 下面有关婴儿出温箱条件说法错误的是(   )。

A. 体重达 2000 g

B. 体重达 2500 g

C. 在 32 ℃温箱内,患儿穿单衣能保持正常体温

D. 体重虽不到 2000 g,但一般情况良好

E. 患儿情况稳定

A₂型题

8. 新生儿,3 天,皮肤发黄,不吃不动,遵医嘱进行蓝光治疗,护理哪项是错误的?(   )

A. 体温维持在 36～37 ℃

B. 观察眼罩、会阴部遮盖物有无脱落

C. 注意观察皮肤有无破损

D. 单面光疗箱,每 4 h 翻身 1 次

E. 俯卧位照射时要有专人巡视,避免口鼻受压影响呼吸

9. 女,1 天,诊断新生儿溶血,遵医嘱进行换血治疗,在换血过程中换血速度正确的是(   )。

A. 2～4 mL/(kg·min)   B. 4～6 mL/(kg·min)

C. 6～8 mL/(kg·min)   D. 8～10 mL/(kg·min)

E. 10～12 mL/(kg·min)

项目六 营养及营养障碍性疾病患儿的护理

学习目标

1. 说出蛋白质-能量营养障碍性疾病患儿的护理措施；婴儿食物转换的原则与顺序。
2. 简述维生素 D 缺乏性佝偻病的病因、发病机制、身体状况和治疗原则；简述母乳喂养的护理。
3. 学会应用护理程序为维生素 D 缺乏性佝偻病患儿提供整体护理；根据儿童营养素的需要，为婴儿提供最佳喂养指导。

任务一 能量与营养素的需要

一、能量的需要

儿童所需要的能量主要来自食物中的宏量营养素。其中蛋白质产能 16.8 kJ/g(4 kcal/g)、脂肪产能 37.8 kJ/g(9 kcal/g)、碳水化合物产能 16.8 kJ/g(4 kcal/g)，能量是维持儿童健康的必要前提。1 岁以内婴儿平均每日所需总能量(110 kcal)/(kg·d)。儿童总的能量消耗包括 5 个方面：

1. 基础代谢率 婴幼儿时期基础代谢率相对较高，所需能量占总需要能量的 50%～60%，约为 230 kJ(55 kcal)/(kg·d)，随着年龄增长而逐渐减少，至成年时只占总需要能量的 25%。

2. 食物的热力作用 蛋白质的特殊动力作用最高，故以奶类为主要食物的婴儿此项能量需要占总需要能量的 7%～8%，而混合膳食的年长儿仅占 5%。

3. 活动消耗 此项所需能量与儿童活动强度及持续时间有关，个体差异较大，小婴儿除啼哭、哺食外活动较少，婴儿需 15～20 kcal/(kg·d)。睡眠少、爱哭闹、活动多的儿童，此项能量需要比安静者高出 3～4 倍。12～13 岁时约需 30 kcal/(kg·d)。

4. 生长所需 生长所需是儿童特有的能量需要，与生长发育的速度成正比。生后第一年和青春期是生长发育的高峰期，能量的需要相对增加。婴儿期用于生长发育的能量为 30～40 kcal/(kg·d)，占总需要能量的 25%～30%。

5. 排泄消耗 食物在体内不能完全消化吸收，残余部分排出体外，损失部分能量，此项约占摄入量的 10%，腹泻时丢失增加。

二、营养素的需要

(一)宏量营养素

1. 碳水化合物 碳水化合物是供给人体能量的主要物质。所供给的能量占总能量的 55%～65%。

2. 脂类 脂类是脂肪、胆固醇、磷脂的总称。脂类是供给能量的重要营养素，有助于脂溶性维生素的吸收。它也是神经系统发育必不可少的物质。脂肪所供的能量约占婴儿每日总能量的

45%(35%～50%)。

3. 蛋白质 蛋白质是构成人体组织细胞的重要成分,也是保证生理功能的重要物质。儿童生长发育迅速,所需蛋白质相对较多,以后随年龄增长逐渐下降。蛋白质所供的能量占每日总热量的 8%～15%。

(二)微量营养素

1. 维生素 维生素是人体正常生理活动所必需的营养素,不产生能量,但因体内不能合成,必须由食物供给。按其溶解性可分为脂溶性(维生素 A、D、E、K)与水溶性(B 族维生素和维生素C)两大类。

2. 矿物质 ①常量元素:钠、钙、磷、镁、钾、氯、硫。②微量元素:铁、硒、锌、碘、铜、氟等。婴幼儿最易缺乏的元素是钙、铁、锌。

(三)其他膳食成分

1. 膳食纤维 包括纤维素、半纤维素、木质素、果胶、树胶等,谷类、新鲜蔬菜、水果可以提供。膳食纤维有吸收大肠水分、软化大便、增加大便体积、促进肠蠕动等功能。

2. 水 水参与体内所有的物质代谢和生理活动,是机体重要的组成部分。婴儿每日需水量约为 150 mL/(kg·d),以后每长 3 岁减少约 25 mL/(kg·d),至成人每日需 40～45 mL/(kg·d)。

任务二 婴儿喂养与膳食安排

一、婴儿喂养

(一)母乳喂养

1. 母乳成分的变化 初乳为产后 4～5 天内的乳汁,量少,每日 15～45 mL,含脂肪低而蛋白质较高,又富含微量元素及免疫物质,对新生儿的生长发育和免疫能力非常重要;产后 5～14 天为过渡乳,含脂肪最高而蛋白质和矿物质逐渐减少;产后 14 天～9 个月为成熟乳,每日乳量达700～1000 mL,营养成分适当;10 个月后为晚乳,各种营养成分均有所下降,量也减少。

2. 母乳喂养的优点

1) 成分构成合适 母乳所含蛋白质、脂肪、糖的比例适当,为 1∶3∶6,符合儿童的消化能力和生长发育的需要。钙磷比例(2∶1)适宜,易于吸收,母乳喂养儿童较少发生低钙血症。铁的含量虽与牛乳相同,但其吸收率却是牛乳的 5 倍,故母乳喂养者较少发生缺铁性贫血。

2) 易消化、吸收和利用 母乳蛋白质总量虽较少,但其中白蛋白多而酪蛋白少,在胃内形成的凝块小。脂肪中含不饱和脂肪酸多,又有较多的解脂酶,有利于消化吸收。母乳中的糖类为乙型乳糖,利于双歧杆菌生长。

3) 母乳缓冲力小,对胃酸的中和作用弱,对消化有利。

4) 母乳具有增进婴儿免疫力的作用,母乳含有 SIgA,可增强肠黏膜的免疫能力,同时减少过敏反应的产生。母乳含有较多乳铁蛋白,还有巨噬细胞、T 淋巴细胞、B 淋巴细胞、补体、溶菌酶及双歧因子等可抑制大肠杆菌和白色念珠菌生长。

5) 母乳的量随儿童的生长而增加,温度和泌乳速度也适宜,不需加热,不易污染,可直接喂哺,经济方便。

6) 母乳喂养有利于促进母子感情,便于母亲密切观察儿童变化,随时照顾护理;也有利于母亲产后的子宫恢复。

3. 母乳喂养的护理

1) 尽早开奶,按需哺乳 新生儿可在生后 15 min～2 h 内尽早开奶,2 个月内婴儿应按需哺乳,通过多次吸吮,刺激乳汁分泌增加。

2) 促进乳汁分泌　两侧乳房应先后交替进行哺乳,每次哺乳应让乳汁排空。吸空一侧乳房再吸另一侧,每次哺乳时间为 15 min 左右即可。

3) 正确的喂哺技巧　喂前洗双手、乳头、乳晕,母亲一般采用坐位,一手怀抱婴儿,使其头、肩部枕于母亲哺乳侧肘弯部,另一手拇指和其余四指分别放在乳房上、下方,手掌托住乳房,将整个乳头和大部分乳晕置于婴儿口中。每次喂哺后将婴儿竖起、头部紧靠在母亲肩部,轻拍背部将空气排出,防止溢奶和呕吐。哺乳后婴儿取右侧卧位。

重点:母乳喂养的优点及护理。

4) 保证合理的营养和社会及家庭的支持　乳母膳食应富含蛋白质、维生素、矿物质及充足的能量;只有社会和家庭的支持,乳母才能心情愉快以及营养充足。

5) 母乳喂养禁忌　母亲感染 HIV,患有严重疾病如活动性肺结核、糖尿病、严重心脏病等应停止哺乳。乙肝病毒携带者并非哺乳禁忌。

6) 断乳　一般生后 10～12 个月断乳,最迟不得超过 1 岁半,遇到夏季炎热或婴儿患病时可暂缓断乳。

(二) 部分母乳喂养

母乳与配方乳或其他食物同时喂养婴儿为部分母乳喂养,方法有补授法和代授法。

(三) 人工喂养

以配方奶或其他代乳品完全替代母乳喂养的方法,称为人工喂养。牛乳、羊乳、马乳等均为代乳品。

1. 配方奶　配方奶是以母乳的营养素含量及其组成为生产依据,对牛乳进行改造而制成的奶制品。其营养成分接近母乳,但不能完全代替母乳,在不能母乳喂养时首选配方奶。

2. 全牛奶的家庭改造　由于牛乳成分不适合婴儿,故采用牛乳喂养婴儿时,需进行稀释、加糖、加热的改造,使之适合婴儿的消化能力和肾功能。

3. 人工喂养的注意事项　①选用适宜的奶嘴:奶嘴孔的大小以奶瓶倒置时液体呈滴状连续滴出为宜。②测试乳液的温度:喂哺前先将乳汁滴在成人手腕掌侧测试温度,若无过热感,则表明温度适宜。③避免空气吸入:喂哺时持奶瓶呈斜位,使奶嘴及奶瓶的前半部充满乳汁。④加强奶具卫生:在无冷藏条件下,乳液应分次配制,每次配乳所用奶具等应洗净、消毒。⑤及时调整奶量:婴儿获得合理喂养的标志是发育良好,二便正常,食奶后安静。

(四) 婴儿食物转换

1. 食物转换的原则　引入食物的质与量应循序渐进,从少到多,从稀到稠,从细到粗,从一种到多种,逐渐过渡到固体食物。天气炎热和婴儿患病时应暂停引入新食物。

2. 换乳食物　除母乳或配方乳外,为过渡到成人固体食物所添加的富含能量和各种营养素的泥状食物(半固体食物)称为换乳食物。

重点:食物转换的原则及步骤。

3. 食物转换的步骤和方法　①4～6 月龄:首先添加含铁的米粉,其次引入根块茎蔬菜、水果,并将食物做成泥状。②7～9 月龄:添加饼干、馒头片、烂粥、碎菜、肉末、肝泥等。③10～12 月龄:食物的性状由泥状过渡到碎末状。

二、儿童、少年的膳食安排

(一) 幼儿期膳食

1 岁后儿童生长速度减慢,对能量的需求较婴儿期相对减少,食欲有所下降。幼儿好奇心、自我进食欲望强,允许幼儿参与进食培养其独立进食能力。幼儿喜好模仿,家庭成员是幼儿的榜样,因此家长应注意不挑食、不偏食、不暴饮暴食,进食要按时定量、细嚼慢咽。蛋白质每日 40 g 左右,其中优质蛋白应占总蛋白的 1/2。蛋白质、脂肪和碳水化合物产能比约为 1∶3∶6。此期儿童以一日四餐(奶类 2,主食 2)两点为宜。

(二) 学龄前期儿童膳食

与成人饮食接近,但要做到粗细粮合理搭配,以一日三餐两点为宜,多吃蔬菜和水果,每天喝牛奶,培养良好的饮食习惯。

(三)学龄期儿童膳食

7～12岁儿童食物种类与成人相同,每日需能量1600～2400 kcal/kg;蛋白质要选用优质蛋白,每日总量在60～80 g,占总能量的12%～14%;碳水化合物占供能总量的60%;脂肪不宜过多,占总能量的25%～30%。饮食应多样化、荤素搭配,避免偏食。

(四)青春期少年膳食

青春期是生长发育的第二次高峰,满足其营养需要,才能增强体质,促进身心健康。青春发育期能量的需要个体差异较大,一般女孩每日需能量2000～2500 kcal/kg,男孩需能量2500～3000 kcal/kg。蛋白质每日70～90 g,同时应注意维生素和钙、铁、碘等微量元素的供给,以满足骨骼生长需要,预防青春期贫血和青春期单纯性甲状腺肿。

任务三 蛋白质-能量营养障碍

一、蛋白质-能量营养不良

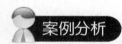

患儿,男,10个月,因腹泻7天、食欲差、进行性消瘦4天入院。既往身体健康,发病前体重为9 kg。查体:精神萎靡,面色苍白,皮肤干燥,皮下脂肪少,肌肉松弛。体重6.3 kg。

问题:(1)该患儿最可能的临床诊断是什么?

(2)列出患儿的主要护理诊断及护理措施。

蛋白质-能量营养不良是因缺乏能量和(或)蛋白质引起的一种营养缺乏症,多见于3岁以下的婴幼儿。临床表现为体重下降、消瘦或水肿,常伴新陈代谢失常和器官功能的紊乱。

【病因】

引起蛋白质-能量营养不良的原因有:①长期摄入不足:喂养不当是婴儿营养不良的主要原因,如长期母乳量不足、未及时添加辅食、骤然断奶或长期以淀粉类食物为主。②消化吸收障碍,如慢性腹泻、先天性消化道畸形等。③需要量增多,如双胎、早产、生长发育快速时期。④消耗量过大,如急慢性传染病后的恢复期、急性发热性疾病、甲状腺功能亢进、糖尿病及恶性肿瘤等。

【护理评估】

1. 健康史　了解患儿的喂养史、饮食习惯和生长发育情况。有无喂养不当、母乳量不足;有无消化系统解剖或功能异常情况,或急、慢性疾病史;是否为双胎、多胎、早产等。

2. 身体状况

1)临床表现　营养不良早期表现为体重不增,随后患儿体重下降。皮下脂肪逐渐减少以至消失,皮下脂肪消耗的顺序依次是腹部、躯干、臀部、四肢,最后是面部。腹部皮下脂肪层厚度是判断营养不良程度的重要指标之一。随着病程的进展,营养不良程度由轻变重,各种临床症状也逐步加重。常见的并发症有营养性贫血、维生素A缺乏、锌缺乏、各种感染、自发性低血糖等。

2)临床分型和分度

(1)根据患儿体重及身高(长)减少情况,5岁以下儿童营养不良的分型如下:①体重低下:指体重低于同年龄、同性别参照人群值的均值减2SD,反映患儿有慢性或急性营养不良。②生长迟缓:指身高(长)低于同年龄、同性别参照人群值的均值减2SD,反映过去或长期慢性营养不良。③消瘦:指体重低于同性别、同身高(长)参照人群值的均值减2SD,反映患儿近期、急性营养不良。

（2）根据体重减少程度与临床特点将营养不良分为三度（表 6-1）。

表 6-1　婴幼儿营养不良分度

项　　目	Ⅰ度（轻）	Ⅱ度（中）	Ⅲ度（重度）
体重低于正常均值的比例	15%～25%	25%～40%	>40%
腹壁皮下脂肪厚度	0.8～0.4 cm	<0.4 cm	消失
身长（高）	正常	低于正常	明显低于正常
消瘦	不明显	明显	皮包骨样
皮肤颜色及弹性	正常或稍苍白	苍白、弹性差	弹性消失
肌张力	基本正常	降低、肌肉松弛	低下、肌肉萎缩
精神状态	正常	烦躁不安	萎靡、烦躁或抑制

3. 心理-社会支持状况　了解家长对营养不良疾病的性质、发展、预后以及防治的认识程度，家庭经济状况等。

4. 辅助检查　血清蛋白浓度降低是特征性改变；胰岛素样生长因子Ⅰ水平是诊断蛋白质营养不良的可靠指标。

5. 治疗原则　尽早发现，早期治疗，采取综合性治疗措施。

【常见护理诊断/问题】

1）营养失调：低于机体需要量　与能量和（或）蛋白质摄入不足和（或）需要、消耗过多有关。

2）有感染的危险　与机体抵抗力低下有关。

3）潜在并发症：低血糖、营养性缺铁性贫血、维生素 A 缺乏。

【护理措施】

1. 饮食管理　需充分供给热能与蛋白质，但因营养不良患儿消化功能差，应根据病情和对食物的耐受程度调整饮食，原则为由少到多、由稀到稠、循序渐进，以免发生消化功能紊乱。并且每周应测体重 1～2 次，定期测量身高，以评估营养状况和恢复情况。

1）轻度营养不良患儿消化功能尚好，应在原有基础上逐渐增加。能量供给从每日 100～120 kcal/kg 开始，蛋白质每日 3 g/kg。根据消化情况逐渐增至能量每日 150 kcal/kg，蛋白质每日 3.5～4.5 g/kg。待体重接近正常后再恢复至正常需要量。

2）中度及重度营养不良患儿消化吸收功能紊乱，对食物的耐受性差，饮食调整要逐步进行。开始能量供给可为每日 40～60 kcal/kg，蛋白质每日 2 g/kg，1 周后增至每日 120～150 kcal/kg，蛋白质每日 3～4 g/kg。若重症营养不良患儿食欲和消化功能恢复，能量供给可达每日 150～170 kcal/kg。待体重恢复后能量供给调整至生理需要量。原则为循序渐进，逐渐补充。

2. 促进消化、改善食欲　遵医嘱给予各种消化酶（胃蛋白酶、胰酶等）和 B 族维生素口服，以助消化。

3. 预防感染　做好皮肤、口腔护理，保持环境卫生，防止交叉感染。

4. 观察病情　观察有无低血糖、维生素 A 缺乏、酸中毒等临床症状，发现病情变化应及时报告，并做好抢救准备。定期测量体重、身高及皮下脂肪的厚度，以判断治疗效果。

5. 健康指导　大力提倡母乳喂养。若采用混合或人工喂养时注意合理调配，不能稀释过淡。按时添加辅助食品，为断奶作准备，骤然断奶易发生营养不良。培养儿童不挑食、不偏食、少吃零食的良好饮食习惯。保证充足的睡眠和休息时间，以及适当的户外活动和体格锻炼，使儿童保持良好的食欲。按时完成预防接种计划，预防各种急、慢性传染病。定期进行体格检查。及时矫正先天畸形，如唇裂、腭裂和幽门狭窄等。为儿童提供良好的生活环境，给予更多的心理支持，促进身心各方面发展。

二、儿童单纯性肥胖

儿童单纯性肥胖是由于长期能量摄入超过人体的消耗,使体内脂肪过度积聚、体重超过一定范围的一种营养障碍性疾病。肥胖不仅影响儿童健康,还将成为成年期高血压、糖尿病、冠心病、胆石症、痛风等疾病的诱因。

【病因】

引起单纯性肥胖的原因有:①能量摄入过多:供给的能量超过机体代谢需要,致使能量转化为脂肪。②儿童活动过少,缺乏适当的活动和体育锻炼也是发生肥胖的重要原因。肥胖儿童大多不喜活动,形成恶性循环。③遗传因素:父母均肥胖者子女中有 70%～80% 出现肥胖。④其他:疾病、进食过快、精神创伤和心理因素等均可引起儿童肥胖。

【分度】

以同性别同身高健康儿童体重均值为标准,超过 10%～19% 为超重,超过 20% 为肥胖,超过 20%～29% 为轻度肥胖,超过 30%～49% 为中度肥胖,超过 50% 为重度肥胖。

【护理评估】

1. 健康史 了解患儿的饮食习惯、运动情况及其父母的肥胖程度,其体重有无超过同性别、同身高(长)正常儿童体重均值的 20% 以上。

2. 身体状况 除体重超过同龄儿童平均标准外,身高及骨龄亦在上限或超过上限。极度肥胖患儿由于胸廓及膈肌活动受限,使呼吸浅快,肺泡换气量不足,引起低氧血症,甚至继发性红细胞增多,心脏扩大及充血性心力衰竭,称肥胖-换气不良综合征。查体可见皮下脂肪丰满但分布均匀,尤以面颊、肩部、腹壁为甚。

3. 心理-社会支持状况 肥胖儿童不爱活动,因怕人讥笑而不愿与其他儿童交往,常有孤僻、胆怯、自卑等心理问题。

4. 辅助检查 血甘油三酯、胆固醇大多增高。

5. 治疗原则 饮食治疗和运动疗法是两项主要措施,主要应控制饮食,增加运动,解除精神心理障碍。

【常见护理诊断/问题】

1) 营养失调:高于机体需要量 与进食高能量食物过多和(或)运动过少有关。

2) 社交障碍 与肥胖造成行动不便有关。

3) 体像紊乱 与肥胖造成自身形体变化有关。

【护理措施】

1. 饮食管理 推荐低脂肪、低糖类和高蛋白质食品,并保证膳食中营养素的供给;鼓励其进食体积大、饱腹感强但能量低的蔬菜类食品以及养成良好的饮食习惯。

2. 运动疗法 运动是减轻肥胖者体重的重要手段。可选择既有效又易于坚持的运动;活动量以运动后轻松愉快,不感疲乏为适度。

3. 心理护理 解除患儿的精神负担,鼓励患儿多参加集体活动,改变其孤独自卑的心理,并帮助其建立健康的生活方式,增强自我管理能力。

4. 健康指导 指导家长科学喂养,合理搭配饮食,培养患儿良好的饮食习惯。鼓励患儿及家长树立信心,坚持配合饮食治疗,创造条件增加患儿活动量,消除因肥胖带来的自卑心理,保持心情舒畅。父母肥胖者应定期监测儿童体重,尽量避免儿童肥胖症的发生。

任务四 维生素营养障碍性疾病

一、维生素 D 缺乏性佝偻病

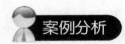

明明,8个月,母乳喂养,未添加换乳期食物,妈妈最近发现他多汗、烦躁、夜间哭闹,枕部有脱发。

问题:(1)明明可能患有哪种疾病?

(2)护士应为明明妈妈做哪些健康指导?

重点:佝偻病的概念。

维生素 D 缺乏性佝偻病是由于体内维生素 D 缺乏,导致钙、磷代谢紊乱,造成以骨骼病变为特征的全身慢性营养性疾病。主要见于 2 岁以下的婴幼儿。我国北方地区发病率较南方为高。佝偻病患儿易并发肺炎、肠炎等疾病,且常迁延不愈,故应大力防治。

【病因】

1. 日光照射不足 为主要原因。婴幼儿长期缺乏户外活动,城市高层建筑、雾霾等阻挡和吸收日光中的紫外线,冬季日照时间短等,均使内源性维生素 D 生成不足。

2. 维生素 D 摄入不足 因天然食物中含维生素 D 少,不能满足婴幼儿生长发育的需要。

> **课堂互动**
> 哪些儿童容易发生维生素 D 缺乏?

3. 生长过快 婴儿生长发育速度较快,所需维生素 D 增多,容易导致维生素 D 缺乏,以早产儿、双胎儿多见。

4. 疾病与药物的影响 胃肠道、肝胆疾病会影响维生素 D 吸收;肾脏疾病可致维生素 D 羟化障碍。

难点:维生素 D 缺乏性佝偻病的发病机制。

【发病机制】

维生素 D 来源于两个方面,人和动物皮肤中的 7-脱氢胆固醇经日光中紫外线照射转变为胆骨化醇即为内源性维生素 D,是人体维生素 D 的主要来源。外源性维生素 D 存在于植物性食物中,如植物油、蘑菇、酵母中含麦角固醇,须经紫外线照射变为麦角骨化醇(即维生素 D_2)。但上述内源性或外源性维生素 D 均无生物活性。需经过肝脏 25-羟化酶和肾脏 1-羟化酶作用转变为1,25-二羟胆骨化醇,1,25-二羟胆骨化醇具有很强的生物活性,它作用于靶器官(肠、肾、骨),可促进钙、磷从肠道吸收,旧骨溶解和骨盐沉着,提高钙、磷乘积,促进肾小管的钙磷重吸收。

维生素 D 缺乏,肠道吸收钙、磷减少,血钙水平降低,使甲状旁腺代偿性亢进,动员骨钙释出,使血钙正常或接近正常水平,同时甲状旁腺素使尿磷排出增加,导致血钙、磷乘积下降。由此导致骨样组织钙化障碍,成骨细胞代偿性增生,碱性磷酸酶增多,局部骨样组织堆积,而出现一系列骨骼特征性的变化及血生化改变。

【护理评估】

1. 健康史 询问孕母是否有缺乏维生素 D 的情况;了解婴幼儿出生时的状况,如是否早产或多胎,喂养史及日光照射情况以及疾病和用药史。

2. 身体状况

本病好发于 3 个月至 2 岁的婴幼儿,主要表现为生长最快的部位骨骼改变,肌肉松弛和非特异性神经精神症状。临床上将其分为四期:

1)初期 多见于 3 个月以内的婴儿,主要表现为非特异性神经精神症状,如易激惹、烦躁、睡眠不安、夜间啼哭。常伴与室温、季节无关的多汗,尤其头部多汗而刺激头皮,致婴儿常摇头擦枕,出现枕秃。

2）激期　初期患儿若未经适当治疗,可发展为激期。

（1）骨骼改变　①头部:3～6个月患儿可见颅骨软化,用手指按压枕骨或顶骨后部可感觉颅骨内陷,可有乒乓球样的感觉;7～8个月患儿可有方颅或鞍形颅;前囟增宽及闭合延迟;出牙延迟、牙釉质缺乏并易患龋齿。②胸部:胸廓畸形多见于1岁左右患儿。胸部骨骼出现肋骨串珠,以第7～10肋最明显;膈肌附着处的肋骨受膈肌牵拉而内陷形成郝氏沟;第7、8、9肋骨与胸骨相连处软化内陷。导致胸骨柄前突,形成鸡胸,如果胸骨剑突部向内凹陷,可形成漏斗胸。这些胸廓畸形均可影响呼吸功能,引起呼吸道感染,甚至肺不张。③四肢:6个月以上儿童腕、踝部肥厚的骨骺形成钝圆形环状隆起,称佝偻病手镯或脚镯;儿童开始行走后,由于骨质软化,因负重可出现下肢弯曲,形成"O"形腿或"X"形腿。久坐者可见脊柱后凸或侧弯。

（2）运动功能发育迟缓　患儿肌肉发育不良,肌张力低下,韧带松弛,表现为头颈软弱无力,坐、立、行等运动功能落后,腹肌张力下降,腹部膨隆如蛙腹。

（3）神经、精神发育迟缓　重症患儿神经系统发育迟缓,表情淡漠,语言发育落后,免疫力低下,易合并感染。

3）恢复期　经适当治疗后,患儿临床症状和体征减轻或接近消失,精神活泼,肌张力恢复。

4）后遗症期　多见于2岁以后患儿,临床症状消失,仅遗留不同程度的骨骼畸形。

3. 心理-社会支持状况　重症患儿常留有骨骼畸形,随年龄增长对自身形象和运动能力的认识以及与同龄儿童产生的差异,容易引起自卑等不良心理活动,从而影响其心理健康及社会交往。

4. 辅助检查　①初期常无明显骨骼改变,X线检查可正常或钙化带稍模糊;血清25-(OH)D$_3$下降,血钙正常或稍低,血磷降低,钙、磷乘积稍低(30～40),碱性磷酸酶正常或增高。激期患儿血钙稍降低,血磷明显降低,碱性磷酸酶增高。②X线检查显示长骨钙化带消失,干骺端呈毛刷样、杯口状改变,骨骺软骨带增宽,骨密度减低,可有骨干弯曲畸形或青枝骨折。

5. 治疗原则　本病治疗目的在于控制病情发展,防止骨骼畸形。治疗应以口服维生素D为主,剂量为每日50～100 μg(2000～4000 IU)或1,25-(OH)$_2$D$_3$ 0.5～2.0 μg,视临床和X线检查情况,4周后改为预防量,每日400 IU。治疗一个月后复查效果。此外,应加强营养,及时添加换乳食物,坚持户外活动。

【常见护理诊断/问题】

1）营养失调:低于机体需要量　与日光照射不足和维生素D摄入不足有关。

2）有感染的危险　与免疫功能低下有关。

3）知识缺乏:患儿家长缺乏佝偻病的预防及护理知识。

【护理措施】

1. 户外活动　指导家长每日带患儿进行一定时间的户外活动,直接接受阳光照射。

2. 补充维生素D　①提倡母乳喂养,按时添加换乳食物,给予富含维生素D、钙、磷和蛋白质的食物;②遵医嘱给予维生素D制剂,注意维生素D过量的中毒表现,如遇过量立即停服维生素D。

3. 预防骨骼畸形和骨折　衣着柔软、宽松,床铺松软,避免早坐、站、行,避免久坐、久站。

4. 加强体格锻炼　对已有骨骼畸形的可采取主动和被动运动的方法矫正。对于行外科手术矫治者,指导家长正确使用矫形器具。

5. 预防感染　保持空气清新,温、湿度适宜,阳光充足,避免交叉感染。

6. 健康指导　鼓励孕妇多进行户外活动,选择富含维生素D、钙、磷和蛋白质的食物;婴幼儿应加强户外活动,给予预防量维生素D和钙剂并及时引入换乳食物;注意观察有无维生素D中毒表现。

重点:维生素D缺乏性佝偻病活动期骨骼改变。

二、维生素 D 缺乏性手足搐搦症

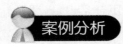

　　患儿，女，6个月，冬季出生，人工喂养，平时睡眠不安、多汗，今日晒太阳后突然出现全身抽搐5～6次，每次持续1 min左右，抽搐间期活泼如常，体温37.8 ℃。

　　问题：(1) 该患儿抽搐的原因是什么？

　　(2) 如何给家长进行健康指导？

　　维生素D缺乏性手足搐搦症主要是由于维生素D缺乏，血钙降低，导致神经肌肉兴奋性增高，出现惊厥、喉痉挛或手足抽搐等症状。多见于6个月以内的婴儿。

　　【病因和发病机制】

　　维生素D缺乏的早期，钙吸收减少，血钙降低，而甲状旁腺分泌不足，不能促进骨钙动员和增加尿磷排泄，致血钙进一步下降。当血钙低于1.75～1.88 mmol/L或血清钙离子浓度<1.0 mmol/L时，即可出现惊厥、喉痉挛、手足抽搐等症状。

　　【护理评估】

　　1. 健康史　询问孕母是否有缺乏维生素D的情况；了解婴儿出生时的状况，如早产或多胎，详细询问喂养史及日光照射情况以及疾病和用药史。

　　2. 身体状况

　　典型的临床特点为惊厥、手足抽搐、喉痉挛，并有不同程度的活动性佝偻病的表现。

　　1）惊厥　多见于婴儿。表现为突然发生两眼上翻，面肌颤动，四肢抽动，神志不清，但一般不发热。

课堂互动
哪些疾病可以引起儿童惊厥？

　　2）手足搐搦　多见于较大的婴儿、幼儿和年长儿童。表现为突然发生手足肌肉痉挛呈弓状，手腕屈曲，手指僵直，拇指内收贴紧掌心，踝关节僵直，足趾弯曲向下。

　　3）喉痉挛　婴儿多见。表现为呼吸困难，吸气时喉鸣。严重者可发生窒息而死亡。

　　4）特殊性的体征　①面神经征：用手指或叩诊锤叩击颧弓与口角间的面颊部出现眼睑和口角抽动。②陶瑟征：用血压计袖带包裹上臂加压后，使压力维持在收缩压和舒张压之间，5 min内即可见该手出现抽搐。③腓反射：敲击膝下外侧腓骨小头处腓神经，可见足向外侧收缩。

　　3. 心理-社会支持状况　了解家长对疾病的认识程度及惊厥、喉痉挛发作时的处理方法；了解患儿的心理个性发育情况。

　　4. 辅助检查　血钙低于1.75～1.88 mmol/L（7.0～7.5 mg/dL），血磷正常或偏高。

　　5. 治疗原则

　　1）急救处理　立即吸氧，保持呼吸道通畅；控制惊厥与喉痉挛。

　　2）钙剂治疗　常用10%葡萄糖酸钙5～10 mL，用10%葡萄糖液稀释1～3倍后缓慢推注（10 min以上）或滴注。

　　3）维生素D治疗。

　　【常见护理诊断/问题】

　　1）有窒息的危险　与惊厥、喉痉挛发作有关。

　　2）营养失调：低于机体需要量　与维生素D缺乏有关。

　　3）知识缺乏：患儿家长缺乏维生素D缺乏性手足搐搦症相关知识。

　　【护理措施】

　　1）控制惊厥、喉痉挛　遵医嘱立即使用镇静剂、钙剂。静脉注射钙剂时需缓慢推注（10 min以上）或滴注，以免因血钙骤升，发生呕吐甚至心脏停搏；避免药液外渗，以防引起局部组织坏死。

　　2）防止窒息　密切观察惊厥、喉痉挛的发作情况，一旦发生应及时吸氧，将患儿头偏向一侧，

重点：维生素D缺乏性手足搐搦症的急救处理。

清除口鼻分泌物,保持呼吸道通畅,避免吸入性窒息;对已出牙的患儿,应放置牙垫,避免舌咬伤,必要时行气管插管或气管切开。

3)定期户外活动,补充维生素 D。

4)健康指导 指导家长合理喂养,教会家长惊厥、喉痉挛发作的处理方法,如让患儿平卧,松开衣领,头后仰,保持呼吸道通畅,并及时送医院救治。

三、其他维生素营养障碍

(一)维生素 A 缺乏症

维生素 A 缺乏症是指体内维生素 A 缺乏所致的以眼和皮肤黏膜病变为主的全身性疾病,多见于1～4岁儿童。主要表现为早期眼结合膜与角膜干燥,暗适应能力差,故又称干眼症或夜盲症,晚期出现角膜软化,甚至穿孔,称角膜软化症。我国维生素 A 缺乏症的发生率已明显下降,但在不发达的边远农村地区仍有群体流行。

【病因】

1)先天储存不足 维生素 A 不易通过胎盘,故胎儿的血清维生素 A 储备不足。

2)利用与排泄增加 腹泻、发热、严重营养不良等可导致维生素 A 缺乏。

3)摄入不足或吸收障碍 如长期喂脱脂乳、豆浆、淀粉类食物,未添加富含维生素 A 的辅助食品,或年长儿偏食,一些消化道疾病也可影响维生素 A 的吸收。

【护理评估】

1. 健康史 详细询问喂养史,是否及时添加换乳期食物,有无挑食、偏食等不良饮食习惯,有无腹泻、发热、营养不良等患病史等。

2. 身体状况

1)眼部病变 最早出现夜盲或暗光中视物不清,但往往不被重视,婴幼儿也常常不会叙述。持续几周或数周后出现干眼症,表现为眼结膜和角膜渐失去光泽,眼泪减少,自觉痒感,常眨眼。眼部检查可见结膜弹性减弱,结膜近角膜边缘处干燥起皱褶,角化上皮堆积形成泡沫状白斑,称结膜干燥斑或毕脱斑。继而角膜干燥、浑浊、软化,自觉畏光、眼痛,常用手搓眼导致感染。严重者可发生角膜溃疡、坏死、穿孔,晶体脱出导致失明。

2)皮肤、黏膜表现 皮肤干燥、脱屑,上皮角化增生,汗液减少,角化物充塞毛囊形成丘疹,触摸皮肤有粗砂样感觉,以四肢伸面、肩部为多,可发展至颈、背部甚至面部;毛囊角化可引起毛发干燥、枯黄,失去光泽易脱落,指(趾)甲变脆易折、多纹等。

3)生长发育障碍 严重、长期维生素 A 缺乏可引起体格、智能发育落后。

3. 心理-社会支持状况 了解患儿家长对疾病的认识情况及有眼部损害时的焦虑、紧张心理的情况。

4. 治疗原则 治疗原发病,去除病因;给予维生素 A 丰富的动物性食物或含胡萝卜素较多的深色蔬菜;加强眼部护理。

【常见护理诊断/问题】

1)营养失调:低于机体需要量 与维生素 A 摄入不足和(或)吸收障碍有关。

2)有感染的危险 与维生素 A 缺乏导致角膜溃疡有关。

【护理措施】

1. 调整饮食,补充维生素 A 鼓励母乳喂养,及时添加富含维生素 A 的辅食。遵医嘱给予维生素 A 口服或肌内注射。

2. 保护眼睛,防止视觉障碍 有角膜溃疡者用 0.25% 氯霉素滴眼液或金霉素眼药膏,防止继发感染。

3. 健康指导 指导患儿家长合理喂养,补充维生素 A,及时治疗腹泻、营养不良等疾病。

(二)维生素 B_1 缺乏症

维生素 B_1 缺乏症,又称脚气病,是由于体内缺乏维生素 B_1 所致的一种以消化系统、神经系统及心血管系统的症状为主要临床表现的疾病。

【病因】

1）摄入不足　未及时添加换乳期食物，偏食，烹饪不当等可出现维生素 B_1 缺乏。

2）需要量或消耗量增加　长期发热、消耗性疾病等。

3）吸收利用障碍　慢性腹泻、慢性肝炎等。

4）抗硫胺素因子　有些食物含有抗硫胺素因子，可使硫胺素变构而降低其生物活性。

【护理评估】

1. 健康史　详细询问喂养史，是否及时添加换乳期食物，有无挑食、偏食等不良饮食习惯，有无腹泻、发热等患病史等。

2. 身体状况　婴儿常突然发病，以神经系统症状为主要表现者称脑型；以心力衰竭为主要表现者称心型。年长患儿的症状近似成人，以水肿和周围神经炎为主。

1）消化系统　常有食欲缺乏、呕吐、腹泻或便秘，伴腹痛、腹胀等。

2）神经系统　常先出现烦躁不安，继而神志淡漠，反应迟钝。婴儿常累及喉返神经，出现声音嘶哑。严重时出现颅内压增高，惊厥昏迷，甚至死亡。年长儿表现为周围神经病变，由下肢开始，呈上升性、对称性发展，先感觉过敏，后麻木，肌无力，行走困难。

3）心血管系统　常突发心力衰竭，重症者迅速死亡。

4）先天性脚气病　由孕母缺乏维生素 B_1 引起。表现为哭声无力、精神萎靡、吸吮无力、频吐、水肿、嗜睡。喂健康人乳或牛乳后症状可逐渐消失。

3. 心理-社会支持状况　了解患儿家长对疾病的认识情况及是否有因担心病情而焦虑、紧张的心理反应。

4. 治疗原则　维生素 B_1 治疗，可口服或肌内注射。

【常见护理诊断/问题】

1）营养失调：低于机体需要量　与维生素 B_1 摄入不足和（或）吸收障碍有关。

2）潜在并发症：心功能不全，惊厥发作。

【护理措施】

1）多食富含维生素 B_1 的食物，婴儿及时添加换乳期食物，养成良好的饮食习惯。

2）遵医嘱给予维生素 B_1 制剂。

3）密切观察患儿生命体征的变化，防止心力衰竭的发生。

4）指导家长合理喂养婴儿，及时添加换乳期食物，多食粗杂粮，改进烹调方法。

实训五　婴儿配乳、喂乳法

一、婴儿配乳法

【目的】

为采取人工喂养和混合喂养的婴儿配制合适的代乳品，以满足其营养需要，促进生长发育。

【评估和准备】

1）评估婴儿生长发育状况及吞咽能力。

2）准备

（1）物品准备　刻度奶瓶和印有床号的奶瓶盖若干、配奶卡、瓶筐、天平、漏斗、汤匙、大量杯、大搪瓷筒、牛奶或奶粉、白糖、水、床号牌、搅拌棒。

（2）护士准备　操作前洗手。

【操作步骤】

1）核对配奶卡，根据儿童的年龄、每日所需能量，计算出一日所需牛奶、糖的总量。

NOTE

2) 用天平称出一日用糖量,量取所需牛奶或奶粉量,分别放于大搪瓷筒内搅拌均匀。

3) 经漏斗将每次喂奶量分放于各奶瓶中,盖上印有床号的瓶盖,并放入奶筐中。

4) 将装有乳汁的奶瓶及瓶筐,一起置于消毒锅内,加冷水入锅,水位至奶瓶高的 2/3 处,加热煮沸后蒸 20 min。然后将奶瓶取出,待凉后放入冰箱内备用。配乳用具消毒后存放于橱柜中备用。

【注意事项】

1) 准确计算牛乳或奶粉、糖及水量。

2) 配乳用物应消毒,并严格遵守无菌技术操作。

3) 配制后应放入冰箱,每次哺喂时用热水温热即可,不可再煮沸。

4) 全脂奶粉的配制:按重量计算,比例为 1:8(1 g 奶粉加 8 g 水);按容量计算,比例为 1:4(1 匙奶粉加 4 匙水)。

二、婴儿喂乳法

【目的】

满足具有吸吮及吞咽能力的婴儿的进食需要。

【评估和准备】

1) 评估婴儿有无饥饿感,是否愿意吃奶,日龄或月龄。

2) 准备

(1) 物品准备 已装乳汁的奶瓶、无菌奶嘴、饭巾、托盘、镊子、记录单。

(2) 护士准备 操作前洗手。

【操作步骤】

1) 温好乳液,检查是否变质,核对床号、姓名、乳液种类和乳量。

2) 用镊子选择大小合适的奶嘴,方法:1~3 个月的婴儿选用奶瓶倒置时乳液一滴滴流出,两滴之间稍有间隔者;4~6 个月者可选用乳汁能连续滴出者;6 个月以上者选乳液呈线状流出者。按无菌操作套在瓶口上。

3) 携用物至床旁,核对,为婴儿更换尿布后洗手。

4) 抱起婴儿,围好饭巾,护士坐在凳上,使婴儿头部枕于操作者左臂上呈半卧位;不宜抱起者,应使婴儿取侧卧位,并将头部抬高。

5) 试乳液温度,将奶瓶倒转,滴 1~2 滴乳液于手臂内侧,以不烫手(温度 40 ℃左右)为宜。

6) 倾斜奶瓶,使乳汁充满整个奶头,让婴儿含住奶头吸吮,同时观察婴儿面色、呼吸等情况。

7) 喂毕将婴儿抱起伏于肩上,轻拍其背部,使咽下的空气得以排出,将婴儿放回床上,取右侧卧位。

8) 整理用物,倒掉剩余乳液,冲洗奶瓶及奶头后煮沸消毒 10~15 min。记录哺喂情况及进乳量。

【注意事项】

1) 哺喂时乳液要始终充满奶头,以免吸入过多的气体导致腹胀和呕吐。

2) 在喂乳过程中,婴儿如吸吮过急、有呛咳,应暂停哺喂,轻拍后背,稍休息后再喂。

知识链接

二十二碳六烯酸

二十二碳六烯酸(DHA)是一种必需脂肪酸,亦是大脑中含量最丰富的一种长链多不饱和脂肪酸。DHA 是促进脑细胞突起延长不可缺少的物质。婴儿时期大脑,尤其是大脑皮质神经母细胞处于生长的高峰期,细胞的分裂、增殖极为旺盛,需要大量的营养物质,特别是 DHA,如果在大脑高速发育时期能及时补充富含 DHA 的营养物质(母乳中含有较高的DHA),神经细胞之间的联系就能得到加强,信息的传递就能迅速而通畅,从而达到补脑益智,使人更加聪明的目的。

(妮　娜)

思考题

A₁型题

1. 关于母乳喂养下列说法不正确的是(　　　)。

A. 一般生后 15 min~2 h 内尽早开奶

B. 一般每次哺乳需 15~20 min

C. 开奶前不喂任何其他食物和饮料

D. 一般生后 10~12 个月断奶

E. 严格按每 3 h 喂一次奶

2. 关于婴儿食物的转换步骤,正确的是(　　　)。

A. 1~3 个月引入米汤　　　　　　　　　　B. 4~6 个月引入蛋黄

C. 4~6 个月引入肉末　　　　　　　　　　D. 7~8 个月引入稠粥

E. 7~8 个月引入面条

3. 营养不良患儿皮下脂肪首先减少的部位是(　　　)。

A. 面部　　　　B. 腹部　　　　C. 臀部　　　　D. 躯干　　　　E. 四肢

4. 人体内维生素 D 的主要来源是(　　　)。

A. 皮肤内 7-脱氢胆固醇　　　　　　　　　B. 母乳中的维生素 D

C. 植物性食物中的麦角固醇　　　　　　　D. 动物性食物中的胆骨化醇

E. 维生素 D 制剂

5. 关于维生素 D 缺乏性手足搐搦症的护理措施,错误的是(　　　)。

A. 快速推注钙剂　　　　　　　　　　　　B. 喉痉挛者需立即将舌头拉出口腔外

C. 患儿头偏向一侧　　　　　　　　　　　D. 已出牙的患儿,放置牙垫

E. 必要时行气管切开或气管插管

A₂型题

6. 患儿,女,3 岁。体检发现颅骨软化、鸡胸并伴有 O 形腿。血钙 2.4 mmol/L,血磷 1.6 mmol/L。该患儿处于(　　　)。

A. 维生素 D 缺乏性佝偻病初期　　　　　　B. 维生素 D 缺乏性佝偻病激期

C. 维生素 D 缺乏性佝偻病恢复期　　　　　D. 维生素 D 缺乏性佝偻病后遗症期

E. 骨软化期

7. 患儿,男,8 个月,平日多汗,易惊,两日来间断抽搐就诊,发作时 T 37.3 ℃,意识丧失,两眼上翻,手足紧握抽动,可自行缓解入睡,醒后精神好,诊断为维生素 D 缺乏性手足搐搦症,其可能存在的隐性体征是(　　　)。

A. 脑膜刺激征　　　　　　　　B. 面神经征　　　　　　　　C. 克氏征

D. 布氏征　　　　　　　　　　E. 巴氏征

8. 患儿,男,10 个月。易激惹,夜间常哭闹、多汗、睡眠不安,方颅、肋骨串珠。下列护理措施错误的是(　　　)。

A. 指导合理喂养　　　　　　　　　　　　B. 添加含维生素 D 的食物

C. 多抱患儿到户外晒太阳　　　　　　　　D. 操作轻柔以防骨折

E. 提倡进行站立锻炼

A₃/A₄型题

(9~10题共用题干)

患儿,女,6个月。主诉因发热、咳嗽2天,惊厥5次入院,患儿生后人工喂养,未加换乳食物。查体:体温37.3 ℃,咽部充血,颅骨软化,在体检过程中,该患儿再次惊厥发作。

9. 关于诊断,护士正确的判断是(　　)。

A. 癫痫　　　　　　　　　B. 低血糖　　　　　　　　　C. 高热惊厥

D. 化脓性脑膜炎　　　　　E. 维生素D缺乏性手足搐搦症

10. 应采取的治疗措施为(　　)。

A. 缓慢静推20%甘露醇　　　　　　　　B. 静脉注射50%葡萄糖

C. 静脉给予大量抗生素　　　　　　　　D. 静脉给予镇静剂和钙剂

E. 静脉给予镇静剂和维生素D

病例分析题

1. 患儿,男,8个月,以"多汗、易惊2个月"为主诉就诊。患儿为早产儿,人工喂养,至今未添加换乳期食物。查体:T 36.3 ℃,P 106次/分,R 30次/分。可见方颅、枕秃,胸廓见轻度肋缘外翻。临床诊断为营养性维生素D缺乏性佝偻病。

(1) 该患儿处于营养性维生素D缺乏性佝偻病哪一期?

(2) 对该患儿家长实施健康教育的主要内容有哪些?

2. 患儿,女,6个月。主诉因发热、咳嗽2天,惊厥5次入院,患儿生后人工喂养,未添加换乳期食物。查体:体温37.3 ℃,咽部充血,颅骨软化。

(1) 该患儿的临床诊断是什么?

(2) 惊厥发作时护士应采取哪些措施?

项目七　新生儿及新生儿疾病患儿的护理

 学习目标

　　1. 识记新生儿窒息、缺氧缺血性脑病、颅内出血、呼吸窘迫综合征、黄疸与溶血病、感染性疾病、寒冷损伤综合征、低血糖、低钙血症的身体状况、护理诊断及护理措施。

　　2. 说出新生儿分类、正常足月儿和早产儿的特点与护理、新生儿重症监护及上述新生儿疾病的病因、治疗原则。

　　3. 简述上述新生儿疾病的发病机制、辅助检查。

　　4. 学会按照护理程序对新生儿疾病患儿实施整体护理。

任务一　新生儿分类

　　新生儿(neonate,newborn)是指从脐带结扎到生后 28 天内的婴儿。围生期(perinatal period)是指出生前后的一个特定时期,我国将它定义为从妊娠 28 周至生后 7 天,期间的胎儿和新生儿称围生儿。国际上常以围生期死亡率和新生儿死亡率作为衡量一个国家卫生保健水平的标准。

一、根据胎龄分类

1. 足月儿　37 周≤胎龄<42 周的新生儿。

2. 早产儿　28 周≤胎龄<37 周的新生儿。

3. 过期产儿　胎龄≥42 周的新生儿。

二、根据出生体重分类

1. 正常出生体重儿　2500 g≤出生体重≤4000 g 的新生儿。

2. 低出生体重儿　出生体重<2500 g 的新生儿。其中,体重<1500 g 的新生儿称极低出生体重儿,体重<1000 g 的新生儿称超低出生体重儿或微小儿。

3. 巨大儿　出生体重>4000 g 的新生儿。

三、根据出生体重和胎龄关系分类

1. 适于胎龄儿　出生体重在同胎龄平均体重第 10～90 百分位的新生儿。

2. 小于胎龄儿　出生体重在同胎龄平均体重第 10 百分位以下的新生儿。其中,胎龄满 37～42周,出生体重<2500 g 的新生儿称足月小样儿,是小于胎龄儿中最常见的一种。

3. 大于胎龄儿　出生体重在同胎龄平均体重第 90 百分位以上的新生儿。

四、根据生后周龄分类

1. 早期新生儿　生后 1 周以内的新生儿。

2. 晚期新生儿 生后第 2～4 周的新生儿。

五、高危儿

高危儿指出生时已发生或可能发生危重情况而需要监护的新生儿,包括以下几种情况。

1. 母亲有异常妊娠史的新生儿 母亲有糖尿病、感染、慢性心肺疾病、吸烟、吸毒、酗酒史,母亲为 Rh 阴性血型,既往有死胎、死产史等;母亲年龄＜16 岁或＞35 岁,孕期有阴道流血、妊娠高血压综合征、先兆子痫、子痫、前置胎盘、胎盘早剥、胎膜早破等。

2. 母亲有异常分娩史的新生儿 各种难产、手术产、急产、产程延长、分娩过程中使用镇静剂和止痛药物等。

3. 出生时有异常的新生儿 出生时 Apgar 评分＜7 分、产伤、脐带绕颈、双胎或多胎儿、早产儿、小于胎龄儿、巨大儿、各种先天畸形和疾病等。

知识链接

新生儿病房分级

1. Ⅰ级新生儿病房(新生儿观察病房) 具备下列能力和条件:①新生儿复苏;②健康新生儿评估及出生后护理;③生命体征平稳的轻度外观畸形或有高危因素的足月新生儿的护理和医学观察;④需要转运的病理新生儿离院前稳定病情。

2. Ⅱ级新生儿病房(新生儿普通病房)(本级分为 2 等)

a 等:具备下列能力和条件:①生命体征稳定的出生体重≥2000 g 的新生儿或胎龄≥35 周的早产儿的医疗护理;②生命体征稳定的病理新生儿的内科常规医疗护理;③上级新生儿病房治疗后恢复期婴儿的医疗护理。

b 等:具备下列能力和条件:①生命体征稳定的出生体重≥1500 g 的低出生体重儿或胎龄≥32 周的早产儿的医疗护理;②生命体征异常但预计不会发展到脏器功能衰竭的病理新生儿的医疗护理;③头颅 B 超床边检测;④不超过 72 h 的连续呼吸道正压通气(CPAP)或不超过 24 h 的机械通气。

3. Ⅲ级新生儿病房(NICU)(本级分为 3 等)

a 等:具备下列能力和条件:①出生体重≥1000 g 的低出生体重儿或胎龄≥28 周的早产儿的医疗护理;②严重脓毒症和各种脏器功能衰竭的内科医疗护理;③持久提供常规机械通气;④计算机 X 线断层扫描术(CT);⑤实施脐动、静脉置管和血液置换术等特殊诊疗护理技术。

b 等:具备下列能力和条件:①出生体重＜1000 g 的低出生体重儿或胎龄＜28 周的早产儿的全面医疗护理;②磁共振成像(MRI)检查;③高频通气和 NO 吸入治疗;④儿科各亚专业的诊断治疗;⑤实施中、大型外科手术。

c 等:具备下列能力和条件:①实施有创循环监护;②实施体外循环支持的严重先天性心脏病修补术;③实施体外膜氧合(ECMO)治疗。

任务二 正常足月儿和早产儿的特点与护理

正常足月儿是指 37 周≤胎龄＜42 周,2500 g≤出生体重≤4000 g,无任何畸形和疾病的活产婴儿;早产儿又称未成熟儿,是指 28 周≤胎龄＜37 周,出生体重＜2500 g 的活产婴儿。

【概述】

1. 正常足月儿和早产儿的外观特点比较(表 7-1)。

表 7-1 正常足月儿与早产儿的外观特点比较

比较项目	正常足月儿	早 产 儿
哭声	响亮	低微
肌张力	四肢屈曲	颈肌软弱,四肢肌张力低下
皮肤	红润,皮下脂肪丰满,胎毛少	薄而红嫩,胎毛多
头发	分条清楚	细软而乱
耳壳	软骨发育好,耳舟成形、直挺	耳壳软,缺乏软骨,耳舟不清楚
指、趾甲	达到或超过指、趾端	未达到指、趾端
足纹	足纹遍及整个足底	足底纹理少
乳腺	乳晕清楚,结节>4 mm	乳晕不清,无结节或结节<4 mm
外生殖器	男婴睾丸已降至阴囊,女婴大阴唇遮盖小阴唇	男婴睾丸未降或未全降至阴囊,女婴大阴唇不能遮盖小阴唇

重点:足月儿的呼吸、心率、血压的正常值。

2. 正常足月儿和早产儿的生理特点

1) 呼吸系统　足月儿呼吸中枢发育不成熟,呼吸节律常不规则,频率较快,约 40 次/分;由于胸腔较小,肋间肌薄弱,呼吸主要靠膈肌的升降,以腹式呼吸为主。

早产儿呼吸中枢发育更不成熟,呼吸浅表而不规则,常出现呼吸暂停(指呼吸停止达 15～20 s,伴心率<100 次/分,并出现发绀及四肢肌张力下降);因肺表面活性物质缺乏,易发生呼吸窘迫综合征。

2) 循环系统　出生后血流动力学发生重大变化:①胎盘-脐血循环终止;②肺循环阻力下降,肺血流量增加;③回流至左心房血量明显增多,体循环压力增高;④卵圆孔、动脉导管功能性关闭。足月儿心率波动范围较大,通常为 100～150 次/分,平均为 120～140 次/分,血压平均为 70/50 mmHg(9.3/6.7 kPa)。

早产儿心率较足月儿快,血压较足月儿低,部分可伴有动脉导管未闭。

3) 消化系统　足月儿吞咽功能已经完善,但因胃呈水平位,贲门括约肌松弛,幽门括约肌较发达,易发生溢乳和呕吐;消化道面积相对较大,管壁薄、通透性高,有利于营养物质的吸收,但肠腔内病原体和毒素也容易进入血液循环而引起感染和中毒症状;除淀粉酶外,其他消化酶已足够满足其生理需要。一般生后 10～12 h 开始排墨绿色胎粪,2～3 天排完,若超过 24 h 仍未排胎粪者应检查有无消化道畸形;新生儿肝酶系统发育不成熟,常有生理性黄疸。

早产儿吸吮能力差,吞咽反射弱,胃贲门括约肌松弛、容量小,更易引起溢乳、呛奶而窒息;消化酶含量接近足月儿,但胆酸分泌少,对脂肪的消化吸收较差;在缺氧缺血、喂养不当时易发生坏死性小肠结肠炎;肝酶活性低,肝功能更不成熟,生理性黄疸较足月儿重且持续时间长,肝内维生素 K 依赖凝血因子合成少,易发生出血症;肝糖原储存少、蛋白质合成不足,易发生低血糖和低蛋白血症。

4) 泌尿系统　新生儿一般生后 24 h 内排尿,若生后 48 h 仍不排尿,需查找原因。新生儿肾功能发育不完善,肾小球滤过率低,稀释功能与成人相近,但浓缩功能差,不能迅速有效地处理过多的水和溶质,易出现脱水或水肿症状。

早产儿肾浓缩功能更差,肾小管对醛固酮反应低下,排钠分数高,易发生低钠血症;葡萄糖阈值低,易发生糖尿;碳酸氢根阈值低和肾小管排酸能力差,易发生代谢性酸中毒。

5) 血液系统　新生儿出生时血液中红细胞、血红蛋白和白细胞总数均较高,以后逐渐下降;血红蛋白中胎儿血红蛋白(HbF)约占 70%,后逐渐被成人血红蛋白(HbA)替代;由于胎儿肝脏维生素 K 储存量少、凝血因子活性低,易发生新生儿出血症。

早产儿白细胞和血小板稍低于足月儿;维生素 K、铁及维生素 D 储存量较足月儿少,更易发生出血、贫血和佝偻病。

6）神经系统 新生儿脑相对较大，占体重 10%～20%；脊髓相对较长，大脑皮质兴奋性低，睡眠时间长；足月儿出生时已具有觅食反射、吸吮反射、拥抱反射、握持反射等原始神经反射，在生后 3～4 个月自然消失；巴宾斯基征、凯尔尼格征阳性及腹壁反射、提睾反射不稳定属正常现象。

早产儿神经系统成熟度与胎龄密切相关，胎龄越小，反射越差；早产儿易发生缺氧，导致缺氧缺血性脑病；早产儿脑室管膜下存在发达的胚胎生发层组织，易发生颅内出血。

7）免疫系统 新生儿非特异性和特异性免疫功能均不成熟。皮肤黏膜薄嫩易损伤；脐残端未愈合，细菌易进入血液而发生感染；可通过胎盘从母体获得免疫球蛋白 IgG，因此，对一些传染病如麻疹有免疫力而不易感染；但 IgA（尤其是 SIgA）、IgM 缺乏，新生儿易患呼吸道和消化道感染。

早产儿皮肤娇嫩，屏障功能弱，体液及细胞免疫功能均很不完善，IgG 和补体水平较足月儿更低，极易发生各种感染。

8）体温调节 新生儿体温调节功能差，皮下脂肪薄，体表面积相对较大，易散热；寒冷时无寒战反应，产热主要依靠棕色脂肪；室温过高时，足月儿能通过皮肤蒸发和出汗散热，但如水分补充不足，可使体温增高而发生脱水热；室温过低、保暖不当时易发生低体温和寒冷损伤综合征。保持环境的"适中温度"（中性温度）是维持正常体温的重要条件，"适中温度"是指使机体耗氧量最少、代谢率最低、蒸发散热量最少、并能维持正常体温的最佳环境温度，与胎龄、日龄和出生体重有关。重点：什么叫"适中温度"？

早产儿体温中枢调节功能更差，棕色脂肪少，产热少，而体表面积相对大，皮下脂肪少，散热多，故更易发生低体温和寒冷损伤综合征；汗腺发育差，体温随外界环境温度变化大。

9）能量和体液代谢 新生儿每日基础热量消耗为 50 kcal/kg（209 kJ/kg），每日总能量需100～120 kcal/kg（418～502 kJ/kg）；液体需要量与体重、日龄有关（见表 7-2）；足月儿钠需要量为 1～2 mmol/(kg·d)；初生 10 天内一般不需补钾，以后需要量为 1～2 mmol/(kg·d)。

早产儿在生后 1 周内每日所需能量较足月儿低，而每日所需液量较足月儿高；因吸吮、消化能力差，常需肠道外营养；<32 周早产儿钠需要量为 3～4 mmol/(kg·d)；由于甲状旁腺功能低下易引起低钙血症。

3. 新生儿特殊生理状态重点：新生儿特殊生理状态。

1）生理性黄疸和生理性体重下降 ①生理性黄疸：由于新生儿胆红素代谢特点，50%～60%足月儿和 80%早产儿于生后 2～3 天出现黄疸，4～5 天达高峰；一般情况良好，足月儿在 2 周内消退，早产儿可延至 3～4 周。②生理性体重下降：出生后第 1 周内由于摄入不足、胎粪排出和水分丧失，体重可暂时下降 3%～9%，在出生后 3～4 天达到最低点，以后逐渐回升，常于 7～10 天恢复到出生时的体重。

2）"马牙"和"螳螂嘴" ①"马牙"：新生儿上腭中线和齿龈切缘上常有黄白色、米粒大小的小颗粒，系上皮细胞堆积或黏液腺分泌物积留所致，又称"上皮珠"，于生后数周至数月自行消失。②"螳螂嘴"：新生儿面颊部有隆起的脂肪垫，对吸乳有利。两者均属正常现象，不可挑破，以免发生感染。

3）乳腺肿大和假月经 ①乳腺肿大：男女新生儿于生后 3～5 天可出现乳腺肿大，如蚕豆至鸽蛋大小，2～3 周消退，切勿挤压，以免感染。②假月经：部分女婴生后 5～7 天阴道可流出少量血性分泌物，可持续 1 周。两者均由于来自母体的雌激素中断所致，一般不必处理。

4）新生儿红斑和粟粒疹 ①新生儿红斑：生后 1～2 天在头部、躯干及四肢常出现大小不等的多形性斑丘疹，1～2 天后自然消失。②新生儿粟粒疹：因皮脂腺堆积在鼻尖、鼻翼、颜面部形成小米粒大小的黄白色皮疹，脱皮后自然消失。两者一般不必处理。

【常见护理诊断/问题】

1）有窒息的危险 与分娩时羊水吸入及呛奶、呕吐有关。

2）有体温失调的危险 与体温调节中枢发育不完善有关。

NOTE

3）自主呼吸障碍　与呼吸中枢及呼吸器官发育不成熟有关。

4）营养失调：低于机体需要量　与吸吮、吞咽、消化吸收功能差有关。

5）有感染的危险　与免疫功能不足及皮肤黏膜屏障功能差有关。

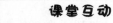

课堂互动
如何护理新生儿？

【护理措施】

1. 保持呼吸道通畅　新生儿娩出后，即应迅速清除口、鼻腔的黏液及羊水，保持呼吸道通畅，以免引起吸入性肺炎；保持合适体位，仰卧时避免颈部前屈或过度后伸，并使头偏向一侧；专人看护，避免物品阻挡新生儿口、鼻或按压胸部；根据吸吮、吞咽能力选择喂养方式，喂奶后应竖抱婴儿、轻拍背部，然后取右侧卧位，以防止溢乳和呕吐而引起窒息。

2. 维持体温稳定

1）病室条件　分娩室、沐浴室及新生儿室维持适宜的温湿度。

2）保暖　新生儿出生后立即擦干身体，用温暖毛毯包裹，并因地制宜采取保暖措施，使新生儿处于"适中温度"，如戴帽、母亲胸前怀抱，应用热水袋、暖箱和远红外辐射床等；对体重<2000 g的早产儿应尽早置于暖箱保暖，并根据体重、日龄选择中性温度（表7-2）；当体重≥2000 g，一般情况良好，食奶量正常，体温稳定时可出暖箱；另外接触新生儿的手、仪器、物品等均应保持温暖。

表 7-2　不同体重、日龄早产儿暖箱的温度

出生体重/kg	暖箱温度			
	35 ℃	34 ℃	33 ℃	32 ℃
1.0	初生 10 天内	10 天后	3 周内	5 周后
1.5	—	10 天内	10 天后	4 周后
2.0	—	2 天内	2 天后	3 周后
>2.5	—	—	2 天内	2 天后

3）降温　如体温过高可松解包被散热，并补充水分，一般不用退热剂。

3. 维持有效呼吸　早产儿生后应及时清除呼吸道分泌物，随时保持呼吸道通畅，仰卧时可在肩下放置小软枕，避免颈部弯曲及呼吸道梗阻；发绀时及时吸氧，吸入氧浓度以维持动脉血氧分压 50～80 mmHg（6.7～10.7 kPa）或经皮血氧饱和度在 90%～95% 为宜，一旦症状改善立即停用，以防氧疗并发症；呼吸暂停者可给予拍打足底、托背、刺激皮肤、放置水囊床垫等处理，反复发作者遵医嘱静脉滴注氨茶碱，严重者使用人工呼吸机。

4. 合理喂养　正常足月儿提倡尽早哺乳，生后半小时即让其吸吮乳头，以促进乳汁分泌，鼓励母乳喂养，提倡按需哺乳；无法母乳喂养者可先试喂 10% 葡萄糖水，以防低血糖，以后给予配方乳。早产儿也应尽早母乳喂养，以防低血糖，无法母乳喂养者以早产儿配方乳为宜；喂奶量以不发生呕吐及胃潴留为宜，胎龄愈小、出生体重愈低，每次哺乳量愈少、喂奶间隔时间愈短（见表7-3）；吸吮能力差和吞咽不协调者可用滴管喂养、间歇或持续鼻饲喂养，必要时静脉补充营养液。详细记录每天出入液量并监测体重，以便分析、调整喂养方案。早产儿生后应及时肌内注射维生素 K_1 以预防出血症，此外还应补充铁剂及维生素 A、C、D、E 等物质，以防贫血、佝偻病等疾病发生。

表 7-3　早产儿喂奶量与间隔时间

出生体重/g	<1000	1000～1499	1500～1999	2000～2499
开始量/mL	1～2	3～4	5～10	10～15
每天隔次增加量/mL	1	2	5～10	10～15
喂奶间隔时间/h	1	2	2～3	3

5. 预防感染　医护人员应严格遵守消毒隔离制度，接触新生儿前、后均应用消毒液洗手；工作人员带菌和患感染性疾病时应暂时隔离；新生儿疾病按不同病种分室收治，避免交叉感染；保

持脐部干燥清洁,防止脐炎,有分泌物者先用3%过氧化氢清洗,然后涂擦0.2%~0.5%碘伏;做好皮肤护理,体温稳定后每天沐浴1次,以保持皮肤清洁和促进血液循环。

6. 预防接种 及时接种乙肝疫苗和卡介苗。

7. 心理护理 新生儿期发病率和病死率最高,当新生儿患病时,应让家长了解疾病的病因、身体状况、并发症、治疗及预后,以取得积极配合,并对家长给予心理支持,增强其治疗信心,减轻其焦虑和恐惧心理。

8. 健康指导

1) 对新生儿提倡母乳喂养和母婴同室,鼓励每天进行抚触,通过肌肤、言语、眼神的交流增进母婴感情;护理人员应积极主动地与新生儿家属沟通,及时宣传新生儿正确的喂养方法、预防接种事项、日常保健、换乳期食物添加等相关知识,详细介绍新生儿的皮肤护理、换尿布、沐浴、穿衣等护理方法和日常观察内容;新生儿应在出生后3天内进行先天性疾病、遗传性疾病的筛查。

2) 加强早产儿父母的心理疏导,耐心解答患儿父母提出的问题,减轻其焦虑和罪恶感;指导并示范早产儿的护理方法,阐明保暖、喂养及预防感染等护理措施的重要性及注意事项;嘱咐家属早产儿出院后需要定期随访、检查眼底、排查后遗症、进行生长发育监测等。

任务三 新生儿缺氧缺血性脑病

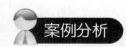 案例分析

女婴,生后12 h,第1胎,因胎儿宫内窘迫急行剖宫产。出生体重2500 g,出生时Apgar评分1 min为5分,5 min为10分。烦躁不安,长期睁眼。查体:烦躁不安、唇周发绀,前囟2 cm×2 cm大小,稍隆起,R 68次/分,双肺未闻干湿啰音,心脏无异常,吸吮、拥抱、觅食反射未引出,握持反射减弱。

问题:(1) 根据提供资料,该患儿可能的诊断是什么?

(2) 提出患儿存在的护理诊断有哪些?

(3) 作为护士对患儿进行哪些护理措施?

新生儿缺氧缺血性脑病(hypoxic-ischemic encephalopathy,HIE)是由各种围生期因素引起缺氧和脑血流减少或暂停而导致胎儿和新生儿的脑损伤,是新生儿窒息后的严重并发症,病情重,病死率高,存活者可导致永久性神经功能缺陷。

【病因】

凡能引起新生儿窒息的因素均可导致本病,围生期窒息是最主要的病因;另外,出生后肺部疾病、心脏疾病、严重失血或贫血等也可引起。

【发病机制】

1. 脑血流改变

1) 当窒息缺氧为不完全性时,体内血液重新分布,以保证脑组织血液供应,如缺氧继续存在,这种代偿机制失败,脑血流灌注下降,遂出现第2次血流重新分布,即供应大脑半球的血流减少,以保证丘脑、脑干和小脑的血液灌注量,此时脑室周围白质和大脑皮层矢状旁区最易受损。

2) 如缺氧缺血为急性完全性,则上述代偿机制不会发生,脑损伤可发生在基底神经节等代谢最旺盛的部位,而大脑皮质不受影响。

3) 缺氧和酸中毒还可导致脑血管自主调节功能障碍,形成"压力被动性脑血流",当血压升高过大时可导致脑室周围毛细血管破裂出血,而低血压时脑血流量减少,又可引起缺血性脑损伤。

2. 脑组织生化代谢改变 ①缺氧时无氧糖酵解增加、乳酸堆积,导致低血糖和代谢性酸中毒;②缺氧时ATP产生减少,细胞膜钠泵、钙泵功能不足,使钠、钙离子进入细胞内,激活某些受

重点:新生儿缺氧缺血性脑病的病因。

其调节的酶,从而进一步破坏脑细胞膜的完整性。

3. 神经病理学改变 ①足月儿以皮质梗死及深部灰质核坏死常见;②早产儿以脑室周围出血和脑室内出血多见,其次是脑室周围白质软化。

重点:新生儿缺氧缺血性脑病的临床分度。

【护理评估】

1. 健康史 评估患儿有无围生期窒息史;评估患儿意识障碍、惊厥、肌张力改变等症状。

2. 身体状况 主要表现为意识改变和肌张力变化,严重者可伴有脑干功能障碍,临床根据病情不同可分为轻、中、重 3 度(表 7-4)。

表 7-4 新生儿缺氧缺血性脑病的临床分度

	轻度	中度	重度
症状最明显时间	生后 24 h 内	生后 72 h 内	生后 72 h 内
意识	兴奋	嗜睡	昏迷
肌张力	正常	减低	松软
拥抱反射	活跃	减弱	消失
吸吮反射	正常	减弱	消失
惊厥	无	常有	多见,频繁发作
前囟张力	正常	正常或稍饱满	饱满、紧张
中枢性呼吸衰竭	无	有	严重
瞳孔改变	正常或扩大	缩小、对光反射迟钝	不等大或扩大、对光反射差
病程	<3 天	<14 天	数周
预后	良好	可能有后遗症	病死率高,多有后遗症

3. 心理-社会支持状况 因本病病死率高,存活者可留有严重后遗症,家长会产生焦虑和恐惧心理,故应重点评估家长对本病的认知程度及经济、心理承受能力。

4. 辅助检查 血清肌酸磷酸激酶同工酶升高;头颅 B 超对脑室及其周围出血具有较高的敏感性;头颅 CT 有助于了解脑水肿范围及颅内出血范围和类型;脑电图可客观反映脑损害严重程度、判断预后及有助于惊厥的诊断。

5. 治疗原则

1)支持疗法 给氧、纠正酸中毒及低血糖、维持血压稳定。

2)控制惊厥 首选苯巴比妥钠,顽固性抽搐者可加用地西泮或水合氯醛。

3)治疗脑水肿 避免输液过量是预防和治疗脑水肿的基础,液体总量不超过 60～80 mL/(kg·d);颅内压增高时首选呋塞米静脉注射,严重者可用 20%甘露醇。

4)亚低温治疗 采用人工诱导方法将体温下降 2～4 ℃,减少脑组织的基础代谢,保护神经细胞;仅适用于足月儿,常采用选择性头部降温。

【常见护理诊断/问题】

1)低效性呼吸型态 与缺氧缺血致呼吸中枢损害有关。

2)潜在并发症:颅内压增高、呼吸衰竭。

3)有失用性综合征的危险 与缺氧缺血导致的后遗症有关。

4)焦虑、恐惧(家长) 与患儿病情危重及预后差有关。

【护理措施】

1. 改善通气、给氧 ①及时清除呼吸道分泌物,保持呼吸道通畅。②给氧:根据患儿缺氧情况,可通过鼻导管或头罩给氧,严重者可考虑气管插管及机械辅助通气,以维持 PaO_2 在 50～80 mmHg(6.7～10.7 kPa)。

2. 预防并发症

1)密切观察病情 严密监护患儿的呼吸、心率、血压、血氧饱和度等,注意观察患儿的神志、瞳孔、前囟张力、肌张力、抽搐等表现。

2）遵医嘱用药　①控制惊厥：镇静剂首选苯巴比妥钠，负荷量为 20 mg/kg，于 15～30 min 静脉滴入，若惊厥不能控制，1 h 后可加用 10 mg/kg，维持量为 3～5 mg/(kg·d)；②降低颅内压：颅内压增高时，首选利尿剂呋塞米，严重者可用脱水剂 20% 甘露醇。

3. 亚低温治疗的护理

1）降温　采用循环水冷却法进行选择性头部降温，使脑温下降至 34 ℃的时间应控制在 30～90 min。

2）维持　治疗的同时注意保暖，维持体温在 35.5 ℃左右。

3）复温　治疗结束后给予复温，复温宜缓慢（时间＞5 h）。

4）监测　监测患儿持续动态心电图、肛温、SpO_2、呼吸、血压，观察面色、反应、末梢循环情况，记录 24 h 出入液量。

4. 健康指导　安慰家长，耐心细致地解答病情，以取得理解；培训家长早期康复干预的方法，促进患儿早日康复；指导患儿家长做好居家照顾及长期追踪。

任务四　新生儿颅内出血

新生儿颅内出血(intracranial hemorrhage of the newborn，ICHN)是主要由缺氧或产伤引起的严重脑损伤性疾病，主要表现为神经系统的兴奋或抑制症状。以早产儿多见，病死率高，存活者常留有神经系统后遗症。

【病因】

主要由缺氧和产伤引起。

1. 缺氧　凡能引起缺氧的因素均可导致颅内出血，以早产儿多见。如宫内窘迫、产时及产后窒息缺氧导致脑血管壁通透性增加，血液外渗，出现脑室管膜下、蛛网膜下腔、脑实质出血。

2. 产伤　以足月儿、巨大儿多见。如胎头过大、头盆不称、急产、臀位产、高位产钳、负压吸引助产等，使胎儿头部受挤压、牵引导致大脑镰、小脑幕撕裂，引起硬脑膜下出血，脑表面静脉撕裂常伴有蛛网膜下腔出血。

3. 其他　快速输入高渗液体、机械通气不当、血压波动过大、颅内先天性血管畸形或全身出血性疾病等也可引起。

【护理评估】

1. 健康史　评估患儿有无窒息缺氧及产伤史；评估患儿惊厥发作的次数、部位、程度、持续时间及意识障碍、发绀、脑性尖叫等症状。

2. 身体状况　临床表现主要与出血部位和出血量有关，多于生后 1～2 天内出现。

1）意识改变　激惹、过度兴奋或表情淡漠、嗜睡、昏迷等。

2）颅内压增高表现　脑性尖叫、惊厥、前囟隆起、颅缝增宽等。

3）眼部症状　凝视、斜视、眼球固定、眼震颤，并发脑疝时可出现两侧瞳孔大小不等、对光反射迟钝或消失。

4）呼吸改变　增快或减慢、不规则或暂停等。

5）肌张力及原始反射改变　肌张力早期增高以后减低，原始反射减弱或消失。

6）其他表现　黄疸和贫血。

7）后遗症　脑积水、智力低下、癫痫、脑瘫等。

3. 心理-社会支持状况　家长对本病的严重性、预后缺乏认识，因担心孩子致残，家长可出现焦虑、恐惧、内疚、悲伤等反应，应重点评估家长对本病的认知态度及心理、经济承受能力。

4. 辅助检查　头颅 B 超、CT 检查可提供出血部位和范围，有助于确诊和判断预后；腰穿脑脊液检查为均匀血性，镜下有皱缩红细胞，有助于脑室内及蛛网膜下腔出血的诊断，但病情重者

重点：新生儿颅内出血的病因。

重点：新生儿颅内出血的临床表现。

NOTE

不宜行腰穿检查。

5. 治疗原则

1）镇静止惊　选用苯巴比妥钠、地西泮等。

2）止血　选用维生素 K_1、酚磺乙胺（止血敏）、卡巴克络（安络血）、巴曲酶（立止血）等，必要时输新鲜血、血浆。

3）降低颅内压　选用呋塞米静脉注射，并发脑疝时应用小剂量 20% 甘露醇静脉注射。

4）给氧　呼吸困难、发绀者吸氧。

【常见护理诊断/问题】

1）潜在并发症：颅内压增高。

2）低效性呼吸型态　与呼吸中枢受损有关。

3）有窒息的危险　与惊厥、昏迷有关。

4）营养失调：低于机体需要量　与摄入不足及呕吐有关。

5）体温调节无效　与体温调节中枢受损有关。

6）焦虑、恐惧（家长）　与患儿病情危重及预后差有关。

重点：新生儿颅内出血的护理措施。

【护理措施】

1. 降低颅内压

1）减少刺激，保持安静　所有护理操作与治疗尽量集中进行，动作要轻、稳、准，尽量减少移动和刺激患儿，静脉穿刺选用留置针，减少反复穿刺，以免加重颅内出血。

2）护理体位　抬高头肩部 15°～30°，侧卧位或头偏向一侧。

3）严密观察病情　观察患儿生命体征、神志、瞳孔、囟门、神经反射及肌张力等变化，及时发现颅内高压。

4）遵医嘱降颅压　有颅内压增高时选用呋塞米降低颅内压；当出现两侧瞳孔大小不等、对光反射迟钝或消失、呼吸节律不规则等应考虑并发脑疝，选用 20% 甘露醇降低颅内压。

2. 防止窒息，改善呼吸功能　及时清除呼吸道分泌物，保持呼吸道通畅，防止窒息；合理用氧，改善呼吸功能，呼吸衰竭或严重呼吸暂停者需行气管插管、机械通气。

3. 保证营养和能量供给　不能进食者，应给予鼻饲，遵医嘱静脉输液，每日液体量为 60～80 mL/kg，速度宜慢，于 24 h 内均匀输入，以保证患儿营养和能量的供给。

4. 维持体温稳定　体温过高时给予物理降温，体温过低时采用远红外辐射床、暖箱或热水袋保暖。

5. 健康指导　向家长解答病情、减轻其紧张和恐惧心理。对有后遗症者，鼓励指导家长做好患儿智力开发、肢体功能训练，增强战胜疾病的信心。

任务五　新生儿肺透明膜病

新生儿肺透明膜病（hyaline membrane disease，HMD）又称新生儿呼吸窘迫综合征（neonatal respiratory distress syndrome，NRDS），是因肺表面活性物质（pulmonary surfactant，PS）缺乏所致，表现为生后不久出现进行性加重的呼吸窘迫和呼吸衰竭，多见于早产儿。

【病因】

因肺表面活性物质缺乏所致，主要见于早产儿，母亲患糖尿病、围生期窒息、低体温、前置胎盘、胎盘早剥及宫内感染等均可诱发本病。

【发病机制】

PS 由肺泡Ⅱ型细胞合成，主要成分为磷脂，在孕 18～20 周开始产生，孕 35 周后迅速增加；其作用是降低肺泡表面张力，防止呼气末肺泡萎陷，以保持功能残气量。PS 缺乏时，肺泡表面张力增高，呼气时功能残气量明显降低，肺泡逐渐萎陷，导致肺不张，使气体交换面积减少，通气/血流值降低,导致缺氧和 CO_2 潴留;而缺氧、酸中毒可使肺血管痉挛,肺阻力增加,导致动脉导管和卵圆孔开放,发生右向左分流,肺灌流量下降,加重肺组织的缺氧,毛细血管通透性增加,液体渗出,纤维蛋白沉着于肺泡表面,形成嗜伊红透明膜,进一步加重了气体弥散障碍,并抑制 PS 合成,形成恶性循环。

【护理评估】

1. 健康史 评估患儿出生史,是否早产;评估呼吸窘迫出现的时间、程度。

2. 身体状况 本病的特点是生后 6 h 内出现进行性加重的呼吸窘迫,主要表现为呼吸急促(>60 次/分)、鼻翼扇动、吸气性三凹征、呼气性呻吟、发绀,严重时表现为呼吸浅表及节律不整、呼吸暂停、肌张力低下等;听诊两肺呼吸音降低,可闻及细小湿啰音,心音减弱;生后第 2~3 天病情严重,3 天后开始好转。

重点:新生儿肺透明膜病的特点?

3. 心理-社会支持状况 因患儿病情严重,家长对本病的治疗及预后知识缺乏,可出现焦虑、恐惧等心理反应,应重点评估家长对本病的认识及心理、经济承受能力等。

4. 辅助检查

1)血气分析 可见 pH 值和 PaO_2 降低,$PaCO_2$ 增高。

2)胸部 X 线检查 有特异性改变,主要表现为:①毛玻璃样改变:早期两肺呈普遍性透过度降低,可见弥漫性均匀一致的细颗粒网状阴影。②支气管充气征:在弥漫性肺不张(白色)的背景下,可见清晰充气的树枝状支气管(黑色)影。③白肺:严重时双肺野均呈白色,肺肝界及肺心界均消失。

3)泡沫试验 取新生儿胃液 1 mL 加 95%酒精 1 mL,混合振荡 15 s 后静置 15 min,若沿管壁有多层泡沫形成为阳性,可排除本病。

5. 治疗原则 立即给氧,辅助呼吸;尽早(生后 24 h 内)使用 PS 替代治疗;维持酸碱平衡;保证液体和营养供应。

【常见护理诊断/问题】

1)自主呼吸障碍 与 PS 缺乏导致的肺不张、呼吸困难有关。

2)气体交换受损 与肺泡缺乏 PS、肺泡萎缩及肺透明膜形成有关。

3)营养失调:低于机体需要量 与摄入不足有关。

4)有感染的危险 与机体抵抗力降低有关。

5)焦虑、恐惧(家长) 与患儿病情危重及预后差有关。

【护理措施】

1. 改善呼吸功能

1)保持呼吸道通畅 及时清除口、鼻、咽部分泌物,分泌物黏稠时可给予雾化吸入后吸痰,每 2 h 翻身 1 次。

2)氧疗及辅助呼吸 根据病情和血气分析选择给氧方式,使 PaO_2 维持在 50~80 mmHg(6.7~10.7 kPa)、SaO_2 维持在 90%~95%之间。①头罩给氧:应选择与患儿相适应的头罩,氧流量不少于 5 L/min,以防止 CO_2 积聚在头罩内。②持续气道正压呼吸(CPAP):早期可用呼吸机 CPAP 给氧,以增加功能残气量,防止肺泡萎缩和不张。③气管插管给氧:如用 CPAP 后病情无好转,应行气管插管并采用间歇正压通气(IPPV)及呼气末正压呼吸(PEEP)。

3)气管内滴入 PS 滴入前彻底吸净气道内分泌物,将 PS 制剂先溶于生理盐水,然后经气管插管分别取仰卧位、左侧卧位、右侧卧位、再仰卧位各 1/4 量从气管中滴入,使药液较均匀进入各肺叶,再用复苏器加压给氧以帮助药液扩散。

4)保暖 维持环境温度在 22~24 ℃,皮肤温度在 36~36.5 ℃,相对湿度在 55%~65%,以减少氧的消耗。

5)密切观察病情变化 严密监测患儿体温、呼吸、心率、血压及动脉血气,及时评估病情,做好各项护理记录,若有变化及时通知医生。

2. 保证营养供给 注意合理喂养,不能吸吮、吞咽者可用鼻饲或静脉补充营养。

NOTE

3. **预防感染** 因 NRDS 患儿多为早产儿,住院时间较长,抵抗力较差,极易发生院内感染,应做好各项消毒隔离工作。

4. **健康指导** 加强高危妊娠和分娩的监护及治疗,预防早产;教会家长居家照顾的相关知识,为患儿出院后得到良好的照顾打下基础。

任务六 新生儿黄疸

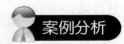

案例分析

　　患儿,男孩,胎龄 36 周,出生体重 2400 g,乳腺无结节,睾丸未降,出生后 36 h 出现黄疸,血清胆红素第 5 天为 171 μmol/L,第 16 天 136.8 μmol/L,第 21 天黄疸消退。

　　问题:(1)是生理性黄疸还是病理性黄疸?

　　(2)病理性黄疸与生理性黄疸的区别是什么?

　　(3)引起病理性黄疸的常见病因有哪些?

　　新生儿黄疸(neonatal jaundice)又称新生儿高胆红素血症,是由于胆红素在体内积聚而引起的皮肤、巩膜等黄染的现象,分为生理性和病理性两种,是新生儿期最常见的症状之一。

【新生儿胆红素代谢特点】

重点:新生儿胆红素代谢的特点。

　　1. **胆红素生成较多** 新生儿红细胞数量较多,生后血氧分压升高,红细胞大量破坏;红细胞寿命短,形成胆红素的周期缩短;旁路胆红素来源多。

　　2. **联结、运送胆红素的能力不足** 早产儿胎龄越小,白蛋白含量越低,联结的胆红素越少;刚出生新生儿常有不同程度酸中毒,可减少胆红素与白蛋白的联结。

　　3. **肝功能不成熟** 新生儿肝脏内 Y、Z 蛋白含量不足,肝细胞摄取未结合胆红素能力差;肝细胞内葡萄糖醛酸转移酶的量和活性不足,形成结合胆红素的能力差;肝脏将结合胆红素排泄到肠道的能力差。

　　4. **胆红素肠肝循环增加** 新生儿肠道内正常菌群尚未建立,不能将肠道内胆红素还原成粪胆原、尿胆原排出体外,加之肠道内 β-葡萄糖醛酸苷酶活性较高,可将结合胆红素转化成未结合胆红素,后者又被肠壁吸收经门静脉达肝脏。

【病因】

　　生理性黄疸主要与胆红素代谢特点有关;病理性黄疸主要与感染性和非感染性因素有关,具体如下:

　　1. **感染性** ①新生儿肝炎:大多为病毒通过胎盘传给胎儿或产程中被感染,以巨细胞病毒、乙型肝炎病毒为常见;以结合胆红素增高为主,伴厌食、呕吐、肝肿大及肝功能异常;②新生儿败血症、尿路感染、感染性肺炎等:因细菌毒素侵入加速红细胞破坏、损伤肝细胞所致;早期以未结合胆红素增高为主或两者均高,晚期以结合胆红素增高为主,除黄疸外伴有全身中毒症状等表现。

　　2. **非感染性** ①新生儿溶血病:ABO 血型不合最常见(其中以母亲为 O 型,子女为 A 型或 B 型多见),其次是 Rh 血型不合;多于生后 24 h 内出现黄疸,以未结合胆红素增高为主,可伴有贫血、水肿、心力衰竭、肝脾肿大,严重者导致胆红素脑病。②先天性胆道闭锁:多在生后 2 周开始出现黄疸并呈进行性加重,以结合胆红素增高为主,粪便呈灰白色(陶土色),肝脏呈进行性增大,3 个月后可逐渐发展为肝硬化。③母乳性黄疸:指母乳喂养的新生儿在生后 3 个月内仍有黄疸,为非溶血性未结合胆红素增高,一般状态良好,停喂母乳 24～48 h,黄疸可明显减轻。④其他:葡萄糖-6-磷酸脱氢酶(G-6-PD)缺陷、药物性黄疸等。

NOTE

【护理评估】

1. 健康史 评估患儿出生史、母婴血型,有无胎粪排出延迟;评估患儿黄疸出现的时间、部位、程度、进展情况及大小便颜色,有无贫血、水肿、心力衰竭、嗜睡、反应低下、吸吮无力、双眼凝视、尖叫、抽搐等表现。

2. 身体状况

生理性、病理性黄疸的临床特点见表7-5。

重点:生理性、病理性黄疸的临床特点。

表7-5 生理性黄疸和病理性黄疸的临床特点

比较项目	生理性黄疸	病理性黄疸
黄疸出现时间	生后2~3天	生后24 h内(新生儿溶血病)
黄疸高峰时间	生后4~5天	不定
黄疸持续时间	短(足月儿≤2周,早产儿可延至3~4周)	长(足月儿>2周,早产儿>4周);或黄疸退而复现
黄疸程度(血清胆红素)	轻;足月儿<221 μmol/L(12.9 mg/dL),早产儿<257 μmol/L(15 mg/dL)	重;足月儿>221 μmol/L(12.9 mg/dL),早产儿>257 μmol/L(15 mg/dL)
黄疸进展速度(每日胆红素)	慢;升高<85 μmol/L(5 mg/dL)	快;升高>85 μmol/L(5 mg/dL)
结合胆红素	<34 μmol/L(2 mg/dL)	>34 μmol/L(2 mg/dL)
伴随症状	一般情况良好,食欲正常	一般情况差,伴有原发疾病的症状

注:1 mg/dL=17.1 μmol/L

胆红素脑病(核黄疸):当血清未结合胆红素>342 μmol/L(20 mg/dL)时,可透过血脑屏障引起神经系统损害,主要发生在生后2~7天,以早产儿多见,典型临床表现包括警告期、痉挛期、恢复期及后遗症期(表7-6)。

表7-6 胆红素脑病的临床表现

分 期	主 要 表 现	持续时间
警告期	嗜睡、反应低下、吸吮无力、肌张力下降	12~36 h
痉挛期	双眼凝视、尖叫、抽搐、肌张力增高、发热	12~36 h
恢复期	抽搐停止、肌张力及体温恢复正常	2周
后遗症期	听力下降、眼球运动障碍、手足徐动、智力落后	终身

3. 心理-社会支持状况 评估家长对本病病因、并发症及预后的认识程度,了解家长的心理状况,尤其患儿出现胆红素脑病时,家长会出现紧张、焦虑和恐惧等心理反应。

4. 辅助检查

1)血清胆红素测定 胆红素增高。

2)根据病因选择相关检查 ①溶血病:红细胞及血红蛋白可降低、网织红细胞增多;血型测定可见母婴血型不合;溶血三项试验(改良直接抗人球蛋白试验、患儿红细胞抗体释放试验及患儿血清中游离抗体试验)阳性。②新生儿肝炎:肝功能异常。③败血症:血白细胞增高,血培养阳性。

5. 治疗原则

1)生理性黄疸 不需特殊治疗。

2)病理性黄疸

(1)积极治疗原发病。

(2)采取光照疗法、换血疗法、使用肝酶诱导剂、输血浆和白蛋白、提早喂养、保持大便通畅等,降低血清胆红素。

(3)保护肝脏,禁用对肝脏有损害及可能引起溶血、黄疸的药物。

（4）控制感染，注意保暖，及时纠正酸中毒、缺氧、低血糖。

【常见护理诊断/问题】

1）潜在并发症：胆红素脑病。

2）知识缺乏（家长）：家长缺乏黄疸的护理知识。

【护理措施】

1. 降低胆红素，防止胆红素脑病

1）一般护理　注意保暖，合理喂养，保持皮肤、口腔清洁，维持水、电解质平衡，避免低体温、低血糖和酸中毒，以利于胆红素与白蛋白联结。

2）遵医嘱给予肝酶诱导剂（如苯巴比妥），输血浆或白蛋白，促进游离的未结合胆红素与白蛋白结合，减少胆红素脑病发生。

3）实施光照疗法和换血疗法　适用于高未结合胆红素血症，尤其是新生儿溶血病，可降低未结合胆红素，防止胆红素脑病发生。

2. 严密观察病情

1）观察黄疸进展情况　观察患儿皮肤、巩膜、大小便的色泽变化，并根据皮肤黄疸的部位和范围，估计血清胆红素的近似值，判断黄疸程度和进展情况（表 7-7）。

表 7-7　黄疸分布与血清胆红素浓度关系

黄疸出现部位	血清间接胆红素平均值/(μmol/L)(mg/dL)	最高值/(μmol/L)(mg/dL)
头、颈部	100(6)	135(8)
躯干上半部	152(9)	208(12)
躯干下半部及大腿	202(12)	282(16)
臂及膝关节以下	256(15)	312(18)
手、脚	>256(15)	—

2）观察溶血进展情况　动态监测溶血性贫血患儿的实验室检查结果，观察其呼吸、心率、尿量变化，以及水肿、肝脾肿大等情况，判断有无心力衰竭；一旦发生，按医嘱给予洋地黄制剂和利尿剂，并控制输液量和速度。

3）观察有无胆红素脑病表现　注意观察患儿皮肤黄疸程度和范围，有无嗜睡、反应低下、吸吮无力、肌张力下降或增高、双眼凝视、尖叫、抽搐等神经系统表现，一旦出现立即报告医生并配合抢救。

3. 健康指导　向家长解释新生儿黄疸的特点，指导家长进行黄疸观察及评估黄疸进展；做好产前咨询和孕期保健，指导孕妇预防和治疗感染性疾病，防止溶血病和败血症发生；若为母乳性黄疸，嘱暂停母乳喂养或改为隔次母乳喂养，黄疸消退后再恢复母乳喂养；若为 G-6-PD 缺陷者，嘱忌食蚕豆及其制品，不穿有樟脑丸气味的衣服，避免使用磺胺等诱发溶血的药物；有神经系统后遗症者指导康复治疗和护理。

任务七　新生儿感染性疾病

一、新生儿脐炎

脐炎（omphalitis）是由于断脐时消毒不严或出生后脐部护理不当造成细菌入侵所致的局部炎症。病原菌以金黄色葡萄球菌最常见，其次是大肠埃希菌、溶血性链球菌、铜绿假单胞菌等。

【护理评估】

1. 健康史　评估患儿有无断脐时消毒不严及生后脐部护理不当等病史；评估脐部有无红肿、分泌物，以及患儿有无发热、烦躁等。

2. 身体状况

1）轻者表现　脐根部与脐周轻度发红，可有少量浆液，体温及食欲正常。

2）重者表现　脐部和脐周明显红肿发硬，脓性分泌物多并有臭味，可伴发热、吃奶差、精神不好、烦躁不安等。可向周围皮肤或组织扩散，引起腹壁蜂窝组织炎、腹膜炎、败血症等。

3. 心理-社会支持状况　评估家长对本病病因、并发症的认识程度，了解家长的心理状况，当患儿出现败血症等并发症时，家长会出现紧张、焦虑和恐惧等心理反应。

4. 辅助检查　重症者可有血白细胞计数增高。

5. 治疗原则　清除局部感染病灶、选用适宜抗生素、对症治疗等。

【常见护理诊断/问题】

1）皮肤完整性受损　与脐炎感染性病灶有关。

2）潜在并发症：败血症、腹膜炎等。

3）知识缺乏（家长）：家长缺乏脐部的护理知识。

【护理措施】

1. 脐部护理

1）观察脐带有无潮湿、渗液或脓性分泌物，如有应及时治疗。

2）洗澡时不要洗湿脐部，洗毕用消毒干棉签吸干脐窝，并用75％酒精消毒，保持局部干燥。

3）有脐炎时，轻者局部用3％过氧化氢溶液和75％酒精从脐根部由内向外环形清洗消毒，彻底清除脐部感染，每日3次；重者应遵医嘱使用抗生素。

4）进行脐部护理时应先洗手，并注意腹部保暖。

2. 健康指导　向家长宣讲脐炎的相关知识，指导家长掌握脐炎的预防及护理方法。

二、新生儿败血症

新生儿败血症（neonatal septicemia）是指细菌侵入血液循环并生长繁殖、产生毒素而造成的全身性感染，其发病率和病死率均较高，尤其是早产儿。

【病因及发病机制】

1. 易感因素　新生儿免疫系统功能不完善；皮肤黏膜薄嫩，屏障功能差，易破损感染，未愈合脐部是细菌入侵的门户；血中补体少，白细胞在应激状态下杀菌力下降，T淋巴细胞对特异性抗原反应差，细菌一旦侵入易致全身感染；IgM、IgA（特别是SIgA）缺乏，易患革兰阴性杆菌感染，且对病变局限能力差，细菌进入体内易感染扩散而致败血症。

2. 病原菌　我国以葡萄球菌最多见，其次为大肠埃希菌；近年来极低出生体重儿的存活率提高和血管导管、气管插管技术的广泛使用，使表皮葡萄球菌、铜绿假单胞菌、克雷伯杆菌等条件致病菌败血症增多。

3. 感染途径　①产前（宫内）感染：与孕母感染有关，尤其是羊膜腔的感染更易发病。②产时（产道）感染：与胎儿通过产道时被细菌感染有关，如胎膜早破、产程延长、急产或助产时消毒不严等。③产后感染：最主要感染途径，与细菌从脐部、皮肤、黏膜、呼吸道或消化道等侵入有关，以脐部最多见；也可通过雾化器、吸痰器和各种导管造成医源性感染。

【护理评估】

1. 健康史　评估患儿出生史，有无胎膜早破、产程延长及产时消毒不严等；评估孕母妊娠期有无感染；评估患儿有无脐部、皮肤、黏膜、呼吸道或消化道感染等病史，有无发热或体温不升、拒乳、少哭、少动、黄疸等症状。

2. 身体状况　临床表现不典型，无特征性表现，常累及多个系统，主要以全身中毒症状为主；生后7天内出现症状者称为早发型败血症，7天后出现症状者称为晚发型败血症。

1）全身中毒症状　①早期表现："三少"，即"少吃、少哭、少动"；②病情进展表现："七不"，即不吃、不哭、不动、体温不升（或发热）、体重不增、精神不好（萎靡、嗜睡）、面色不好（苍白或灰暗）。

2）如出现以下表现应高度怀疑败血症　①黄疸：黄疸不退或退而复现。②肝脾肿大。③出

重点：如何进行脐部护理？

重点：新生儿败血症的临床表现。

血倾向:皮肤黏膜淤点、淤斑,甚至发生 DIC。④休克:面色苍灰、皮肤花纹、血压下降、尿少或无尿。⑤其他:呼吸衰竭、腹胀、中毒性肠麻痹等。

3)并发症　化脓性脑膜炎最常见,也可见肺炎及骨髓炎等。

3. 心理-社会支持状况　评估家长对本病病因、并发症及预后的认识程度;病情轻者家长易忽视,重者可引起化脓性脑膜炎等并发症,且治疗时间长、费用高,家长会产生自责、焦虑及恐惧等心理;评估患儿居住环境、家庭卫生习惯以及经济状况等。

4. 辅助检查

1)细菌培养　血培养阳性是确诊的依据,脑脊液培养有助于化脓性脑膜炎的诊断。

2)血常规　白细胞计数升高或降低,中性粒细胞增高,并有中毒颗粒和核左移,血小板减少。

3)急相蛋白　C反应蛋白(CRP)和触珠蛋白等在急性感染早期可升高。

5. 治疗原则

1)控制感染　抗生素使用原则:①早期、足量、足疗程、联合、静脉用药,疗程至少为 10～14天;②选用敏感、杀菌、易透过血脑屏障的抗生素。

2)清除局部病灶　及时处理脐炎、脓疱疮、口腔炎等感染病灶。

3)对症及支持治疗　保暖、供氧、纠正酸中毒和电解质紊乱;必要时输新鲜血、血浆、血小板、免疫球蛋白。

【常见护理诊断/问题】

1)体温调节无效　与感染有关。

2)皮肤完整性受损　与脐炎、脓疱疮等感染病灶有关。

3)营养失调:低于机体需要量　与拒乳、吸吮无力、摄入不足有关。

4)潜在并发症:化脓性脑膜炎、感染性休克等。

【护理措施】

1. 维持体温稳定　体温过低时,采用暖箱或其他保暖措施复温;体温过高时,应采取松解包被、多喂水、调节环境温度及湿度或给予温水浴等物理方法降温,不宜使用退热剂或酒精擦浴、冷盐水灌肠等刺激性强的降温方法。

2. 控制感染　保持皮肤干燥、清洁,做好口腔、脐部、臀部护理;脐炎时先用3%过氧化氢清洗,再涂碘伏;皮肤小脓疱可用无菌针头刺破,操作前后用75%酒精消毒;遵医嘱正确使用抗生素,观察用药反应。

3. 保证营养供给　坚持母乳喂养,少量多次;吸吮无力者用滴管、鼻饲或静脉营养,以保证热量和营养供给,并注意维持患儿水、电解质平衡。

4. 及时发现和处理并发症　密切观察病情,加强巡视,若患儿出现面色发灰、呕吐、尖叫、惊厥、双眼凝视、前囟饱满等表现,则提示可能并发化脓性脑膜炎,应给予积极抗感染和降颅内压治疗;若患儿出现面色青灰、四肢厥冷、脉搏细弱、皮肤花纹等应考虑感染性休克,应立即给予扩容、纠正酸中毒等治疗。

5. 健康指导　指导家长正确喂养和护理患儿,保持皮肤、脐部的清洁干燥。

任务八　新生儿寒冷损伤综合征

新生儿寒冷损伤综合征(neonatal cold injury syndrome),简称新生儿冷伤,又称新生儿硬肿症(scleredema neonatorum),是由多种原因引起的皮肤硬肿和低体温,重症可伴有多器官功能损害,以早产儿和寒冷季节多见。

【病因和发病机制】

主要与寒冷、早产、窒息及重症感染有关。

1)寒冷和保温不足　新生儿尤其早产儿易发生的原因如下:

（1）新生儿尤其是早产儿的体温调节中枢发育不完善，体表面积相对大，皮下脂肪层薄，血管丰富，易散热。

（2）新生儿缺乏寒战反应，寒冷时主要通过棕色脂肪代偿产热，但代偿能力有限，早产儿的棕色脂肪少，代偿力更不够，因此，寒冷时易发生低体温。

（3）新生儿皮下脂肪中饱和脂肪酸含量高，由于其熔点高，低温时易发生凝固，出现皮肤硬肿。

2）某些疾病 严重感染、缺氧、休克等疾病时已发生体温调节和能量代谢紊乱。

3）新生儿患硬肿时，由于低体温、缺氧、酸中毒、血流缓慢及血流量减少，使组织灌注不足和缺氧，可引起肺出血、肾功能衰竭、DIC等。

【护理评估】

1. 健康史 评估患儿出生史，有无早产、窒息、胎膜早破、脐部感染及保暖不当史；评估患儿硬肿出现的时间、部位、程度、颜色及进展情况，有无少吃、少哭、少动、反应低下、全身冰凉等症状。

2. 身体状况

1）低体温 全身及肢端冰凉，体温常低于35℃，重者＜30℃。硬肿初期棕色脂肪产热较好，腋温≥肛温，腋温-肛温差（T_{A-R}）≥0；重症时棕色脂肪耗尽，T_{A-R}＜0。因此，T_{A-R}可作为判断棕色脂肪产热状态的指标。

2）皮肤硬肿 皮肤暗红、硬化和水肿，紧贴皮下组织不易捏起，触之如硬橡皮，有水肿者压之呈轻度凹陷。硬肿发生顺序是：小腿→大腿外侧→整个下肢→臀部→面颊→上肢→全身；硬肿范围可按头颈部20%，双上肢18%，前胸及腹部14%，背及腰骶部14%，臀部8%，双下肢26%计算。

3）全身反应差 少吃、少哭、少动、反应低下等。

4）多器官功能改变 早期表现为心音低钝、心率减慢、微循环障碍，严重时出现休克、DIC、肺出血、急性肾功能衰竭等。

5）并发症 受寒冷损伤后，机体免疫功能更低下，易并发肺炎、败血症。

6）病情分度 根据临床表现，病情可分为轻、中、重三度（见表7-8）。

重点：新生儿寒冷损伤综合征患儿皮肤硬肿发生顺序的临床特点。

表7-8 新生儿寒冷损伤综合征的病情分度

分度	肛温	腋-肛温差	硬肿范围	全身情况及器官功能改变
轻度	≥35℃	＞0	＜20%	无明显改变
中度	＜35℃	≤0	25%~50%	反应差、功能明显低下
重度	＜30℃	＜0	＞50%	休克、DIC、肺出血、急性肾功能衰竭

3. 心理-社会支持状况 评估家长对本病及患儿病情了解程度，病情重时，家长会产生焦虑、恐惧心理；评估患儿家庭居住环境、经济状况及家长的心理状态。

4. 辅助检查 常有pH值下降，血糖降低；伴DIC时血小板减少、凝血酶原时间及凝血时间延长、纤维蛋白原降低；急性肾功能衰竭者血尿素氮及肌酐升高。

5. 治疗原则

1）复温 是治疗的关键，应逐渐复温、循序渐进。

2）对症治疗 有缺氧者及时给氧；有感染者选用抗生素；有出血或出血倾向者用止血剂；及时纠正酸中毒等。

3）支持疗法 根据情况选择经口喂养或静脉营养，供给足够的热量，以利于体温恢复，但有心肾功能损害时应注意严格控制输液量及速度。

4）纠正器官功能衰竭 及时处理休克、DIC、肺出血、急性肾功能衰竭，如休克时扩容、纠正酸中毒，应用小剂量肝素防止DIC等。

【常见护理诊断/问题】

1）体温过低 与体温调节功能低下及寒冷、早产、感染、窒息等因素有关。

2）皮肤完整性受损　与皮肤硬化、水肿，局部血液供应不良有关。

3）有感染的危险　与免疫及皮肤黏膜屏障功能低下有关。

4）营养失调：低于机体需要量　与吸吮无力、能量摄入不足有关。

5）潜在并发症：休克、DIC、肺出血、急性肾功能衰竭。

6）知识缺乏（家长）：家长缺乏正确保暖和育儿知识。

【护理措施】

重点：新生儿寒冷损伤综合征的护理措施。

1. 复温　复温是本病治疗及护理的关键，原则为逐渐复温、循序渐进。可根据患儿情况，因地制宜选择复温措施，如用热水袋、电热毯，母亲怀抱，用暖箱等，有条件者首选暖箱复温。

1）肛温>30 ℃，$T_{A-R}\geqslant0$ 的轻、中度患儿，置于已预热至30 ℃的暖箱中，每小时提高箱温0.5～1 ℃，箱温不超过34 ℃，于6～12 h内恢复正常体温。

2）肛温<30 ℃，$T_{A-R}<0$ 的重度患儿，置于比体温高1～2 ℃的暖箱中，每小时提高箱温0.5～1 ℃，箱温不超过34 ℃，于12～24 h内恢复正常体温。

2. 保持皮肤完整性，预防感染　加强皮肤护理，勤翻身，尽量避免肌内注射，防止皮肤破损引起感染；做好消毒隔离措施，严格遵守操作规程，特别应做好室内和暖箱的清洁消毒，以预防感染。

3. 保证热量和液体供给　轻症能吸吮者可经口喂养，吸吮无力者用滴管、鼻饲或静脉供给营养，保证能量供应；静脉输液时应用输液泵控制，无条件者应加强手控滴速，每小时记录输液量及速度，根据病情加以调节，以防止输液速度过快引起心力衰竭和肺出血。

4. 密切观察病情，及时发现和处理并发症

1）观察并记录患儿体温、脉搏、呼吸、硬肿范围及程度、尿量等变化。

2）出现休克时给予2∶1液15～20 mL/kg静滴扩容，5%碳酸氢钠3～5 mL/kg纠正酸中毒。

3）遵医嘱应用小剂量肝素防止DIC；观察有无出血征象，出血是硬肿症患儿死亡的重要原因，尤其是肺出血。若患儿突然面色青灰、呼吸增快、肺部湿啰音增多，提示肺出血，应立即给予气管内插管，进行正压呼吸治疗。

4）若患儿出现明显少尿或无尿、高钾血症、代谢性酸中毒、氮质血症等，提示急性肾功能衰竭，应及时处理。

5. 健康指导　向家长介绍硬肿症的相关知识，指导家长对患儿加强护理，注意保暖，鼓励母乳喂养，保证足够的热量，预防感染。

任务九　新生儿胎粪吸入综合征

新生儿胎粪吸入综合征（meconium aspiration syndrome，MAS）也称为新生儿胎粪吸入性肺炎（meconium aspiration pneumonia），主要是胎儿在宫内或出生过程中吸入染有胎粪的羊水，发生气道机械性阻塞、化学性肺炎和一系列全身症状，生后出现以呼吸窘迫为主，同时伴有其他脏器损伤的一组综合征，严重者发展成呼吸衰竭或死亡。多见于足月儿和过期产儿。

【病因和发病机制】

1. 宫内窘迫　大量羊水胎粪吸入可以在产程未发动时、产程启动和分娩阶段。一般认为MAS与胎儿宫内窘迫相关，当胎儿在宫内或分娩过程中发生窒息和急性或慢性低氧血症时，血流重新分布，肠道与皮肤血流量减少，致使肠壁缺血痉挛、肛门括约肌松弛而排出胎粪。活产儿中胎粪污染羊水的发生率为12%～21.9%。缺氧对胎儿呼吸中枢的刺激使呼吸运动由不规则而逐渐发生强有力的喘息，将胎粪吸入鼻咽及气管内；而胎儿娩出后的有效呼吸，更使上呼吸道内的胎粪吸入肺内。过期产儿由于肠道神经系统成熟度和肠肽水平的提高以及胎盘功能不良，发生MAS的可能性比足月儿增加。

2. 胎儿的成熟情况 目前资料并不完全支持 MAS 与胎儿宫内窘迫的相关性,从胎儿心率变化、Apgar 评分、胎儿头皮血 pH 值等指标与羊水胎粪污染并不呈现相关。

3. 产程中胎儿窘迫 正常情况下,肺内分泌液保持肺液向羊膜囊流动,胎儿宫内呼吸运动的实际幅度非常小,即使出现少量胎粪进入羊水并不会被大量吸入肺内。但在妊娠后期随羊水减少、产程发动开始刺激胎儿等因素,可能表现为胎儿出现窘迫的迹象而吸入肺内。

【护理评估】

1. 健康史 评估患儿出生史,是否早产或过期产儿、胎儿心率变化、Apgar 评分、是否出现胎儿窘迫及程度等。

2. 身体状况 患儿病情轻重差异很大。羊水吸入较少者出生时可无症状或症状较轻;胎粪大量吸入者可致死胎或生后不久死亡。分娩时可见羊水中混有胎粪。多数患儿在生后数小时出现呼吸急促(呼吸频率>60 次/分)、呼吸困难、鼻翼扇动、呻吟、三凹征、胸阔饱满、发绀。两肺先有鼾音、粗细啰音,以后出现中、细湿啰音。如临床症状突然恶化则应怀疑气胸的发生,胸部摄片可确诊。严重胎粪吸入和急性缺氧患儿常有意识障碍、颅内压增高、惊厥等中枢神经系统症状,以及红细胞增多症、低血糖、低钙血症和肺出血等表现。持续性肺动脉高压因有大量右向左分流,除引起严重青紫外,还可出现心脏扩大、肝肿大等心力衰竭表现。

重点:新生儿胎粪吸入综合征的临床症状。

3. 心理-社会支持状况 因患儿病情严重,家长对本病的治疗及预后知识缺乏,可出现焦虑、恐惧等心理反应,应重点评估家长对本病的认识及心理、经济承受能力等。

4. 辅助检查 做血常规、血气分析、X 线胸片检查等以明确诊断。

5. 治疗原则

1)尽快清除吸入物,保持呼吸道通畅 胎儿娩出立即用喉镜进行气管内插管,并通过气管内导管进行吸引。

2)给氧保暖,对症处理,维持 PaO₂ 在 60~80 mmHg(7.9~10.6 kPa)。用 NaHCO₃ 纠正酸中毒,保持动脉血 pH >7.4,特别是并发肺动脉高压的新生儿。维持正常血糖与血钙水平。如患儿出现低血压或灌注不良,应予以扩容并静脉点滴多巴胺。对并发脑水肿、肺水肿或心力衰竭者,应限制液体入量。必要时行机械通气。有继发细菌感染时应用抗生素。并发气胸时做胸腔闭式引流,紧急状态下直接穿刺抽吸。

【常见护理诊断/问题】

1)清理呼吸道无效 与胎粪吸入有关。

2)气体交换受损 与气道阻塞、通气障碍有关。

【护理措施】

1. 保持呼吸道通畅 及时有效清除吸入物,维持正常通气功能。

2. 合理用氧 选择与病情相适应的给氧方式,维持有效吸氧,改善呼吸功能。

3. 保暖和喂养 注意保温,细心喂养,供给足够的能量。

4. 密切观察病情 如患儿出现烦躁不安、心率加快、呼吸急促、肝脏在短时间内迅速增大,提示可能合并心力衰竭,应立即吸氧,遵医嘱给予强心、利尿药物,控制补液量和补液速度;如患儿突然出现气促、呼吸困难、青紫加重,有合并气胸或纵隔气肿的可能,应立即做好胸腔穿刺及胸腔闭式引流的准备。

重点:新生儿胎粪吸入综合征的护理措施。

5. 健康指导 向家长讲述疾病的有关知识和护理要点,及时让家长了解患儿的病情,做好家长的心理护理。

任务十 新生儿低血糖

新生儿低血糖(neonatal hypoglycemia)是指全血血糖<2.2 mmol/L(40 mg/dL),而不论胎龄、日龄和出生体重大小。

重点:新生儿低血糖的定义。

【病因】

新生儿低血糖分为暂时性和持续性两大类。暂时性低血糖持续时间较短,不超过新生儿期,原因包括:①葡萄糖储存不足:主要见于早产儿、小于胎龄儿、窒息缺氧、寒冷、败血症、先天性心脏病等。②葡萄糖利用增加(即高胰岛素血症):主要见于糖尿病母亲婴儿、Rh溶血病。持续性低血糖可持续至婴儿或儿童期,主要见于高胰岛素血症(如胰岛细胞增生症)、内分泌缺陷(如先天性垂体功能不全)、遗传代谢性疾病(如糖原累积病)等。

【护理评估】

1. 健康史 评估患儿出生史,有无早产、窒息缺氧等;评估母亲有无糖尿病;评估患儿低血糖出现的时间、程度,有无嗜睡、肌张力低、激惹、颤抖、惊厥等症状。

重点:新生儿低血糖的临床表现。

2. 身体状况 大多数患儿无临床症状,少数可出现反应差或烦躁、嗜睡、喂养困难、哭声异常、肌张力低、激惹、颤抖,甚至惊厥、呼吸暂停等非特异性表现,经补充葡萄糖后症状消失、血糖恢复正常者,称症状性低血糖;如反复发作应考虑由先天性垂体功能不全、糖原累积病等疾病引起。

3. 心理-社会支持状况 评估家长对本病及患儿病情了解程度,病情重时,家长会产生焦虑、恐惧心理;评估患儿家庭居住环境、经济状况及家长的心理状态。

4. 辅助检查

1)血糖测定 高危儿应在生后4 h内反复监测血糖;以后每隔4 h复查,直至血糖浓度稳定。

2)持续性低血糖者,根据病情测定血胰岛素、胰高血糖素、皮质醇等。

5. 治疗原则 无症状患儿可口服葡萄糖,若无效改为静脉输注;有症状患儿应静脉输注葡萄糖;持续或反复低血糖者除静脉输注葡萄糖外,根据病情可加用氢化可的松、胰高血糖素治疗。

【常见护理诊断/问题】

1)营养失调:低于机体需要量 与摄入不足、消耗增加有关。

2)潜在并发症:惊厥、呼吸暂停。

重点:新生儿低血糖的护理措施。

【护理措施】

1. 保证能量供给 生后能进食者尽早喂养,根据病情给予母乳喂养或10%葡萄糖;早产儿或窒息儿应尽快建立静脉通道,保证葡萄糖输入。

2. 监测血糖 定期监测血糖,防止低血糖发生;静脉输注葡萄糖时应根据血糖变化及时调整输注量和速度,用输液泵控制并每小时观察并记录1次。

3. 密切观察病情 观察患儿病情变化,注意有无震颤、惊厥、昏迷、呼吸暂停等,一旦发生及时报告医生并处理。

4. 健康指导 告知家长新生儿出生后应尽早喂养,以保证能量供给;指导家长学会观察病情,一旦出现反应低下、惊厥或昏迷等情况,应立即通知医生抢救。

任务十一 新生儿低钙血症

新生儿低钙血症(neonatal hypocalcemia)是指血清总钙<1.75 mmol/L(7 mg/dL)或游离钙<0.9 mmol/L(3.5 mg/dL),是新生儿惊厥的常见原因之一。

重点:新生儿低钙血症的定义。

【病因】

其病因主要与暂时的生理性甲状旁腺功能低下有关。早期低血钙于生后3天内发生,常见于早产儿、小于胎龄儿、糖尿病及母亲患妊娠高血压综合征患儿等;晚期低血钙于生后3天后发生,常见于牛乳喂养的足月儿;如低血钙持续时间长或反复发生还可见于母亲患甲状旁腺功能亢进、先天性永久性甲状旁腺功能不全等。

【护理评估】

1. 健康史 评估患儿出生史及喂养史,有无早产,是否牛乳喂养;评估患儿有无烦躁、肌肉抽动、惊厥、手足搐搦等症状。

2. 身体状况 主要是神经、肌肉兴奋性增高，表现为烦躁不安、肌肉抽动及震颤，可有惊跳、惊厥及手足搐搦，喉痉挛较少见；惊厥发作时常伴有呼吸暂停和发绀；发作间期一般情况良好。

3. 心理-社会支持状况 评估家长对本病及患儿病情了解程度，病情重时，家长会产生焦虑、恐惧心理；评估患儿家庭居住环境、经济状况及家长的心理状态。

4. 辅助检查 血清总钙<1.75 mmol/L(7 mg/dL)，游离钙<0.9 mmol/L(3.5 mg/dL)，血清磷>2.6 mmol/L(8 mg/dL)，碱性磷酸酶多正常；心电图 QT 间期延长(早产儿大于 0.2 s，足月儿大于 0.19 s)。

5. 治疗原则及主要措施 静脉或口服补充钙剂、抗惊厥治疗以及病因治疗。

【常见护理诊断/问题】

1) 有窒息的危险 与惊厥、喉痉挛发作有关。

2) 知识缺乏(家长)：家长缺乏本病的相关知识。

【护理措施】

1. 遵医嘱补钙，防止窒息

1) 用 10%葡萄糖酸钙每次 2 mL/kg，以 5%或 10%葡萄糖溶液稀释至少 1 倍后静脉缓慢注射(推注速度≤1 mL/min)或滴注，避免血钙浓度过高引起心动过缓甚至心脏停搏，故静脉推注时应保持心率>80 次/分；确保输液通畅，避免药液外渗而造成局部组织坏死，一旦发生药液外渗，应立即停止注射，给予 25%~50%硫酸镁局部湿敷。

2) 口服钙剂时，应在两次喂乳之间给药，禁忌与牛乳同服，以免影响钙的吸收。

3) 严密观察病情变化，备好吸引器、氧气、气管插管、气管切开等抢救物品，避免不必要的操作，防止惊厥和喉痉挛的发生。

2. 健康指导 向家长解释病因及预后，鼓励母乳喂养，多晒太阳，人工喂养儿及时补充钙剂及维生素 D。

任务十二 新生儿重症监护及气道护理

新生儿重症监护中心(neonatal intensive care unit,NICU)是对高危新生儿进行连续的病情监护和有效的抢救及护理的集中病区。NICU 为独立病区，应邻近产房、新生儿室、手术室和急诊科，设加强护理区、中间护理区及辅助区。

【NICU 的配置】

1. NICU 护士的配置及素质要求

1) 护士配置 通常护士与患儿人数之比为 2.5:1。

2) NICU 护士的素质要求 NICU 护士应具有高度的责任心及良好的团队协作精神，有良好的身心素质和敏捷的反应能力，更要有扎实的理论基础、丰富的临床经验和熟练的专业技能；掌握急救护理技术，熟悉临床监护指标，有细致敏锐、全面的病情观察能力。此外，NICU 的护士经培训后还应熟练掌握以下专科技术：①心肺复苏术；②除颤仪的使用及保养方法；③各种监护仪的使用及监测方法；④呼吸机的使用及监测方法；⑤气管插管术及术后气道管理的方法；⑥心电图的常规诊断；⑦辐射床、蓝光治疗仪、恒暖箱及输液泵的使用方法；⑧换血疗法的配合和护理方法；⑨生命岛的管理。

2. NICU 的常规设备及用物配置 NICU 的室内光线应充足，有空气净化装置，室温以 24~26 ℃、湿度以 55%~65%为宜。常规的设备及用物配置包括：

1) 红外线辐射保温床或暖箱、蓝光治疗仪。

2) 防压疮床垫的多功能病床，床旁配备完善的功能设备带。

3) 呼吸机，为便于转运患儿，还应配有便携式呼吸机。

4) 心电监护仪、除颤仪、心电图仪、血气分析仪。

5) 气管切开包、气管插管包、呼吸囊、雾化吸入器、清创缝合包。

6) 抢救车、抢救药及常规药。

7) 空调、空气净化器、电子降温设备。

8) 滴注泵和微量注射泵、输液调速器及加温器。

9) 生命岛,指患儿所需物品全部集中并定点、定位存放的柜。

10) 有条件者配置超净工作台、纤维支气管镜、床旁脑电图、颅内压监测、B超、X光、生化、细菌学等检查设备。

3. NICU 的消毒隔离

1) 工作人员管理 严格遵守无菌技术操作原则;进入 NICU 前应更换衣帽及口罩,穿专用鞋;进行医疗操作前后应按要求洗手或手消毒;患有传染性及感染性疾病者应暂离工作岗位。

2) 患儿管理 感染性与非感染性疾病患儿应分类隔离,床间距应大于 1 m。新生儿用品专人专用,奶具应消毒后使用。限制入室探视,特殊情况下需探视时,探视者应穿隔离衣及专用鞋、戴口罩、帽子。

3) 环境消毒隔离 ①空气消毒:每日开窗自然通风 2~3 次,每次 15~30 min;紫外线照射消毒每日 1 次,每次 70 min;空气净化每日 1 次,每次 60 min。②地面消毒:每日湿式擦洗(采用含氯消毒剂)2~3 次。③室内物品、床单位、各种仪器表面、连接线等用含氯消毒剂每日抹擦 1 次。

【NICU 的监护对象】

1) 胎龄<28 周、出生体重<1500 g 的新生儿;胎龄<30 周、生后 48 h 内的新生儿。

2) 需要进行呼吸管理的新生儿,如急慢性呼吸衰竭、应用辅助通气及拔管后 24 h 内的患儿。

3) 大手术后,尤其是术后 24 h 内的患儿。

4) 病情危重、需要进行急救的患儿,如颅内出血、反复惊厥、重度窒息者。

5) 多器官功能衰竭及需要全胃肠外营养或需换血的患儿。

【NICU 的监护内容及其护理】

1. 心血管系统监护

1) 心脏功能监护

(1) 心电监护仪持续监护患儿的心电活动,每小时记录 1 次。

(2) 正确安放心电图电极片,正极粘贴于左胸大肌下,负极粘贴于右锁骨下,地极粘贴于腋中线下胸部或大腿。

(3) 血压监护 包括直接测压法(即创伤性测压法、经脐动脉测压)和间接测压法(即无创伤性测压法,经传统的气囊袖带测压)。多采用间接测压法,通过心电监护测量。每 2 h 测量并记录血压 1 次。

(4) 经皮血气监护 $TcPO_2$ 或 SaO_2 和 $TcPCO_2$ 监护者,每 1~2 h 记录 1 次,每日测动脉血气分析 1~2 次。

2) 呼吸功能监护

(1) 一般观察 观察呼吸频率、节律、深度,有无呼吸暂停、喘息样呼吸等病理性呼吸型态;观察患儿的自主呼吸是否与呼吸机同步。观察皮肤颜色、末梢循环、肢端温度、胸廓运动等状况。

(2) 通气量和呼吸力量的监护 持续监测机械通气患儿的气体流速、气道压力,据此准确调节通气参数。

(3) 经皮监测动脉血氧饱和度、氧分压,以评估患儿的肺通气和换气功能及体内环境状况。

(4) 保持呼吸道通畅 及时清除呼吸道分泌物,必要时给予雾化吸入,病情允许可给予轻叩背部,以利于清除呼吸道分泌物。鼻咽部吸痰时,吸引器的压力应小于 100 mmHg(13.3 kPa),每次吸痰时间不超过 15 s;气管插管内吸痰时,以两人协同操作为宜,一人负责吸引,一人负责吸引前后的加压给氧及病情观察。及时记录呼吸道分泌物的量、性质、黏稠度;每 2 h 记录氧浓度、记录呼吸机各项参数 1 次。

NOTE

2. 体温监护　将患儿置于已预热的远红外辐射台上或暖箱内,每 2～4 h 测量并记录暖箱温度、患儿肛温或用体温检测仪测体温 1 次。

3. 神经系统的监护

1)观察患儿的神志意识状态、神经反射、瞳孔大小及其对光反射、肌张力等状况,每 4 h 记录一次。

2)头围测量　一般每日或隔日测头围 1 次;行颅内压监护者,每 2 h 测量并记录 1 次。

4. 泌尿系统和代谢功能的监护

1)每日 1 次或数次测量尿比重、尿糖、尿蛋白及渗透压、血离子、血糖,必要时测血胆红素、肌酐、尿素氮。

2)记录 24 h 出入液量。

3)每日称体重 1 次或数次。

5. 血液及消化系统的监测　急性期每日检测血常规、血生化、动脉血气分析等。观察腹胀、呕吐、大便的量及其性质;鼻饲前检查胃内残留物的量及性质。

实训六　新生儿的护理

一、实训目标

1. 能独立完成新生儿护理的物品准备及新生儿的准备。

2. 帮助学生了解临床护理工作过程,促进学生综合性临床护理思维的培养。

3. 能独立为新生儿进行护理操作,做好对新生儿的观察和身体状况的评估。

4. 能正确指导个体及家庭对新生儿进行护理操作。

5. 实训过程中,态度端正、动作轻稳,体现出对患儿的关爱。

二、实训用物

新生儿、多媒体设备及视听资料、实训报告单。

三、实训方法

1. 地点　医院儿科病房、儿科实训室。

2. 方法

1)临床见习

(1)护生 5～8 人/组,由授课教师或医院带教老师带领,进入儿科病房,选择典型病例按护理程序的工作方法对患儿进行护理,边观察,边示范,边讲解。

(2)指定学生复述,其余学生补充,最后教师总结。

2)儿科护理实训室:若无条件去儿科病房见习,可在儿科实训室组织学生观看新生儿护理的视听资料,或选择一个典型案例,在儿科实训室组织学生进行个案讨论,再进行实训操作。

四、实训报告

1. 根据患儿的临床资料,列出其现存的主要护理诊断(问题)和合作性问题。

2. 针对患儿护理诊断(问题)和合作性问题,提出相应的护理措施。

3. 结合患儿病情,对患儿及家长进行相关健康指导。

(高莉莉)

思考题

A₁型题

1. 正常新生儿的心率每分钟为（　　）。
   A. 60～80 次　　　　　B. 80～100 次　　　　　C. 100～120 次
   D. 120～140 次　　　　E. 140～160 次

2. 新生儿生理性体重下降恢复的时间是（　　）。
   A. 4 天左右　　B. 6 天左右　　C. 8 天左右　　D. 10 天左右　　E. 12 天左右

3. 正常足月新生儿的首要护理问题是（　　）。
   A. 有喂养困难的危险　　　　　B. 有体温改变的危险
   C. 有感染的危险　　　　　D. 有窒息的危险
   E. 有外伤的危险

4. 正常新生儿的环境要求室温和相对湿度分别为（　　）。
   A. 22 ℃,35%～45%　　　　　B. 23 ℃,45%～55%
   C. 24 ℃,55%～65%　　　　　D. 25 ℃,65%～75%
   E. 26 ℃,75%以上

5. 新生儿体温过高首选的护理措施是（　　）。
   A. 酒精擦浴　　　　　B. 松开包被　　　　　C. 冷盐水灌肠
   D. 冰囊敷大血管处　　E. 遵医嘱给予退热药

A₂型题

6. 孕 41 周女婴,出生体重 3.3 kg,出生前有宫内窘迫,出生后 Apgar 评分 1 min 4 分,5 min 6 分,出生后 1 h 发现患儿肌张力增强,容易激惹,继而出现惊厥,握持反射减弱。对女婴的紧急处理不包括下列哪项？（　　）
   A. 控制惊厥　　　　　B. 给予氧气吸入　　　　　C. 监测生命体征
   D. 建立静脉通道　　　E. 进行头颅 CT 或 B 超

7. 患儿,生后 2 天出现黄疸,5 天稍重,以后逐渐减轻,10 天后消失,应考虑为（　　）。
   A. 生理性黄疸　　　　　B. 新生儿肝炎　　　　　C. 新生儿败血症
   D. 新生儿溶血症　　　　E. 先天性胆道闭锁

8. 患儿,女,孕 35 周早产,1 月 5 日分娩于家中,生后第二天体温 35 ℃,哭声低,拒奶,全身及四肢冷,两小腿外侧轻度水肿,皮肤光滑呈暗红色。血白细胞 6.0×10⁹/L,血糖 2.4 mmol/L。诊断最可能的是（　　）。
   A. 败血症　　B. 低血糖　　C. 硬肿症　　D. 心肌炎　　E. 肺炎

A₃/A₄型题

(9～10 题共用题干)

一早产儿,生后 5 天,近两天来因少吃、不哭、体温低住院。查体:肛温 33 ℃,面颊、四肢皮肤暗红,皮下脂肪硬,心率 92 次/分。

9. 该病最主要的诊断依据是（　　）。
   A. 发病于寒冷季节　　　　　B. 体温不升
   C. 皮下脂肪硬化、水肿　　　　D. 早产儿
   E. 感染

10. 为给患儿复温,首选的方法是（　　）。
   A. 立即安置于 36～37 ℃的暖箱中
   B. 安置于已预热至中性温度的暖箱中
   C. 放于 37～39 ℃的温水中进行温水浴

D. 用热水袋包裹复温

E. 在室温 28～30 ℃的病室中,缓慢自然复温

病例分析题

某新生儿,男,生后第 3 天,体重 3200 g,皮肤巩膜发黄。辅助检查:血清总胆红素 280 μmol/L,血清未结合胆红素 225 μmol/L;母亲血型"O"型,婴儿血型"A"型。

(1) 根据该新生儿的临床表现,应考虑患何种疾病?

(2) 应立即采取的主要处理措施是什么?

(3) 在护理过程中应注意预防哪种并发症发生?

项目八　消化系统疾病患儿的护理

 学习目标

1. 说出儿童腹泻的病因、治疗原则、护理诊断、护理措施、健康指导,以及儿童液体疗法常用溶液及其配制和液体疗法的护理。
2. 能对儿童腹泻进行护理评估。
3. 简述儿童消化系统解剖生理特点、儿童体液平衡的特点。儿童常见几种口炎的病因、临床表现、治疗原则、护理评估、护理诊断、护理措施、健康指导。

任务一　儿童消化系统解剖生理特点

消化系统的主要功能是消化和吸收营养物质,同时还具有屏障、内分泌和免疫功能。儿童生长发育迅速、代谢旺盛,对各种营养素的需求相对较多,由于儿童的消化功能尚不完善,极易发生消化紊乱和水、电解质紊乱及酸碱平衡失调,从而造成慢性营养障碍甚至影响儿童的生长发育,也造成机体抵抗力下降而导致感染。

一、口腔

口腔是消化道的起端,具有吸吮、吞咽、咀嚼、消化、味觉、感觉和语言等功能。足月新生儿在出生时已具有较好的吸吮和吞咽功能。新生儿及婴幼儿口腔黏膜干燥,薄嫩,血管丰富,唾液腺发育不够发达,因此容易发生损伤和局部感染;3个月以下婴儿因唾液中淀粉酶含量不足,故不宜喂淀粉类食物;3～4个月婴儿唾液分泌开始增加,婴儿口底浅,尚不能及时吞咽所分泌的全部唾液,因此常发生生理性流涎。

二、食管

婴儿的食管呈漏斗状,缺乏腺体,弹力组织和肌层不发达,食管下端贲门括约肌发育不成熟,控制能力差,常发生胃食管反流,一般在儿童8～10个月时症状消失。新生儿食管长为8～10 cm,1岁时约12 cm,5岁时约16 cm,学龄儿童20～25 cm,成人25～30 cm。婴儿吸奶时常吞咽过多空气,易发生溢奶。

三、胃

婴儿胃呈水平位,当开始行走后渐变为垂直位。贲门和胃底部肌张力低,幽门括约肌发育较好,常发生胃肠逆向蠕动,故易发生幽门痉挛而出现呕吐。胃容量新生儿为30～60 mL,1～3个月90～150 mL,1岁250～300 mL,5岁时700～850 mL,成人约2000 mL。但哺乳后不久幽门即开放,胃内容物逐渐流入十二指肠,故实际哺乳量多于上述胃容量。胃排空时间因食物种类不同而异,水需1.5～2 h,母乳需2～3 h,牛乳需3～4 h。早产儿胃排空慢,易发生胃潴留。

四、肠及肠道细菌

婴儿肠道相对比成人长,一般为身长的5～7倍,或坐高的10倍。肠道血管丰富,小肠绒毛发育较好,有利于消化吸收。但肠肌层发育差,肠系膜柔软而长,固定差,易发生肠套叠和肠扭转。肠壁薄,通透性高,屏障功能差,故肠内毒素、消化不全产物及过敏原等易通过肠黏膜吸收进入体内,引起全身性感染和变态反应性疾病。

胎儿肠道内无细菌,出生后数小时细菌很快从口、鼻、肛门侵入肠道,主要分布在结肠及直肠。肠道菌群受食物成分影响,母乳喂养者以双歧杆菌为主,人工喂养和部分母乳喂养者大肠杆菌、嗜酸杆菌、双歧杆菌及肠球菌所占比例几乎相等。正常肠道菌群对侵入肠道的致病菌有一定的拮抗作用,而婴幼儿肠道正常菌群脆弱,易受许多内外因素的影响而致菌群失调,导致消化道功能紊乱。

五、肝

年龄越小,肝相对越大。出生时肝脏重120～130 g。婴幼儿肝下缘在锁骨中线右肋缘下约2 cm,可触及,4岁后一般不能触及。婴儿肝血管丰富,肝细胞再生能力强,但肝功能不成熟,解毒能力差,故在感染、缺氧、中毒等情况下易发生肝肿大和变性。婴儿期胆汁分泌较少,故对脂肪的消化和吸收功能较差。

六、胰腺

出生后3～4个月时胰腺发育较快,胰液分泌量也随之增多。胰腺分为内分泌部及外分泌部,前者分泌胰岛素,后者分泌胰腺液,内含各种消化酶。酶产生的顺序为:胰蛋白酶最先,而后是糜蛋白酶、脂肪酶,最后是淀粉酶。胰液分泌量随年龄增长而增加,至成人每日可分泌1～2 L。新生儿胰液所含脂肪酶活性不高,直到2～3岁才接近成人水平。婴幼儿时期胰腺液及其消化酶的分泌极易受炎热气候及各种疾病的影响而被抑制,常引起消化不良。

七、婴儿粪便特点

1. 胎便 胎便由胎儿肠道脱落的上皮细胞、消化液及吞下的羊水组成。新生儿出生3天内排胎便,胎便呈墨绿或深绿色,黏稠,无臭味,2～3天后渐过渡为黄色糊状粪便。如生后3天内无胎粪排出,应注意检查有无肛门闭锁等消化道畸形。

2. 母乳喂养儿的粪便 呈金黄色,糊状,不臭,呈酸性反应,每日2～4次,一般在添加换乳期食物后次数即减少。

3. 人工喂养儿的粪便 呈淡黄色,较干稠,有臭味,呈中性或碱性反应,每日1～2次。添加淀粉或糖类食物可使粪便变软。

4. 混合喂养儿的粪便 与人工喂养者相似,但较软、黄。添加谷类、蛋、肉、蔬菜等换乳期食物后,粪便性状逐渐接近成人,每日1次。

任务二 口 炎

口炎(stomatitis)是指口腔黏膜由于各种感染引起的炎症,若病变仅局限于舌、齿龈,口角亦可称为舌炎、齿龈炎或口角炎。全年可发病,多见于婴幼儿。

【病因】
本病多由病毒、细菌、真菌等引起,可单独发病,亦可继发于急性感染、腹泻、营养不良,以及B族维生素、维生素C缺乏等疾病。食具消毒不严、不注意口腔卫生或各种疾病导致机体抵抗力下降等因素均可引起口炎的发生。目前细菌感染引起的口炎已经很少见,但病毒及真菌感染引起

重点:儿童常见几种口炎的病因。

的口炎仍经常见到。

【护理评估】

1. 健康史　评估患儿有无不恰当的口腔擦拭或饮食过热史,是否有营养不良等全身性疾病,有无长期使用广谱抗生素及糖皮质激素史等。

2. 身体状况　评估患儿是否有哭吵、发热、拒乳、流涎等症状。评估患儿口腔黏膜局部表现。

1)鹅口疮(thrush,oral candidiasis)　又称雪口病,为白色念珠菌感染引起的真菌病,在黏膜表面形成白色斑膜。口腔黏膜出现白色乳凝块样小点或小片状物,可逐渐融合成大片,不易拭去,若强行擦拭剥离,则局部黏膜潮红、粗糙,可有溢血。若患处不痛、不流涎,一般不影响吃奶,无全身症状。严重者口腔黏膜大部或全部被白色斑膜覆盖,并可蔓延至咽部甚至波及肺,此时可危及生命。重症患儿可伴低热、拒食、吞咽困难等表现。

2)疱疹性口炎(herpetic stomatitis)　是由单纯疱疹病毒Ⅰ型引起的急性口腔黏膜感染。疱疹好发于唇红部及邻近口周皮肤和口腔黏膜。呈散在或成丛的小水疱,初起时发痒,继而有痛感。水疱很快溃破,形成浅溃疡。全身症状或轻或重,可有发热,体温 38～40 ℃,颌下淋巴结有时略有肿大。婴儿发生在口腔黏膜者,常因拒食啼哭才被发现。病程为 1～2 周。

3. 心理-社会支持状况　评估家长对疾病的心理反应及认识程度、文化程度、喂养及护理知识等。

4. 辅助检查　鹅口疮取白膜少许,置于玻片上,加 10％氢氧化钠一滴,在显微镜下可见真菌的菌丝和孢子。

5. 治疗原则　鹅口疮患儿可用 2％碳酸氢钠溶液,于哺乳前后清洁口腔,或局部涂制霉菌素鱼肝油混悬溶液,每日 2～3 次。加强营养,适当补充维生素 B_2 和维生素 C。

疱疹性口炎患儿无特效药,主要采取对症治疗。应保持口腔清洁,多饮水。局部涂锡类散、冰硼散或疱疹净、鱼肝油软膏等。

【常见护理诊断/问题】

1)口腔黏膜改变　与口腔感染有关。

2)疼痛　与口腔黏膜炎症、溃疡有关。

3)体温过高　与口腔感染有关。

【护理措施】

1. 口腔护理　用 2％碳酸氢钠溶液或 3％过氧化氢溶液清洁口腔后涂药,年长儿可用含漱剂。鼓励患儿多饮水,进食后漱口,以保持口腔黏膜湿润和清洁。对流涎者,及时清除分泌物,保持皮肤干燥、清洁,避免引起皮肤湿疹及糜烂。清洗口腔应在饭后 1 h 左右为宜。

2. 正确涂药　为确保局部用药达到目的,涂药前应先将纱布或干棉球放在颊黏膜腮腺管口处或舌系带两侧,以隔断唾液,防止药物被冲掉;然后用干棉球将病变部位表面吸干后再涂药;涂药后嘱患儿闭口 10 min,再取出纱布或棉球,不可立即漱口、饮水或进食。

3. 饮食护理　以高能量、高蛋白、富含维生素的温凉流质或半流质食物为宜。因疼痛影响进食的患儿,食前可用 1％奴弗卡因液或 2％利多卡因液漱口或局部涂抹,以减少疼痛。对不能进食者,可静脉补充或给予肠道外营养,以确保能量与液体的供给。

4. 发热护理　密切观察体温变化,体温超过 38.5 ℃时,给予松解衣服,置冷水袋、冰袋等物理降温,必要时给予药物降温。

5. 健康指导

1)向家长介绍口炎发生的原因、影响因素及护理,做好口腔卫生保健。

2)指导食具专用,注意隔离,做好清洁消毒工作。

3)教育小儿养成良好的卫生习惯,纠正吮指、不刷牙等不良习惯;年长儿应教导其进食后漱口,避免用力或粗暴擦伤口腔黏膜。

4)宣传均衡营养对提高机体抵抗力的重要性,避免偏食、挑食,培养良好的饮食习惯。

5)解释流涎是患儿对疼痛的一种反应,应注意保持口腔周围皮肤的干燥,防止出现皮肤湿疹及糜烂。

流 涎 症

儿童患口咽黏膜炎症、面神经麻痹、延髓麻痹、脑炎后遗症及呆小病等疾病时,因唾液过多或不能及时咽下而引起口涎外流,才属于流涎症,此时应治疗原发病。

任务三 小 儿 腹 泻

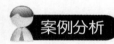案例分析

患儿,女,6 个月,因"咳嗽 2 天,呕吐、腹泻 1 天"于 2014 年 9 月 26 日入院,查体:T 39.2 ℃,HR 130 次/分,R 35 次/分,BP 80/50 mmHg。神清,精神稍差,口唇稍干燥,前囟稍凹陷,双肺呼吸音粗,腹软,肠鸣音活跃,臀部发红。辅助检查:胸片示双肺感染。大便常规:黄稀水样,WBC 0～2/HP,轮状病毒阳性;血生化:血钠 136 mmol/L。根据以上资料:

1. 思考该患儿可能的医疗诊断?
2. 思考该患儿存在哪些护理问题?
3. 思考该患儿如何护理?

儿童腹泻(infantile diarrhea)或称腹泻病,是由多种病原、多种因素引起的,以大便次数增多和大便性状改变为特点的消化道综合征,是我国婴幼儿最常见的疾病之一。6 个月～2 岁婴幼儿发病率高,1 岁以内约占半数,是造成儿童营养不良、生长发育障碍的主要原因之一。

【病因】

1. 易感因素

1) 婴幼儿消化系统发育不完善　胃酸和消化酶分泌不足,消化酶活性低,对食物质和量变化的耐受性差。

2) 儿童生长发育快　对营养物质的需求相对多,且婴儿食物以液体为主,水的进出量多,消化道负担重。

3) 机体防御功能差　婴儿血液中免疫球蛋白、胃肠道 SIgA 及胃内酸度均较低,对感染的防御能力差。

4) 肠道菌群失调　新生儿出生后尚未建立正常肠道菌群,或因使用抗生素等导致肠道菌群失调,使正常菌群对入侵肠道致病菌的拮抗作用丧失,而引起肠道感染。

5) 人工喂养　由于不能从母乳中获得 SIgA 等成分,加上食物、食具易被污染等因素,其发病率明显高于母乳喂养者。

2. 感染因素

1) 肠道内感染　可由病毒、细菌、真菌、寄生虫引起,尤以病毒和细菌多见。

(1) 病毒感染　寒冷季节的婴幼儿腹泻 80% 由病毒感染引起,病毒性肠炎主要病原体为轮状病毒,其次是星状病毒、诺沃克病毒、埃可病毒和柯萨奇病毒等。

(2) 细菌感染(不包括法定传染病)　致腹泻大肠杆菌:包括致病性大肠杆菌(为最早发现的致腹泻大肠杆菌)、产毒性大肠杆菌、侵袭性大肠杆菌、出血性大肠杆菌;空肠弯曲菌;耶尔森菌;其他如沙门菌、嗜水气单胞菌、难辨梭状芽胞杆菌、金黄色葡萄球菌、铜绿假单胞菌等也可引起

重点:儿童腹泻的病因。

腹泻。

（3）真菌感染 致腹泻的真菌有念珠菌、曲菌和毛霉菌,婴儿以白色念珠菌多见。

（4）寄生虫感染 常见有蓝氏贾第鞭毛虫、阿米巴原虫和隐孢子虫等。

2）肠道外感染 有时亦可产生腹泻症状,如患中耳炎,肺炎,上呼吸道、泌尿道及皮肤感染或急性传染病时,可因发热、感染源释放的毒素、抗生素治疗、直肠局部激惹(膀胱感染)作用而并发腹泻。有时肠道外感染的病原体(主要是病毒)可同时感染肠道。

3. 非感染因素

1）饮食因素 ①喂养不当可引起腹泻,多为人工喂养儿,如喂养不定时、食物的质和量不适宜,过早给予淀粉类或脂肪类食物等均可引起腹泻;②过敏性腹泻,如对牛奶、大豆(豆浆)及某些食物成分过敏或不耐受而引起腹泻;③原发性或继发性双糖酶(主要为乳糖酶)缺乏或活性降低,肠道对糖的消化吸收不良而引起腹泻。

2）气候因素 气候突然变化、腹部受凉使肠蠕动增加;天气过热致消化液分泌减少或口渴饮水吃奶过多,都可能诱发消化功能紊乱而引起腹泻。

【发病机制】

导致腹泻的机制有:肠腔内存在大量不能吸收的具有渗透活性的物质(渗透性腹泻)、肠腔内电解质分泌过多(分泌性腹泻)、炎症所致的液体大量渗出(渗出性腹泻)、肠道运动功能异常(肠道功能异常性腹泻)等。但临床上不少腹泻并非由某单一机制引起,而是多种机制共同作用的结果。

1. 感染性腹泻 病原微生物多随污染的食物或饮水进入消化道,亦可通过污染的手、玩具及日用品或带菌者传播。当机体的防御功能下降、大量的微生物侵袭并产生毒力时可引起腹泻。

1）病毒性肠炎 病毒侵入肠道后,使小肠绒毛细胞受损,导致小肠黏膜回吸收水、电解质能力下降,肠液在肠腔内大量集聚而引起腹泻。

2）细菌性肠炎 ①肠毒素性肠炎:各种产生肠毒素的细菌可引起分泌性腹泻。如霍乱弧菌、产毒性大肠杆菌等,主要通过其产生的肠毒素使水及电解质向肠腔内转移,肠道分泌增加,超过结肠吸收限度而导致水样腹泻。②侵袭性肠炎:各种侵袭性细菌感染可引起渗出性腹泻,如沙门菌、侵袭性大肠杆菌等均可直接侵袭小肠或结肠壁,使黏膜充血、水肿,炎症细胞浸润引起渗出和溃疡等病变。患儿排出含有大量白细胞和红细胞的菌痢样粪便。

2. 非感染性腹泻 主要是由饮食不当引起。当进食过量或食物的质发生改变,消化过程发生障碍,食物不能被充分消化吸收而积滞于小肠上部,使肠腔内酸度减低,有利于肠道下部细菌上移和繁殖,食物发酵和腐败,分解产生的短链有机酸使肠腔内渗透压增高,并协同腐败性毒性产物刺激肠壁致肠蠕动增加,引起腹泻,进而发生脱水和电解质紊乱。

【护理评估】

1. 健康史 评估患儿一般情况,出生史,喂养史,生长发育史等,如喂养方式、喂何种乳品、冲调浓度、喂哺次数及每次量、添加换乳期食物及断奶情况。有无不洁饮食史及食物过敏史,是否有腹部受凉,是否有上感、肺炎等肠道外感染病史。既往有无腹泻史及长期使用抗生素史。

> **课堂互动**
>
> 患儿,女,8个月,因腹泻、呕吐伴发热2天入院,该患儿体格检查的要点有哪些?该做哪些辅助检查?写出护理诊断。

2. 身体状况 不同病因引起的腹泻常各具临床特点和临床过程。根据病程分为:急性腹泻病(病程在2周以内)、迁延性腹泻病(病程在2周至2个月)、慢性腹泻病(病程在2个月以上)。根据病情分为:轻和重型腹泻。根据病因分为感染性和非感染性腹泻。

1）急性腹泻

（1）腹泻的共同临床表现

①轻型:常由饮食因素及肠道外感染引起。起病可急可缓,以胃肠道症状为主,食欲不振,偶

重点:儿童腹泻的临床表现。

有溢奶或呕吐,大便次数增多,但每次大便量不多,稀薄或带水,呈黄色或黄绿色,有酸味,常见白色或黄白色奶瓣和泡沫。无脱水及全身中毒症状,多在数日内痊愈。

②重型:多由肠道内感染引起。常急性起病,也可由轻型腹泻逐渐加重、转变而来,除有较重的胃肠道症状外,还有较明显的脱水、电解质紊乱和全身感染中毒症状。如发热、精神烦躁或萎靡、嗜睡,甚至昏迷、休克。胃肠道症状包括食欲低下,常有呕吐,腹泻频繁,大便每日 10 余次至数 10 次,多为黄色水样或蛋花样便,含有少量黏液,少数患儿也可有少量血便。

水、电解质紊乱及酸碱平衡失调有脱水、代谢性酸中毒、低钾血症、低钙血症和低镁血症等表现。

(2) 几种常见肠炎的临床特点

①轮状病毒肠炎:秋、冬季婴幼儿腹泻最常见的类型,又称秋季腹泻。多见于 6 个月~2 岁的婴幼儿,起病急,常伴有发热和上呼吸道感染症状,无明显感染中毒症状;病初 1~2 天常发生呕吐,随后出现腹泻,大便次数多,量多,水分多,呈黄色水样或蛋花汤样便,带少量黏液,无腥臭味;常并发脱水、酸中毒及电解质紊乱;本病为自限性疾病,自然病程 3~8 天。大便镜检偶有少量白细胞。近年报道,轮状病毒感染也可侵犯多个脏器,如中枢神经系统、心肌等。

②产毒性细菌引起的肠炎:多发生在夏季。潜伏期 1~2 天,起病较急;轻症仅大便次数稍增,性状轻微改变。重症腹泻频繁,量多,呈蛋花汤样或水样,混有黏液,大便镜检无白细胞。伴呕吐,常发生水、电解质和酸碱平衡紊乱;为自限性疾病,症状持续 3~7 天。

③侵袭性细菌引起的肠炎:全年均可发病,多见于夏季。潜伏期长短不等;起病急,高热甚至发生惊厥;腹泻频繁,大便呈黏液状,带脓血,有腥臭味,常伴恶心、呕吐、腹痛和里急后重,可出现严重的全身感染中毒症状甚至休克;大便镜检有大量白细胞及数量不等的红细胞,大便细菌培养可找到相应的致病菌。

④出血性大肠杆菌肠炎:大便次数增多,开始为黄色水样便,后转为血水便,有特殊臭味;伴腹痛,大便镜检有大量红细胞,一般无白细胞。

⑤抗生素诱发性肠炎:使用大量抗生素,致肠道菌群失调,使继发肠道内耐药的金黄色葡萄球菌、某些梭状芽孢杆菌和白色念珠菌等大量繁殖而引起肠炎,体弱儿、长期应用糖皮质激素和免疫功能低下者多见;真菌性肠炎多为白色念珠菌感染所致,常并发于其他感染如鹅口疮,大便次数增多,呈黄色稀便,泡沫较多带黏液,有时可见豆腐渣样细块(菌落)。

2) 迁延性腹泻和慢性腹泻　迁延性腹泻和慢性腹泻多与营养不良和急性期治疗不彻底有关。表现为腹泻迁延不愈,病情反复,大便次数和性质不稳定,严重时可出现水、电解质紊乱。以急性腹泻未彻底治疗或治疗不当、迁延不愈最为常见。人工喂养、营养不良婴幼儿患病率高。由于营养不良患儿患腹泻时迁延不愈,持续腹泻又加重了营养不良,两者互为因果,最终引起免疫功能愈发低下,继发感染,形成恶性循环,导致多脏器功能异常。

难点:几种常见肠炎的临床特点及鉴别。

知识链接

生理性腹泻

多见于不满 6 个月的婴儿,外观虚胖,常有湿疹,生后不久即出现腹泻,除大便次数增多外,无其他症状,食欲好,不影响生长发育。近年研究发现此类腹泻可能为乳糖不耐受的一种特殊类型,添加换乳期食物后,大便即逐渐转为正常。

3. 心理-社会支持状况　观察患儿的反应,了解家长心理状态及对疾病的认识程度、文化程度、喂养及护理知识等,评估患儿家庭的居住环境、经济状况、卫生习惯等。

4. 辅助检查

1）大便常规　肉眼检查大便的性状如外观、颜色、是否有黏液脓血等；大便镜检有无脂肪球、白细胞、红细胞等。

2）病原学检查　细菌性肠炎大便培养可检出致病菌；真菌性肠炎，大便镜检有真菌孢子和菌丝；病毒性肠炎可做病毒分离等检查。

3）血液生化　血钠测定可了解脱水的性质；血钾测定可了解有无低钾血症；碳酸氢盐测定可了解体内酸碱平衡紊乱的程度及性质。

重点：儿童腹泻的治疗原则。

5. 治疗原则

儿童腹泻的治疗原则：调整饮食，预防和纠正脱水，合理用药，加强护理，预防并发症。

1）急性腹泻的治疗

（1）调整饮食　强调继续饮食，满足生理需要量，补充疾病消耗，以缩短腹泻后的康复时间。应根据疾病的特殊病理生理状况、个体消化吸收功能和平时的饮食习惯合理调整。

（2）纠正水、电解质紊乱及酸碱平衡失调。

（3）药物治疗　①控制感染：水样便腹泻患儿多为病毒性及非侵袭性细菌感染所致，一般不用抗生素，应合理使用液体疗法，选用微生态制剂和黏膜保护剂；黏液、脓血便腹泻患儿多为侵袭性细菌感染；常选用抗 G^- 杆菌及大环内酯类抗生素；抗生素诱发性肠炎应停用原使用的抗生素，根据症状可选用万古霉素、新青霉素、抗真菌药物等。②肠道微生态疗法：有助于恢复肠道正常菌群的生态平衡，抵御病原菌侵袭，控制腹泻，常用双歧杆菌、嗜酸乳杆菌等制剂。③肠黏膜保护剂：能吸附病原体和毒素，维持肠道细胞的吸收和分泌功能，与肠道黏液糖蛋白相互作用可增强其屏障功能，如蒙脱石散（思密达）。④避免用止泻剂，因止泻会增加毒素的吸收。⑤补锌治疗：WHO/联合国儿童基金会最近建议，对于急性腹泻患儿，应每日给予元素锌 20 mg（＞6 个月），疗程 10～14 天，6 个月以下婴儿每日 10 mg，可缩短病程。

2）迁延性和慢性腹泻治疗　迁延性、慢性腹泻常伴营养不良或其他并发症，必须采取综合治疗措施。积极寻找引起病程迁延的原因，针对病因进行治疗。继续喂养，加强营养。补充微量元素和维生素。应用微生态调节剂和肠黏膜保护剂，并可配合中医中药治疗等。

重点：儿童腹泻的护理诊断。

【常见护理诊断/问题】

1）腹泻　与感染、喂养不当、肠道功能紊乱等有关。

2）体液不足　与腹泻、呕吐致体液丢失过多和摄入不足有关。

3）体温过高　与肠道感染有关。

4）有皮肤完整性受损的危险　与大便刺激臀部皮肤有关。

5）潜在并发症：代谢性酸中毒、低钾血症等。

重点：儿童腹泻的护理措施。

【护理措施】

1. 腹泻的护理

1）调整饮食　继续喂养，须调整饮食，停喂不易消化和脂肪类食物，母乳喂养儿暂停换乳期食物；人工喂养儿可喂米汤、酸奶、脱脂奶等。严重呕吐者，可暂时禁食 4～6 h（不禁水），待好转后继续喂养，由少到多，由稀到稠。病毒性肠炎多有继发性双糖酶缺乏，不宜用蔗糖，或暂停乳类喂养，改用酸奶、豆浆等。腹泻停止后逐渐恢复营养丰富的饮食，并每日加餐一次，持续 2 周。

2）控制感染　选用针对病原菌的抗生素以控制感染，严格执行消毒隔离制度，感染性腹泻与非感染性腹泻患儿应分室居住，护理患儿前后要认真洗手，腹泻患儿用过的尿布、便盆应分类消毒，以防交叉感染。

3）控制腹泻　一般不用止泻剂，防止继续失水，可用肠黏膜保护剂（思密达）、微生态制剂（金双歧、妈咪爱），还可用推拿方法等来缓解腹泻。

2. 补充液体的护理

1）急性腹泻无明显脱水的患儿可采用家庭疗法　口服足够的液体，预防脱水；给予足够的食物，预防营养不良；如有腹泻加重及时就诊。

2) 纠正水、电解质紊乱及酸碱平衡失调　①口服补液：可用于腹泻时预防脱水及纠正轻、中度脱水。②静脉补液：适用于中度以上脱水、吐泻严重或腹胀的患儿；输液成分、量和时间必须根据脱水程度和性质决定，注意个体化，输液过程中严密观察。

3. 发热护理　监测体温，多喝水，给予物理降温（敷冰贴、头枕冰袋等）和药物降温（泰诺林、美林等）。

4. 维持皮肤完整性（尿布皮炎的护理）　选用吸水性强、透气性好的柔软布质或纸质尿布；勤换尿布，每次大便后用温水清洗臀部，蘸干（不要用力擦）；局部皮肤发红处可涂5%鞣酸软膏或植物油（如食用芝麻油）等，防止臀红；局部皮肤发红有渗出或有溃疡者，可采用暴露疗法或灯光照射、理疗等促使创面干燥愈合。

5. 密切观察病情

1) 监测生命体征　如神志、体温、脉搏、呼吸、血压等。

2) 观察大便情况　观察并记录大便次数、颜色、性质、量，做好动态比较，为输液方案和治疗提供可靠依据。

3) 观察全身中毒症状　如有无发热、烦躁、嗜睡、倦怠等。

4) 观察水、电解质紊乱和酸碱平衡失调症状　如代谢性酸中毒表现、低血钾表现、脱水程度，及时发现并发症。

5) 观察经补液治疗后的症状体征改善情况，重症患儿记录24 h出入液量。

6. 健康指导

1) 宣传母乳喂养的优点，指导合理喂养，避免在夏季断奶。按时逐步添加换乳期食物。

2) 根据家长的文化程度及理解能力介绍儿童腹泻的病因、治疗和护理要点。在饮食、补液、用药、臀红护理等方面给予指导。避免长期滥用广谱抗生素。

3) 指导家长给儿童服用微生态制剂时应注意避开抗生素使用时间，一般间隔2 h以上。介绍肠黏膜保护剂（思密达）的作用及注意事项，此药在服用时间上不能和其他药物同时服用，以防其他药物被吸附，起不到治疗作用，应在两次奶或两餐中间空腹服用，服用后1 h内不要进食，目的是让药物更好地吸附在胃肠黏膜上形成保护膜。

4) 注意饮食卫生，食物要新鲜，食具要定时消毒。指导儿童饭前便后洗手，勤剪指甲，培养良好的卫生习惯。

5) 加强体格锻炼，适当进行户外活动。注意气候变化，防止受凉或过热。

任务四　儿童体液平衡的特点和液体疗法

一、儿童体液平衡的特点

体液是人体的重要组成部分，保持其生理平衡是维持生命的重要条件。体液中水、电解质、酸碱度、渗透压等的动态平衡，依赖于神经、内分泌、呼吸、肾脏等系统的正常调节功能。儿童这些器官系统发育不成熟，易受疾病和外界环境的影响而致体液平衡紊乱。

（一）体液的总量和分布

体液分布于血浆、组织间隙及细胞内，前两者合称为细胞外液。年龄越小，体液总量相对越多，这主要是间质液的比例增高，而血浆和细胞内液的比例基本稳定，与成人相近（见表8-1）。

表 8-1　不同年龄的体液分布（占体重的百分比）

年龄	体液总量	细胞外液		细胞内液
		血浆	间质液	
足月新生儿	78	6	37	35

续表

| 年龄 | 体液总量 | 细胞外液 | | 细胞内液 |
		血浆	间质液	
1 岁	70	5	25	40
2～14 岁	65	5	20	40
成人	55～60	5	10～15	40～45

(二)体液的电解质组成

体液由溶液组成,其溶剂是水,溶质主要为电解质及少量非电解质。细胞内、外液的电解质组成有显著的差别。细胞内液以 K^+、Mg^{2+}、HPO_4^{2-} 和蛋白质等离子为主,K^+ 是维持细胞内液渗透压的主要阳离子。细胞外液以 Na^+、Cl^- 和 HCO_3^- 为主,其中 Na^+ 含量占该区阳离子总量的 90% 以上,对维持细胞外液的渗透压起主要作用。故根据血浆 Na^+ 浓度用以下公式可大致推算出体液的渗透压:体液渗透压(mmol/L)=血钠×2+20。

(三)水的交换

1. 水的生理需要量 儿童水的需要量大,交换率快,其主要原因为儿童生长发育快,活动量大、机体新陈代谢旺盛;摄入热量、蛋白质和经肾排出的溶质均较高;体表面积相对大、呼吸频率快,不显性失水较成人多。不同年龄儿童每日所需水量见表 8-2。

表 8-2 儿童每日水的需要量

年 龄	需水量/(mL/kg)
<1 岁	120～160
1～3 岁	100～140
4～9 岁	70～110
10～14 岁	50～90

2. 水的排出 机体主要通过肾(尿)途径排出水分,其次经皮肤和肺的不显性失水和消化道(粪)排水。正常情况下,水通过皮肤和肺的蒸发,即不显性失水,主要用于调节体温。汗液属显性失水,也是调节体温的重要机制。

(四)体液调节

机体主要通过神经、内分泌、呼吸、肾脏等系统的正常调节功能来调节体液平衡。正常情况下,水分排出的多少主要靠肾浓缩和稀释功能调节,由于儿童肾功能不成熟,体液调节功能较差,因此易出现水、电解质紊乱和酸碱平衡失调。

二、水、电解质紊乱和酸碱平衡失调

(一)脱水

脱水是指水分摄入不足或丢失过多所引起的体液总量尤其是细胞外液量的减少,除失水外,尚有钠、钾和其他电解质的丢失。

1. 脱水的程度 脱水的程度常以丢失液体量占体重的百分比来表示,一般根据临床表现综合分析判断,常将脱水程度分为三度。①轻度脱水:表示有 3%～5% 体重减少或相当于体液丢失 30～50 mL/kg。②中度脱水:表示有 5%～10% 体重减少或相当于体液丢失 50～100 mL/kg。③重度脱水:表示有 10% 以上的体重减少或相当于体液丢失 100～120 mL/kg。中度与重度脱水的临床体征常有重叠。

等渗性脱水临床表现视脱水的轻重而异(见表 8-3)。眼窝凹陷常被家长发现,其恢复往往是补液后最早改善的体征之一。

低渗性脱水临床表现多较严重,初期可无口渴症状,除一般脱水表现外,多有四肢厥冷、皮肤

重点、难点:儿童腹泻脱水的判断。

花斑、血压下降、尿量减少等循环不良的症状体征。

高渗性脱水临床脱水体征不明显,常有剧烈口渴、高热、烦躁不安,肌张力增高等表现,甚至发生惊厥。

表 8-3 等渗性脱水临床表现

项目	轻度	中度	重度
精神状态	精神稍差	精神萎靡或烦躁不安	昏睡甚至昏迷
皮肤弹性	尚可	较差	极差
口唇黏膜	略干	干燥	极干燥
眼窝和前囟	稍凹陷	明显凹陷	深凹陷
眼泪	哭时有泪	哭时泪少	哭时无泪
尿量	稍减少	明显减少	少尿甚至无尿
周围循环衰竭	无	不明显	明显
代谢性酸中毒	无	有	严重

2. 脱水的性质 脱水的性质常常反映了水和电解质的相对丢失量,临床上常根据血清钠及血浆渗透压水平对其进行评估。①低渗性脱水时血清钠低于 130 mmol/L。②等渗性脱水时血清钠在 130～150 mmol/L。③高渗性脱水时血清钠大于 150 mmol/L。临床上以等渗性脱水最常见,其次是低渗性脱水。

(二)低钾血症

当血清钾浓度低于 3.5 mmol/L 时称为低钾血症。

1. 常见原因 ①钾的摄入不足;②由消化道丢失过多,如腹泻、呕吐;③肾脏排出过多:如酸中毒等所致钾从细胞内释出,随即大量地由肾脏排出。临床常遇到重症脱水、酸中毒患儿血钾在正常范围,缺钾的症状也不明显,当输入不含钾的溶液后,由于血浆被稀释、钾随尿量的增加而排出;酸中毒纠正后钾从细胞外向细胞内转移、输入的葡萄糖合成糖原消耗钾等,由于上述原因,使血钾迅速下降,并出现低钾症状。

2. 临床表现 低钾血症的临床表现不仅取决于血清钾的浓度,更重要的是缺钾发生的速度。包括:①神经肌肉兴奋性降低:表现为骨骼肌、平滑肌及心肌功能改变,如肌肉软弱无力,重者出现呼吸肌麻痹或麻痹性肠梗阻、胃扩张;膝反射、腹壁反射减弱或消失,腹胀,肠鸣音减弱或消失。②心血管:出现心律失常、心肌收缩力降低、血压降低,甚至发生心力衰竭;心电图表现为 ST 段下降,T 波低宽,双向或倒置,出现 U 波、QT 间期延长等。③肾脏损害:出现多尿等。

3. 治疗 主要是去除低钾血症的原发病因及补钾。一般每天可给钾 3 mmol/kg(22～30 mg/kg),重者每日 4～6 mmol/kg(30～45 mg/kg)。补钾常以静脉滴入,但如患儿情况许可,口服缓慢补钾更安全。静脉点滴时液体中钾的浓度不能超过 0.3%(40 mmol/L),速度不宜超过 0.3 mmol/(kg·min)。切忌静脉推注,以免发生心肌抑制而导致死亡。

(三)低钙血症、低镁血症

当血清钙浓度低于 2.1 mmol/L(8.5 mg/dL)称为低钙血症。当血清镁低于 0.74 mmol/L 时称为低镁血症。腹泻、营养不良或有活动性佝偻病的患儿,当脱水和酸中毒被纠正时,大多有钙缺乏,少数可有镁缺乏。低血钙或低血镁时表现为手足抽搐、惊厥,若经静脉缓注 10%葡萄糖酸钙后症状仍不见好转,应考虑有低镁血症,可用 25%硫酸镁深部肌内注射。

(四)酸碱平衡失调

酸碱平衡是指正常体液保持一定的 H^+ 浓度,正常儿童 pH 值 7.35～7.45。常见的酸碱平衡失调为单纯型(呼吸性酸中毒、呼吸性碱中毒、代谢性酸中毒、代谢性碱中毒),有时亦出现混合型。儿童最常见的酸碱平衡失调类型是代谢性酸中毒,因此本节仅介绍代谢性酸中毒。

重点:低钾血症的判断。

重点:低钙血症、低镁血症的判断。

1. 代谢性酸中毒常见原因 ①体液丢失 HCO_3^- 过多:如腹泻、胃肠引流等。②细胞外液酸的产生过多:常见的有酮症酸中毒,组织缺氧时产生的乳酸增多等。

2. 临床表现 根据 HCO_3^- 测定值可将酸中毒分为轻度(18~13 mmol/L)、中度(13~9 mmol/L)和重度(<9 mmol/L)。轻度酸中毒除引起酸中毒的原发病症状外,可无特异的临床症状;中重度酸中毒可出现精神萎靡、嗜睡,甚至昏迷、惊厥等神经症状,呼吸加深、加快,口唇呈樱桃红色,恶心、呕吐等。

3. 治疗 积极治疗原发病。采用碳酸氢钠或乳酸钠等碱性药物增加碱储备、中和 H^+。

三、液体疗法

重点、难点:液体疗法常用溶液及其配制。

(一)儿童液体疗法常用溶液及其配制

1. 非电解质溶液 常用 5% 和 10% 葡萄糖溶液,5% 葡萄糖溶液为等渗液,10% 葡萄糖溶液为高渗液。因葡萄糖输入体内将被氧化成水,失去其渗透压的作用,主要用以补充水分和部分热量,故属无张力溶液。

2. 电解质溶液 主要用于补充损失的液体和所需的电解质,纠正体液的渗透压和酸碱平衡失调。

1)生理盐水(0.9% 氯化钠溶液) 为等渗液,含 Na^+ 和 Cl^- 均为 154 mmol/L,Na^+ 接近于血浆钠浓度(142 mmol/L),而 Cl^- 比血浆浓度(103 mmol/L)高,故输入过多可使血氯过高,有造成高氯性酸中毒的危险。因此临床常用的 2:1 含钠液即 2 份生理盐水和 1 份 1.4% 碳酸氢钠混合,使其钠与氯之比为 3:2,与血浆中钠氯之比相近。

2)碱性溶液 用于快速纠正酸中毒。①碳酸氢钠溶液:1.4% 碳酸氢钠为等渗液,5% 碳酸氢钠为高渗液,稀释 3.5 倍(加 2.5 倍的葡萄糖溶液)即为等渗液。②乳酸钠溶液:经肝脏代谢,显效缓慢,临床少用。1.87% 乳酸钠为等渗液,11.2% 乳酸钠为高渗液,稀释 6 倍即为等渗液。

> **课堂互动**
> 临床上常用的 5% 碳酸氢钠 10 mL,加多少 10% 葡萄糖配制成等渗液?

3)氯化钾溶液 用于纠正低钾血症,常用 10% 氯化钾溶液,静脉滴注时需稀释成 0.2%~0.3% 浓度。

3. 混合溶液 临床应用液体疗法时,常将几种溶液按一定比例配成不同的混合液,以满足患儿不同病情时输液的需要(见表 8-4)。

表 8-4 常用溶液成分及张力

溶 液	每 100 mL 含溶质或液量	Na^+	K^+	Cl^-	HCO_3^- 或乳酸根	Na^+/Cl^-	渗透压或相对于血浆的张力[b]
血浆		142	5	103	24	3:2	300 mOsm/L[a]
①0.9% 氯化钠	0.9 g	154		154		1:1	等张
②5% 或 10% 葡萄糖	5 g 或 10 g						
③1.4% 碳酸氢钠	1.4 g	167			167		等张
④1.87% 乳酸钠	1.87 g	167			167		等张
1:1 含钠液	①50 mL,②50 mL	77		77			1/2 张
1:2 含钠液	①33 mL,②67 mL	54		54			1/3 张
1:4 含钠液	①20 mL,②80 mL	30		30			1/5 张
2:1 含钠液	①67 mL,③或④33 mL	158		100	58	3:2	等张
2:3:1 含钠液	①33 mL,②50 mL,③或④17 mL	79		51	28	3:2	1/2 张

续表

溶　　液	每100 mL含溶质或液量	Na⁺	K⁺	Cl⁻	HCO₃⁻或乳酸根	Na⁺/Cl⁻	渗透压或相对于血浆的张力ᵇ
4：3：2含钠液	①45 mL，②33 mL③或④22 mL	106		69	37	3：2	2/3张

注：a. 1 mmol电解质离子或非电解质分子所产生的渗透压称为1毫渗透分子（1 mOsm）。人体在生理状态下，体液渗透压保持在285～295 mOsm/L。b. 张力：含电解质等渗液与总液体量的比值。

4. 口服补液盐（ORS） ORS是WHO推荐用以治疗急性腹泻合并脱水的一种溶液。目前有多种ORS配方，传统的配方是氯化钠3.5 g，碳酸氢钠2.5 g，氯化钾1.5 g，葡萄糖20 g，加水至1000 mL配制而成。新配方用枸橼酸钠2.9 g代替原配方中的碳酸氢钠，枸橼酸钠性质稳定，且口味较好。其电解质的渗透压为220 mmol/L（2/3张），钾浓度为0.15%，一般适用于轻度或中度脱水无严重呕吐者，在用于补充继续损失量和生理需要量时需适当稀释。

（二）婴幼儿腹泻的液体疗法

液体疗法的目的是维持或恢复正常的体液容量和成分，以保持正常的生理功能。

1. 口服补液 口服补液盐（ORS）可用于腹泻时预防脱水及纠正轻、中度脱水。轻度脱水口服液量50～80 mL/kg，中度脱水80～100 mL/kg，于8～12 h内将累积损失量补足。脱水纠正后，可将ORS用等量水稀释按病情需要随时口服。新生儿和有明显呕吐、腹胀、休克、严重并发症的患儿不宜采用口服补液。

2. 静脉补液 适用于中度以上脱水、吐泻严重或腹胀的患儿。输入溶液的成分、量和滴注持续时间必须根据不同的脱水程度和性质决定，注意个体化，灵活掌握。

1）第1天的补液 ①总量：包括累积损失量、继续损失量及生理需要量。一般轻度脱水90～120 mL/kg、中度脱水120～150 mL/kg、重度脱水150～180 mL/kg。②溶液种类：溶液中电解质与非电解质溶液的比例应根据脱水性质分别选用，一般低渗性脱水用2/3张含钠液，等渗性脱水用1/2张含钠液，高渗性脱水用1/3张含钠液。若临床判断脱水性质有困难，可先按等渗性脱水处理。③输液速度：主要取决于脱水程度和继续损失的量和速度。前8～12 h补总量的1/2（扩容-补充累计损失量阶段），对重度脱水有周围循环衰竭者应先扩容，给予20 mL/kg等渗含钠液，30～60 min内快速输入。余量（生理需要量和继续损失量）于12～16 h内补完。④纠正酸中毒、低钾血症、低钙血症和低镁血症。

2）第2天及以后的补液 经第1天补液后，脱水和电解质紊乱已基本纠正，第2天及以后主要是补充继续损失量和生理需要量，继续补钾，供给热量。于12～24 h内均匀输入，能口服者应尽量口服。

3）液体疗法的注意事项

（1）根据患儿病情确定补液总量、组成、步骤和速度。在静脉补液实施过程中需做到"三定"（定量、定性、定速度），如上所述。其中累积损失量指发病后至补液时所损失的水和电解质量。每天轻度脱水30～50 mL/kg，中度脱水50～100 mL/kg，重度脱水100～120 mL/kg。继续损失量指补液开始后，因呕吐、腹泻等继续损失的液体量。应按实际损失量补充，但腹泻患儿的大便量较难准确计算，一般按每日10～40 mL/kg估计，适当增减。一般用1/3张～1/2张含钠液。生理需要量指补充基础代谢所需的量，每日为60～80 mL/kg。给予1/5～1/4张含钠液。

（2）补液时应遵循 先盐后糖、先快后慢、先浓后淡（指电解质浓度）、见尿补钾、见惊补钙（镁）、见酸补碱的原则。

（三）儿童液体疗法的护理要点

1. 补液前的准备阶段 ①了解患儿病情；②熟悉常用溶液的种类、成分及配制方法；③向家长及患儿解释治疗目的。

重点、难点：液体疗法的注意事项。

重点、难点：儿童液体疗法的护理要点。

2.补液阶段

1)维持静脉输液　严格掌握输液速度,明确每小时应输入量,计算出每分钟输液滴数,防止输液速度过快或过缓。有条件的最好使用输液泵,以更精确地控制输液速度。

2)密切观察病情变化　①监测生命体征,警惕心力衰竭和肺水肿的发生;②经常巡视患儿,注意是否有输液反应,观察静脉点滴是否通畅,有无堵塞、肿胀及漏出血管外等;③注意脱水是否改善及尿量情况,观察输液效果;④观察酸中毒表现,注意酸中毒纠正后,有无出现低钙惊厥;⑤观察低血钾表现,并按照"见尿补钾"的原则,严格掌握补钾的浓度和速度,绝不可直接静脉推注。

3)记录 24 h 出入液量　液体入量包括口服液体量、静脉输液量和食物中含水量。液体出量包括尿量、呕吐和大便丢失的水量、不显性失水量。婴幼儿大小便不易收集,可用称尿布法计算液体排出量。

实训七　腹泻患儿的护理

一、实训目标

1. 能运用护理程序对腹泻患儿进行有效护理。
2. 帮助学生了解临床上腹泻患儿护理工作过程,促进学生临床护理思维的培养。
3. 能对腹泻患儿和家长进行腹泻相关知识的健康指导。
4. 实训过程中,态度端正、动作轻稳,体现出对患儿的关爱、尊重。

二、实训用物

典型腹泻病例、多媒体设备及临床录像的视听资料、实训报告单。

三、实训方法

1. 地点　医院儿科感染消化病房、儿科实训室。
2. 方法
1)临床见习
(1)护生 4～6 人/组,由授课教师和/或医院带教老师带领,进入儿科感染消化病房,选择典型患儿按护理程序对患儿进行护理,边观察,边示范,边讲解。
(2)指定学生说出患儿健康史、身体评估、辅助检查、治疗等,其余学生补充,最后教师总结。
2)儿科护理实训室　若无条件去儿科病房见习,可在儿科实训室组织学生观看小儿腹泻临床录像的视听资料,或选择一个典型案例,在儿科实训室组织学生进行个案讨论,再进行实训操作。

四、实训报告

1. 根据患儿的临床资料,列出其现存的主要护理诊断/问题和合作性问题。
2. 针对患儿护理诊断/问题和合作性问题,提出相应的护理措施。
3. 结合患儿病情,对患儿及家长进行相关健康指导。

(史良俊)

思考题

A_1 型题

1. 以下哪项不是引起婴儿溢乳的原因?(　　　)

A. 胃呈水平位   B. 常发生胃肠逆蠕动

C. 胃酸分泌少   D. 幽门括约肌发育好

E. 贲门括约肌较松弛

2. 口腔炎的护理以下哪项不妥？（   ）

A. 保持口腔清洁   B. 清洗口腔应在饭后立即进行

C. 饮食以微温或凉的流质为宜   D. 清洗口腔时动作应轻、快、准

E. 局部涂药后勿立即饮水或进食

3. 防止臀红发生的主要措施是（   ）。

A. 用一次性尿布   B. 用棉织品尿布

C. 尿布煮沸消毒   D. 勤换尿布、涂油

E. 换尿布后涂粉

4. 引起秋、冬季儿童腹泻的病原体主要是（   ）。

A. 柯萨奇病毒   B. 腺病毒   C. 大肠埃希菌

D. 埃可病毒   E. 轮状病毒

5. 婴儿腹泻的病因不包括以下哪些？（   ）

A. 感染因素   B. 气候因素   C. 饮食因素

D. 地区因素   E. 消化系统内在因素

A₃/A₄型题

（6～8题共用题干）

患儿，女，9个月，腹泻、呕吐4天，大便为蛋花样2天，尿少、精神不振。查体：皮肤弹性差，眼窝及前囟明显凹陷，血钠140 mmol/L。

6. 该患儿的脱水程度及性质为（   ）。

A. 轻度等渗性脱水   B. 重度等渗性脱水

C. 中度高渗性脱水   D. 中度低渗性脱水

E. 中度等渗性脱水

7. 对该患儿的补液应首选以下哪种液体？（   ）

A. 2:1等张含钠液   B. 1/3张含钠液   C. 1/4张含钠液

D. 1/2张含钠液   E. 1/5张含钠液

8. 若患儿经输液后尿量增加，皮肤弹性、眼眶、前囟基本恢复正常，突然出现惊厥，应首先考虑为（   ）。

A. 中毒性脑病   B. 急性颅内高压症

C. 低钙血症   D. 高钾血症

E. 化脓性脑膜炎

（9～11题共用题干）

患儿，女，7个月，人工喂养。因腹泻、呕吐2天，伴尿少半天，急诊以婴儿腹泻伴脱水收入院。查体：有枕秃，脱水征明显，精神萎靡，呼吸深快，口唇樱红。

9. 该患儿呼吸深快最可能是由以下哪种原因引起？（   ）

A. 休克   B. 代谢性酸中毒   C. 中毒性脑病

D. 低钾血症   E. 败血症

10. 该患儿此时最应该做的辅助检查为（   ）。

A. 血常规   B. 大便常规   C. 血生化

D. 尿常规   E. 大便细菌培养

11. 若需要给患儿补钾，以下哪项不正确？（   ）

A. 有尿后补钾   B. 静脉补钾的浓度不宜超过0.3%

C. 补钾一般要持续4～6天   D. 尽量口服

E. 必要时可静脉缓慢推注 0.3% 氯化钾

A₂型题

12. 患儿，1岁，因拒食、啼哭就诊。查体：颊黏膜、齿龈、舌面处出现成簇小水疱，部分破溃成溃疡，颌下淋巴结肿大，咽充血，诊断为疱疹性口炎，护士健康指导不正确的是（　　）。

A. 勤喂水　　　　　　　　　　　　　　B. 其病原体为白色念珠菌

C. 饮食以微凉流食或半流食为宜　　　　D. 养成良好的卫生习惯

E. 注意隔离

13. 患儿，1岁5个月，因腹泻4天、无尿4 h入院，目前经补液治疗后已排尿，护士遵医嘱给予继续补液 400 mL，该份液体中最多可加入多少 10% 氯化钾溶液？（　　）

A. 8 mL　　　B. 10 mL　　　C. 12 mL　　　D. 14 mL　　　E. 16 mL

病例分析题

患儿，男，7个月，因腹泻伴发热2天入院，2天前无明显诱因出现腹泻，呈蛋花水样便，每天10余次。入院前4 h排尿1次，量少。查体：体温39.3 ℃，心率136次/分，呼吸42次/分；精神萎靡，哭声弱，泪少，皮肤弹性差，前囟和眼窝明显凹陷，口腔黏膜干燥，唇樱桃红色，咽充血，双肺（一），心音低钝，腹稍胀，肠鸣音2次/分，四肢稍凉，膝腱反射减弱。实验室检查：大便常规：大量白细胞，红细胞3~6个/HP；血常规无明显异常；血生化：血钠 126 mmol/L，血钾 3.0 mmol/L，血 [HCO_3^-] 12 mmol/L。临床诊断为感染性腹泻。

问题：(1) 根据患儿目前身心状况，列出其主要护理诊断。

(2) 试判断其脱水程度和性质，酸碱平衡失调的类型及程度。

(3) 计算患儿第一天补液的总量。选择何种液体？如何安排输液？

(4) 如何护理该患儿？

项目九 呼吸系统疾病患儿的护理

学习目标

1. 识记上呼吸道感染、急性喉炎、急性支气管炎、肺炎及支气管哮喘的身体状况、护理诊断及护理措施。
2. 说出上述疾病的病因、治疗原则。
3. 简述儿童呼吸系统解剖生理特点、肺炎的发病机制、辅助检查及支气管哮喘的诊断标准。
4. 学会按照护理程序对呼吸系统疾病患儿实施整体护理。

任务一 小儿呼吸系统解剖生理特点

一、解剖特点

呼吸系统以环状软骨下缘为界，分为上、下呼吸道。上呼吸道包括鼻、鼻窦、咽、咽鼓管、会厌、喉；下呼吸道包括气管、支气管、毛细支气管、呼吸性支气管至肺泡。

1. 上呼吸道

1）鼻和鼻窦 婴幼儿鼻腔相对短小且狭窄，无鼻毛，鼻黏膜柔嫩、血管丰富，因此易受感染，感染时黏膜肿胀，易发生堵塞，导致呼吸困难，影响吸吮。鼻腔黏膜与鼻窦黏膜相延续，且鼻窦口相对较大，故急性鼻炎时可累及鼻窦，易发生鼻窦炎。

2）鼻泪管和咽鼓管 婴幼儿鼻泪管较短，开口于眼内眦部，瓣膜发育不全，故鼻腔感染时易累及眼结膜，引起结膜炎。婴幼儿咽鼓管较宽、直、短，呈水平位，故鼻咽炎时易致中耳炎。

3）咽部 咽部狭窄而垂直。咽扁桃体生后 6 个月已发育，腭扁桃体 1 岁末逐渐增大，4～10岁时发育达高峰，14～15 岁时逐渐退化，故扁桃体炎多见于年长儿，婴儿少见。

4）喉 儿童喉部呈漏斗形，喉腔较窄，软骨柔软，黏膜柔嫩，富有血管及淋巴组织，故轻微炎症即可引起喉头水肿、狭窄，出现呼吸困难和声音嘶哑。

2. 下呼吸道

1）气管和支气管 婴幼儿气管和支气管的管腔相对狭窄；软骨柔软，缺乏弹力组织，支撑作用小；黏膜血管丰富，黏液腺分泌不足，较干燥，纤毛运动差，不能很好地排出吸入的微生物和有害物质。易因感染而充血、水肿，分泌物增加，导致呼吸道阻塞。由于右支气管为气管的直接延伸，粗短且走向垂直，因此，异物易进入右侧支气管，引起肺不张或肺气肿。

2）肺 儿童肺的弹力纤维发育差，血管丰富，间质发育旺盛，肺泡数量较少，造成肺含血量丰富而含气量相对较少，故易发生肺部感染，感染时易引起间质性炎症、肺不张或肺气肿等。

3）胸廓和纵隔 婴幼儿胸廓上下径较短，前后径相对较长，呈圆桶状；肋骨呈水平位，膈肌位置较高；呼吸肌发育差。呼吸时胸廓运动幅度小，肺不能充分扩张，通气和换气，易因缺氧和二氧化碳潴留而出现青紫。儿童的纵隔相对较成人大，因而肺的扩张易受到限制。纵隔周围组织松软,富有弹性,故在气胸或胸腔积液时易发生纵隔移位。

二、生理特点

1. 呼吸频率和节律 儿童生长快,代谢旺盛,需氧量高,因此,年龄愈小,呼吸频率愈快。婴儿由于呼吸中枢发育尚不成熟,呼吸调节功能不完善,易出现呼吸节律不齐,尤以早产儿、新生儿最为明显。各年龄阶段儿童呼吸和脉搏频率见表9-1。

表 9-1 各年龄阶段儿童呼吸和脉搏频率

年　龄	呼吸/(次/分)	脉搏/(次/分)	呼吸:脉搏
新生儿	40～45	120～140	1:3
1岁以下	30～40	110～130	1:(3～4)
2～3岁	25～30	100～120	1:(3～4)
4～7岁	20～25	80～100	1:4
8～14岁	18～20	70～90	1:4

2. 呼吸类型 婴幼儿呼吸肌发育不全,胸廓活动范围小,呈腹式呼吸。随着年龄的增长,呼吸肌逐渐发育,开始行走后,腹腔器官下降,肋骨逐渐变为斜位,开始出现胸腹式呼吸。

3. 呼吸功能 因儿童肺活量、潮气量、每分钟通气量及气体弥散量均较成人低,而气道阻力大于成人,所以各项呼吸功能的储备能力均较低,当患呼吸道疾病时较易发生呼吸功能不全。

4. 血气分析 新生儿和婴幼儿的肺功能检查难以进行,可通过血气分析了解血氧饱和度水平和体液酸碱平衡状态,为诊断和治疗提供依据。儿童动脉血气分析正常值见表9-2。

表 9-2 儿童动脉血气分析正常值

项　目	新生儿	～2岁	＞2岁
pH值	7.35～7.45	7.35～7.45	7.35～7.45
PaO_2/kPa	8～12	10.6～13.3	10.6～13.3
$PaCO_2$/kPa	4.00～4.67	4.00～4.67	4.67～6.00
SaO_2/(%)	90～97	95～97	96～98
HCO_3^-/(mmol/L)	20～22	20～22	22～24
BE/(mmol/L)	-6～+2	-6～+2	-4～+2

三、免疫特点

儿童呼吸道的非特异性免疫功能和特异性免疫功能均较低。婴幼儿的SIgA低,同时其他免疫球蛋白(IgG、IgA)含量也较低,肺泡巨噬细胞功能不足,乳铁蛋白、溶菌酶、干扰素、补体等的数量和活性不足,故婴幼儿时期易患呼吸道感染。

任务二　急性上呼吸道感染

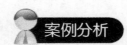

小明,6岁,今天早晨起来告诉妈妈嗓子疼、流鼻涕,妈妈发现孩子发烧,精神差,就带小明到医院就诊,门诊测量体温38.1 ℃。

问题:1. 根据提供的资料,该患儿可能的诊断是什么?

2. 患儿存在的护理诊断有哪些?

NOTE

3. 作为护士应对患儿采取哪些护理措施？

急性上呼吸道感染（acute upper respiratory infection，AURI）简称上感，俗称"感冒"，是由各种病原引起的鼻、鼻咽和咽部的急性感染，是儿童最常见的疾病。根据主要感染部位的不同可诊断为急性鼻咽炎、急性咽炎、急性扁桃体炎等。本病一年四季均可发生，以冬、春季及气候骤变时多见。

引起急性上呼吸道感染的病原体包括病毒、细菌、支原体及衣原体等。其中病毒引起者占90%以上，主要包括鼻病毒、合胞病毒、流感病毒、副流感病毒、腺病毒、柯萨奇病毒等。病毒感染后可继发细菌感染，最常见的细菌是溶血性链球菌，其次为肺炎链球菌、流感嗜血杆菌。

课堂互动
感冒都有哪些症状？

婴幼儿时期由于呼吸道的解剖生理和免疫特点，易患呼吸道感染。若患有维生素 D 缺乏性佝偻病、营养不良、贫血等疾病，或儿童生活环境不良如居室拥挤、通风不良、阳光不足、空气严重污染、被动吸烟、护理不当致冷暖失调等容易诱发本病。

【护理评估】

1. 健康史　询问患儿发病前是否有"受凉"史，有无类似疾病接触史；是否有佝偻病、营养不良、先天性心脏病、贫血病史；有无反复上呼吸道感染史。

2. 身体评估　临床症状轻重不一，与年龄、病原体及机体抵抗力不同有关。

1）一般类型的上感　病程一般3～5天。

（1）症状　年长儿以局部症状为主，无全身症状或全身症状较轻，婴儿病情大多较重，常有明显的全身症状。①局部症状：流鼻涕、鼻塞、打喷嚏、咽部不适、咽痛等。②全身症状：发热、畏寒、头痛、烦躁不安、拒乳、乏力等，可伴呕吐、腹泻、腹痛，甚至高热惊厥。部分患儿可出现脐周阵发性腹痛，无压痛，可能与发热所致肠痉挛或肠系膜淋巴结炎有关。

（2）体征　可见咽部充血，扁桃体肿大，颌下淋巴结肿大、触痛。肺部听诊呼吸音多正常。部分肠道病毒感染的患儿可出现不同形态的皮疹。

2）两种特殊类型的上感

（1）疱疹性咽峡炎（herpangina）　由柯萨奇 A 组病毒感染引起，好发于夏、秋季。起病急，高热，咽痛，咽充血，咽腭弓、悬雍垂、软腭等处可见数个直径2～4 mm的灰白色疱疹，周围有红晕，疱疹破溃后形成小溃疡。病程1周左右。

（2）咽-结合膜热（pharyngo-conjunctival fever）　由腺病毒感染引起，好发于春、夏季，以发热、咽炎、结合膜炎为特征，可在集体儿童机构中流行。临床表现为发热、咽痛，一侧或双侧眼结合膜炎及颈部或耳后淋巴结肿大。病程1～2周。

3）并发症　上呼吸道感染可并发中耳炎、鼻窦炎、咽后壁脓肿、颈淋巴结炎、喉炎、支气管炎、肺炎等。

3. 心理-社会支持状况　家长在患儿起病初多不重视，当患儿出现严重表现后，因担心病情恶化，而产生焦虑、抱怨等情绪。另外，有些上呼吸道感染与当地空气污染及被动吸烟有关，应做好社区及家庭生活环境的评估。

4. 辅助检查　病毒感染时白细胞数偏低或正常，淋巴细胞数相对增高；细菌感染时白细胞数和中性粒细胞数增高。

5. 治疗原则及主要措施

1）支持治疗　休息、多饮水；注意呼吸道隔离；预防并发症的发生。

2）病因治疗　抗病毒药物常用利巴韦林，也可使用银翘散、板蓝根冲剂、大青叶等中药治疗，一般不用抗生素。如病情严重、继发细菌感染或发生并发症者，可选用抗菌药物如青霉素类、头孢菌素类、大环内酯类等。如为链球菌感染或既往有肾炎或风湿热病史者，应用青霉素或红霉素10～14天。

重点：急性上感的临床症状。

3) 对症治疗　高热者给予物理降温或药物降温;高热惊厥者给予镇静、止惊处理;咽痛者含服咽喉片。

【常见护理诊断/问题】

1) 体温过高　与上呼吸道炎症有关。

2) 舒适度减弱　与咽痛、鼻塞有关。

3) 潜在并发症:高热惊厥。

重点:急性上感的护理措施。

【护理措施】

1. 维持体温正常

1) 居室环境　每日定时通风,保持室内温湿度适宜,空气新鲜,但应避免对流风。

2) 保证充足的营养和水分　鼓励患儿多饮水,给予富含维生素、易消化的清淡饮食,应少食多餐。入量不足者进行静脉补液。

3) 密切观察体温变化　发热患儿每4 h测量体温一次并准确记录,如为超高热或有高热惊厥史者每1~2 h测量1次,退热处置1 h后还应复测体温。体温超过38.5 ℃时给予物理降温,如头部冷湿敷、腋下及腹股沟处置冰袋,温水擦浴或冷盐水灌肠;或按医嘱给予对乙酰氨基酚等退热剂,防止高热惊厥的发生。

4) 遵医嘱应用抗病毒药物或抗生素。

2. 提高患儿的舒适度

1) 减少活动,注意休息　如有高热者应卧床休息,并经常更换体位,各种治疗、护理操作集中进行,保证患儿有足够的休息时间。

2) 及时清理分泌物,保持呼吸道通畅　①鼻、咽部护理:及时清除鼻腔及咽喉部分泌物和干痂,保持鼻孔周围的清洁,并用凡士林、液体石蜡等涂抹鼻翼部的黏膜及鼻下皮肤,以减轻分泌物的刺激。②鼻塞严重的患儿,可先清除鼻腔分泌物,再用0.5%麻黄碱液滴鼻,每天2~3次,每次1~2滴,如婴儿因鼻塞而妨碍吸吮,可在哺乳前15 min滴鼻,使鼻腔通畅,保证吸吮。③嘱患儿及家长不要用力擤鼻,以免炎症经咽鼓管蔓延引起中耳炎。

3) 保持口腔清洁　婴幼儿饭后喂少量的温开水以清洗口腔,年长儿饭后漱口,咽部不适时可给予润喉片或雾化吸入。

3. 密切观察病情变化　注意体温变化,警惕高热惊厥的发生;注意咳嗽的性质及神经系统症状,口腔黏膜变化及皮肤有无皮疹等,以便能早期发现麻疹、猩红热、百日咳、流行性脑脊髓膜炎等急性传染病。注意观察咽部充血、水肿、化脓情况,在疑有咽后壁脓肿时,应及时报告医生,防止脓肿破溃后脓液流入气管引起窒息。

4. 健康指导　指导家长学习预防上感的知识,掌握相应的处理措施,如穿衣要适当,以逐渐适应气温的变化,避免过热或过冷;做好呼吸道隔离,接触者应戴口罩,在集体儿童机构中,应早期隔离患儿,如有流行趋势可用食醋熏蒸法消毒居室;增强体质,提倡母乳喂养,按时预防接种,加强体育锻炼,多进行户外活动,不要到人群拥挤的公共场所去;要积极防治佝偻病、营养不良及贫血等各种慢性疾病。

任务三　急性支气管炎

　　急性支气管炎(acute bronchitis)是指各种致病原引起的支气管黏膜的急性炎症,气管常同时受累,故又称为急性气管支气管炎(acute tracheobronchitis),婴幼儿多见。常继发于上呼吸道感染之后,或为一些急性呼吸道传染病如流感、麻疹、百日咳、猩红热等的临床表现。

　　凡能引起上呼吸道感染的病原体皆可引起支气管炎,可以是病毒及细菌的混合感染。特异性体质、免疫功能失调、营养不良、佝偻病、慢性鼻窦炎等患儿常易反复发生支气管炎。气候变化、空气污染、化学因素的刺激也可诱发本病。

【护理评估】

1. 健康史 了解患儿是否有上呼吸道感染、营养不良、佝偻病、鼻窦炎等病史,询问是否接触过刺激性气体。

2. 身体评估 大多先有上感的症状,主要症状为发热和咳嗽。先有刺激性干咳,以后有痰。一般无全身症状。婴幼儿症状较重,常有发热、呕吐及腹泻等。体检可见咽部充血,双肺呼吸音粗糙,可有不固定的散在的干啰音和粗中湿啰音。婴幼儿有痰常不易咳出,可在咽喉部或肺部闻及痰鸣音。

重点:急性支气管炎的主要临床症状。

知识链接

哮喘性支气管炎

　　哮喘性支气管炎是婴幼儿时期有哮喘表现的一种特殊类型的急性支气管炎。除急性支气管炎的表现外,其特点为:①多见于3岁以下儿童,常有湿疹或其他过敏史;②有类似哮喘的表现,表现为呼气性呼吸困难,肺部叩诊呈鼓音,听诊两肺布满哮鸣音及少量的粗湿啰音;③有反复发作的倾向,大多与感染有关。一般随年龄增长发作逐渐痊愈,仅少数可发展为支气管哮喘。目前有学者认为哮喘性支气管炎实际是婴幼儿哮喘的一种表现。

3. 心理-社会支持状况 评估家长对患儿疾病的重视程度及当地的环境卫生、空气污染情况。评估家长有无焦急、抱怨的心理反应。

4. 辅助检查 细菌感染时,外周血白细胞总数升高。胸部 X 线检查无异常改变或可见肺纹理增粗。

5. 治疗原则及主要措施 主要是对症治疗和控制感染。

1)祛痰、止咳 一般不用镇咳剂,以免抑制其自然排痰,但当咳嗽影响患儿的休息时,可酌情给予口服止咳糖浆、祛痰剂。

2)止喘 喘憋严重时可雾化吸入沙丁胺醇等 β_2-受体激动剂,或使用氨茶碱。喘息严重者短期使用糖皮质激素,如口服泼尼松 3～5 天。有烦躁不安时可慎重使用镇静剂。

3)控制感染 因本病感染的病原体多为病毒,一般不需用抗生素;年幼体弱儿有发热、痰多而黄,考虑为细菌感染时,可选用青霉素类抗生素;如为支原体感染,则给予大环内酯类抗生素。

【常见护理诊断/问题】

1)清理呼吸道无效 与痰液黏稠不易咳出有关。

2)体温过高 与病毒或细菌感染有关。

【护理措施】

1. 保持呼吸道通畅 保持空气新鲜,温、湿度适宜,以避免痰液干燥,利于排痰。避免剧烈的活动及游戏,注意休息。保证充足的水分及营养,鼓励患儿多饮水,使痰液稀释,易于咳出。鼓励患儿有效咳嗽;对咳嗽无力及卧床患儿,宜经常更换体位、拍背,促使呼吸道分泌物的排出,促进炎症消散。按医嘱给予止咳剂、平喘剂、抗生素,并注意观察疗效及副作用。若有呼吸困难、发绀,应给予吸氧,并协助医生积极处理。

2. 维持体温正常 同急性上呼吸道感染。

3. 健康指导 加强营养,增强体质。积极开展户外活动,进行体格锻炼,增强机体对气温变化的适应能力。积极预防营养不良、佝偻病、贫血和各种传染病,按时预防接种,增强机体免疫力。

任务四 急性感染性喉炎

急性感染性喉炎(acute infectious laryngitis)为喉部黏膜急性弥漫性炎症,以犬吠样咳嗽、声嘶、喉鸣和吸气性呼吸困难为临床特征。冬、春季发病较多,常见于婴幼儿。

本病系病毒或细菌感染引起,也可并发于麻疹、流感、百日咳等急性传染病。由于儿童喉部解剖特点,炎症时易充血、水肿而出现喉梗阻。

重点:急性感染
性喉炎的身体
状况。

【护理评估】

1. 健康史 询问患儿近期有无上呼吸道感染、传染病接触史、过敏史;有无过度用声、异物及外伤;有无受凉、过度劳累、机体抵抗力下降等诱因。

2. 身体状况 起病急、症状重,可有发热、声音嘶哑、犬吠样咳嗽、吸气性喉鸣和三凹征。哭闹及烦躁常使喉鸣及气道梗阻加重,出现发绀、烦躁不安、面色苍白、心率加快等缺氧症状。查体可见咽部充血,喉镜检查可见喉部、声带有不同程度的充血、水肿。一般白天症状轻,夜间入睡后因喉部肌肉松弛,分泌物阻塞而症状加重,喉梗阻者若抢救不及时,可窒息死亡。

按吸气性呼吸困难的轻重程度,将喉梗阻分为4度(表9-3)。

表9-3 急性感染性喉炎喉梗阻分度

分度	临床特点	体征
Ⅰ度	患儿安静时无症状,仅于活动或哭闹后出现吸气性喉鸣和呼吸困难	听诊肺部呼吸音及心率均无改变
Ⅱ度	患儿安静时有喉鸣和吸气性呼吸困难	肺部听诊可闻及喉传导音或管状呼吸音,心率加快
Ⅲ度	除上述喉梗阻症状外,患儿因缺氧出现烦躁不安,口唇及指、趾发绀,双眼圆睁,惊恐万状,头面部出汗	肺部呼吸音明显减弱,心率快,心音低钝
Ⅳ度	患儿呈衰竭状态,昏睡或昏迷,面色苍白或发灰,由于无力呼吸,三凹征可不明显	肺部听诊呼吸音几乎消失,仅有气管传导音,心律不齐,心音低钝

3. 心理-社会支持状况 应注意评估患儿及家长是否因缺乏相关疾病知识、对病情认识不足、不能及时就诊以及贻误治疗时机而产生愧疚、悔恨心理;评估在患儿发生喉梗阻时,患儿及家长是否因担心呼吸困难危及生命而出现紧张、恐惧情绪;评估其家庭支持系统及经济状况等。

4. 治疗原则 主要以防止喉阻塞、及时解除呼吸困难为主。

1)保持呼吸道通畅 可用1‰~3‰麻黄碱和糖皮质激素雾化吸入,消除黏膜水肿;痰多者可选用祛痰剂,必要时直接喉镜吸痰。

2)控制感染 选择敏感抗生素,常用青霉素、头孢菌素类或大环内酯类药物。

3)糖皮质激素治疗 可口服泼尼松,Ⅱ度以上喉梗阻者应静脉应用地塞米松或氢化可的松。

4)对症治疗 烦躁不安者可给予异丙嗪等药物;缺氧者予以吸氧,对于严重缺氧或有Ⅲ度以上喉梗阻者,应及时行气管切开术。

【常见护理诊断/问题】

1)有窒息的危险 与急性喉炎所致的喉梗阻有关。

2)体温过高 与喉部感染有关。

3)恐惧 与呼吸困难和窒息有关。

4)知识缺乏:患儿及家长缺乏有关急性喉炎的护理和预防知识。

【护理措施】

1. 改善呼吸功能,预防窒息的发生

1）保持室内空气清新,温湿度适宜,以减少对喉部的刺激,减轻呼吸困难。给予雾化吸入,以迅速消除喉头水肿,恢复气道通畅。有缺氧症状时给予氧气吸入。

2）置患儿于舒适体位,保持患儿安静,合理安排护理操作,尽可能减少对患儿的刺激。

3）避免直接检查咽部,以防喉部突然痉挛引起喉梗阻。

4）遵医嘱应用抗生素、糖皮质激素及镇静剂,并观察药物的疗效和副作用。

2. 维持体温正常 同急性上呼吸道感染。

3. 密切观察病情变化 根据患儿喉鸣、发绀、烦躁及三凹征等表现,准确判断喉梗阻的程度,随时做好气管切开的准备。

4. 心理护理 由于起病急,症状重,患儿极度紧张、烦躁不安,护士应守护在床旁,轻轻抚摸背部,并通过暗示、诱导等方法使患儿情绪逐渐趋于稳定;允许家长陪护在患儿身边,避免患儿产生分离性焦虑;病情稳定后,通过讲故事、做游戏等活动来转移注意力,使其主动配合治疗及护理;耐心解答家长疑问,并适时开展健康指导,提高家长应对能力。

5. 健康指导 告知家长患儿喉炎发作时的应对措施,由于夜间空气干燥,患儿夜间或睡眠时病情突然加重,可立即使其吸入温暖、湿润的空气,减轻喉部水肿,并建议家长喉炎急性发作缓解后,在居室内使用加湿器等。

任务五 肺 炎

案例分析

上午 8:00,张女士抱着 1 岁半的儿子来院就诊。她焦急地向急诊医生述说,孩子在 1 周前开始低热、咳嗽,在家服用感冒药不见好转。今晨开始高热,体温 39.2 ℃,咳嗽剧烈伴喘息。

问题:1. 根据提供资料,该患儿可能的诊断是什么?

2. 患儿存在的护理诊断有哪些?

3. 作为护士应对患儿进行哪些护理措施?

肺炎（pneumonia）是指各种不同的病原体及其他因素（如吸入羊水、动、植物油及过敏反应等）所引起的肺部炎症。以发热、咳嗽、气促、呼吸困难和肺部固定湿啰音为主要临床表现。肺炎是婴幼儿时期的常见病,一年四季均可发生,以冬、春季多见,本病不仅发病率高,病死率也高,占我国儿童死亡原因的第一位,是我国儿童保健重点防治的"四病"之一。

肺炎尚无统一分类法,目前常用以下几种分类方法。

1）按病理分类 大叶性肺炎、支气管肺炎和间质性肺炎。

2）按病因分类 病毒性肺炎、细菌性肺炎、支原体肺炎、衣原体肺炎、真菌性肺炎、非感染病因引起的肺炎（吸入性肺炎、过敏性肺炎）等。

3）按病程分类 ①急性肺炎:病程在 1 个月以内。②迁延性肺炎:病程在 1～3 个月。③慢性肺炎:病程在 3 个月以上。

4）按病情分类 ①轻症肺炎:以呼吸系统症状为主,无全身中毒症状。②重症肺炎:除呼吸系统严重受累外,其他系统也受累,全身中毒症状明显。

按临床表现是否典型分为典型性肺炎和非典型性肺炎;按发生地区分为社区获得性肺炎和院内获得性肺炎。

临床上如病原体明确,则按病因分类,以便指导治疗,否则按病理分类。

支气管肺炎（bronchopneumonia）是儿童最常见的肺炎,故重点介绍。

【病因】

最常见的为病毒和细菌,或细菌与病毒"混合感染"。发达国家以病毒感染为主,最常见的是呼吸道合胞病毒,其次为腺病毒、流感和副流感病毒等。发展中国家以细菌感染为主,以肺炎链球菌多见。近年来肺炎支原体、衣原体和流感嗜血杆菌肺炎有增多趋势。

【病理生理】

病原体常由呼吸道入侵,少数由血行入肺。其病理改变以肺组织充血、水肿、炎症细胞浸润为主,影响通气和换气功能,导致缺氧及二氧化碳潴留,加之病原体毒素和炎症产物作用,从而造成各器官系统发生一系列病理生理改变。

1. 呼吸系统 由于通气和换气障碍,可导致低氧血症和二氧化碳潴留,为代偿缺氧,患儿呼吸频率与心率增快;为增加呼吸深度,辅助呼吸肌参与呼吸运动,出现鼻翼扇动和三凹征,严重者可出现呼吸衰竭。

2. 循环系统 可发生心肌炎、心力衰竭及微循环障碍。缺氧和二氧化碳潴留可使肺小动脉反射性收缩,肺循环压力增高,致使右心负荷加重,加之病原体和毒素的作用,可引起中毒性心肌炎,导致心力衰竭。肺动脉高压和中毒性心肌炎是诱发心力衰竭的主要原因。重症患儿还可出现微循环障碍。

3. 神经系统 缺氧和二氧化碳潴留可使脑毛细血管扩张,毛细血管壁通透性增加,引起脑水肿。病原体和毒素的作用亦可引起脑水肿。

4. 消化系统 缺氧和病原体毒素的作用,使胃肠功能发生紊乱,出现腹泻、呕吐,严重者可引起中毒性肠麻痹和消化道出血。

5. 酸碱平衡失调 缺氧时体内需氧代谢障碍,酸性代谢产物增加,加之高热、进食少等因素,常引起代谢性酸中毒。同时,由于二氧化碳潴留可发生呼吸性酸中毒。因此,重症肺炎常出现混合性酸中毒。

【护理评估】

1. 健康史 新生儿应询问出生史,是否有缺氧、羊水或胎粪吸入史。婴幼儿应了解近期有无上呼吸道感染或麻疹、百日咳等呼吸道传染病接触史。询问发病时间、起病急缓、病情轻重及病程长短等。了解有无营养不良、维生素D缺乏性佝偻病、先天性心脏病及免疫功能低下等病史。

2. 身体状况

> **课堂互动**
> 肺炎的主要临床表现有哪些?

1)轻症肺炎 仅表现为呼吸系统的症状和相应的肺部体征。主要表现为发热、咳嗽、气促和肺部出现中、细湿啰音。①发热:热型不一,多数为不规则热,亦可为弛张热或稽留热,早产儿、重度营养不良儿可不发热。②咳嗽:较频,初为刺激性干咳,极期咳嗽略减轻,恢复期咳嗽有痰,新生儿、早产儿仅表现为口吐白沫。③气促:呼吸可达40~80次/分,重者可有鼻翼扇动、点头呼吸、三凹征、唇周发绀。④典型体征为肺部可听到较固定的中、细湿啰音,新生儿、小婴儿常不易闻及湿啰音。除上述症状外,患儿常有精神不振、食欲减退、烦躁不安、轻度腹泻或呕吐等全身症状。

2)重症肺炎 除全身中毒症状及呼吸系统的症状加重外,尚出现循环、神经、消化系统的功能障碍。

重点:肺炎合并心力衰竭的体征。

(1)循环系统 常见心肌炎、心力衰竭,前者主要表现为面色苍白、心动过速、心音低钝、心律不齐及心电图ST段下移、T波平坦或倒置。后者表现为突然呼吸困难加重,呼吸频率加快(>60次/分);心率增快(>180次/分);突然极度烦躁不安,明显发绀,面色发灰;心音低钝,呈奔马律,颈静脉怒张;肝脏短期内迅速增大等。

(2)神经系统 轻症表现为精神萎靡或烦躁不安,脑水肿时,出现意识障碍、惊厥、前囟膨隆,可有脑膜刺激征,呼吸不规则,瞳孔对光反射迟钝或消失。

(3)消化系统 轻者表现为食欲减退、呕吐、腹泻等,发生中毒性肠麻痹时,表现为严重腹胀,呼吸困难加重,肠鸣音消失,有消化道出血时,可吐咖啡渣样物,大便潜血试验阳性或柏油样便。

早期合理治疗者并发症少见,若延误诊断或病原体致病力强者,可引起脓胸、脓气胸及肺大泡等。

3. 心理-社会支持状况 评估患儿是否有因发热、缺氧等不适,以及环境陌生、与父母分离等因素而产生焦虑和恐惧心理。家长是否有因患儿住院时间长、知识缺乏等产生焦虑不安、抱怨的情绪。了解患儿既往是否有住院的经历,家庭经济情况如何。

4. 辅助检查

1) 实验室检查 ①血常规:病毒性肺炎白细胞大多正常或降低,可见异型淋巴细胞;细菌性肺炎白细胞总数及中性粒细胞常增高,并有核左移,胞浆中可见中毒颗粒。②病原学检查:取鼻咽拭子或气管分泌物等标本可作病毒分离或细菌培养,有助于明确病原体。③C反应蛋白(CRP):细菌感染时,血清CRP浓度多上升,非细菌性感染者则上升不明显。

2) 胸部X线 支气管肺炎早期有肺纹理增粗,逐渐出现大小不等的斑片状阴影,可融合成片,以双肺下野、中内带多见,可伴有肺不张或肺气肿。

5. 治疗原则 以控制感染、改善肺的通气功能、对症治疗和防治并发症为主。

1) 控制感染 确诊为细菌感染或病毒感染继发细菌感染者应使用抗生素。根据不同病原体选用敏感抗生素控制感染;用药原则为早期、足量、足疗程,重者宜静脉联合用药。用药时间为抗生素用至体温正常后5~7天,临床症状基本消失后3天。

2) 对症治疗 降温,止咳,平喘,改善低氧血症,纠正水、电解质紊乱及酸碱平衡失调。

3) 糖皮质激素的应用 中毒症状明显或严重喘憋、脑水肿、感染性休克、呼吸衰竭者,可短期应用地塞米松,每日2~3次,每次2~5 mg,疗程3~5天。

4) 防治并发症 合并心力衰竭者应予以吸氧,应用镇静、强心、利尿和血管活性药物;合并中毒性脑病者应予镇静、止惊、降颅内压和促进脑细胞恢复等药物处理;合并中毒性肠麻痹时,给予禁食、胃肠减压,也可给予酚妥拉明等;并发脓胸、脓气胸者宜早期引流。

5) 其他 恢复期可用红外线照射、超短波治疗等物理疗法促进肺部炎症吸收。

几种不同病原体所致肺炎的特点(表9-4)。

表9-4 几种不同病原体所致肺炎的特点

	呼吸道合胞病毒性肺炎	腺病毒肺炎	金黄色葡萄球菌肺炎	肺炎支原体肺炎
病原体	呼吸道合胞病毒	腺病毒(3、7型)	金黄色葡萄球菌	肺炎支原体
好发年龄	<2岁,2~6个月多见	6个月~2岁多见	婴幼儿多见	学龄儿多见
临床特点	起病急,干咳,低中度发热,喘憋为突出表现,迅速出现呼吸困难及缺氧症状	起病急,全身中毒症状明显,稽留高热,咳嗽频繁,可出现喘憋、呼吸困难、发绀等,易发生心肌炎、心力衰竭、中毒性脑病等	起病急、进展快,全身中毒症状重,呈弛张热,皮肤常见猩红热样皮疹,易并发休克、败血症、化脓病灶等	起病缓慢,常有发热,可持续1~3周,以刺激性咳嗽为突出表现
肺部体征	肺部听诊以哮鸣音为主,肺底可闻及细湿啰音	肺部体征出现较晚,多在高热3~7天后才出现湿啰音	肺部体征出现较早,可闻及中、细湿啰音	肺部体征常不明显,少数可闻及干、湿啰音
实验室检查	白细胞总数大多正常	白细胞总数正常或偏低	白细胞总数及中性粒细胞增多,可伴核左移	白细胞数正常或增多,血清冷凝集试验多为阳性
胸部X线	小点片状薄阴影,不同程度梗阻性肺气肿及支气管周围炎	大小不等的片状阴影或融合成大病灶,多伴有肺气肿	小片浸润阴影,可很快出现肺脓肿、肺大泡或脓胸等	支气管肺炎改变,或间质性肺炎改变,或肺门阴影增浓
治疗	抗病毒药物	抗病毒药物	苯唑西林钠等抗生素	大环内酯类抗生素

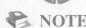

【常见护理诊断/问题】

1)气体交换受损　与肺部炎症有关。

2)清理呼吸道无效　与呼吸道分泌物过多,痰液黏稠、体弱无力排痰有关。

3)体温过高　与病原体感染有关。

4)营养失调:低于机体需要量　与摄入不足、消耗增加有关。

5)潜在并发症:心力衰竭、中毒性脑病、中毒性肠麻痹等。

重点:肺炎的护理措施。

【护理措施】

1. 改善呼吸功能

1)保持病室环境安静与舒适　定时打开门窗通风换气(应避免对流),保持室内空气新鲜。室温控制在18~22 ℃,湿度55%~60%为宜。定期空气消毒,防止病原体播散。按不同病原体或病情轻重分室居住,以防交叉感染。

2)保证患儿休息,避免哭闹　被褥要轻暖,穿衣不要过多,内衣应宽松,以免影响呼吸;勤换尿布,保持皮肤清洁,使患儿感觉舒适,以利于休息。急性期应卧床休息,各项护理操作集中进行,尽量使患儿安静,以减少氧耗。

3)给氧　有低氧血症表现,如气促、发绀者应尽早给氧。一般采用鼻导管给氧,氧流量为0.5~1 L/min,氧浓度不超过40%;缺氧明显者可用面罩给氧,氧流量为2~4 L/min,氧浓度为50%~60%;出现呼吸衰竭时,应使用人工呼吸器或机械通气给氧。对于新生儿、婴幼儿,不主张持续高流量吸氧,氧浓度应小于60%,以免氧中毒。

4)遵医嘱使用抗生素和抗病毒药物　以消除肺部炎症,改善呼吸功能,并注意观察药物的疗效和不良反应。

2. 保持呼吸道通畅

1)根据病情采取相应的体位　病情许可的情况下,可进行体位引流,如半卧位或高枕卧位,以利于呼吸运动和上呼吸道分泌物排出;胸痛的患儿可鼓励其采取患侧位以减轻疼痛;指导患儿进行有效的咳嗽,排痰前协助转换体位,帮助清除呼吸道分泌物。

2)协助翻身拍背以助排痰　方法为五指并拢、稍向内合掌,呈空心状,由下向上、由外向内轻拍背部,边拍边鼓励患儿咳嗽,借助重力和震动作用促使呼吸道分泌物排出,拍背力度适宜,以不引起患儿疼痛为宜,拍背时间为10 min,一般在餐前或餐后2 h进行为宜。

3)及时清除患儿口鼻分泌物　对于痰液黏稠者给予雾化吸入,每日2~3次,每次约20 min,指导患儿深呼吸以达最佳雾化效果;必要时予以吸痰,吸痰不宜在患儿进食后1 h内进行,以免引起恶心、呕吐,吸痰压力应低于40.0 kPa。

4)遵医嘱给予祛痰剂、平喘剂。

3. 维持体温正常　发热者要密切监测体温变化,采取相应的护理措施。

4. 补充营养及水分　鼓励患儿多饮水,给予营养丰富、易消化的流食或半流食,应少量多餐,哺喂时应耐心,以免呛入气管发生窒息。重症不能进食者,可遵医嘱给予静脉输液,输液时要严格控制输液量和滴注速度,最好使用输液泵,保持液体均匀滴入,以免发生心力衰竭。

5. 密切观察病情

1)当患儿出现烦躁不安,面色苍白,喘憋加重,呼吸频率60次/分、心率180次/分以上,心音低钝,肝在短时间内迅速增大时,应考虑肺炎合并心力衰竭,应立即给予半坐卧位、吸氧、减慢输液速度并报告医生,做好抢救准备。

2)若患儿出现烦躁或嗜睡、惊厥、昏迷、呼吸不规则等颅内高压表现时,应考虑中毒性脑病,应立即报告医师,遵医嘱使用镇静、止惊和减轻脑水肿等药物。

3)观察有无腹胀、肠鸣音是否减弱或消失,观察呕吐物的性质、是否有便血,以便及时发现中毒性肠麻痹及胃肠道出血。

4)若患儿发热持续不退或退而复升、中毒症状加重,出现剧烈咳嗽、呼吸困难、胸痛、发绀加重等表现,应考虑并发脓胸或脓气胸,立即协助医生做好胸腔穿刺或胸腔闭式引流的准备工作。

6. 健康指导 指导家长合理喂养,提倡母乳喂养;多做户外运动,提高机体的抗病力;注意保暖,避免受凉;养成良好的个人卫生习惯,减少呼吸道感染的发生;教会家长处理呼吸道感染的方法,使患儿在疾病早期能得到及时处理。

任务六 支气管哮喘

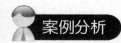 案例分析

　　今天,小强参加学校组织的春游,活动中突然发生一阵阵咳嗽、喘得厉害伴呼气费力。老师发现他大汗淋漓、面色青灰,便立即给家长打电话并及时将他送到医院救治。

　　问题:1. 小强可能患何种疾病?

　　2. 如何预防此疾病再次发作?

　　支气管哮喘(bronchial asthma)简称哮喘,是由嗜酸性粒细胞、肥大细胞和 T 淋巴细胞等多种细胞参与的气道慢性炎症性疾病,具有气道高反应性特征,发生广泛而可逆的不同程度气道阻塞症状。临床表现为反复发作的喘息、呼吸困难、胸闷或咳嗽等症状,多数患儿可经治疗缓解或自行缓解。以 1～6 岁患病较多,大多在 3 岁以内起病。近年本病患病率有增高的趋势。

　　哮喘的病因至今尚未完全清楚,与遗传、免疫、精神、神经和内分泌因素有关。常见的诱因有以下几种:①呼吸道感染:多见于病毒及支原体感染,是诱发儿童哮喘最常见的因素。②食入过敏原(如牛奶、鸡蛋、鱼、虾等)。③接触或吸入过敏原:如花粉、真菌、动物皮毛及排泄物、尘螨、职业粉尘等。④强烈的情绪变化。⑤药物:如消炎痛、阿司匹林等。⑥其他:运动、过度通气和冷空气刺激等。

【护理评估】

　　1. 健康史 询问此次发作的有关资料,如:最近是否有呼吸道感染;家中是否养宠物;家具和玩具的类型。询问过去发作情况及严重程度;曾用过的药物。询问是否有湿疹、过敏史、家族史;运动后是否有呼吸短促及喘鸣现象。

　　2. 身体评估 以咳嗽、喘息、呼吸困难为典型症状,常反复发作,以夜间和清晨为重。患儿在发作间歇期可无任何症状和体征。发作前常有刺激性干咳、打喷嚏和流

> **课堂互动**
> 支气管哮喘的典型症状。

涕,发作时呼气性呼吸困难,呼气相延长伴喘鸣声。重症患儿呈端坐呼吸,烦躁不安,大汗淋漓,面色青灰。体检可见胸廓饱满、三凹征,叩诊呈过清音,听诊两肺布满哮鸣音。严重者呼吸音明显减弱,哮鸣音可消失,称"闭锁肺",是哮喘最危险的体征。

　　在合理应用常规缓解药物治疗后,仍有严重或进行性呼吸困难者,称为哮喘危重状态(哮喘持续状态)。

　　3. 心理-社会支持状况 评估患儿有无因反复哮喘而产生焦虑、抑郁或恐惧。评估家长对本病的了解情况和应对的心态,有无因患儿哮喘发作导致不能正常进食及睡眠而出现焦虑、紧张、不知所措等状况。评估家庭有无良好的居住环境及经济状况。

　　4. 辅助检查

　　1)肺功能测定 一秒用力呼气容积/用力肺活量(FEV_1/FVC)降低,呼气峰流速(PEF)降低。

　　2)胸部 X 线 发作时胸片正常或呈间质性改变,可有肺气肿或肺不张。

　　3)过敏原试验 过敏原皮肤试验有助于明确过敏原。

知识链接━━━━━━━━━━━━━━━━━━━

儿童哮喘诊断标准

根据全球哮喘防治协议(GINA)2002版方案,结合我国国情,中华医学会儿科分会呼吸学组于2003年制定了我国《儿童支气管哮喘防治常规(试行)》,2008年对此方案又进行了重新修订,即《儿童支气管哮喘诊断与防治指南》。

1. 儿童哮喘诊断标准　①反复发作的喘息、咳嗽、气促、胸闷,多与接触变应原、冷空气、物理或化学性刺激、呼吸道感染以及运动等有关,常在夜间和(或)清晨发作或加剧。②发作时在双肺可闻及散在或弥漫性以呼气相为主的哮鸣音,呼气相延长。③上述症状和体征经抗哮喘治疗有效或自行缓解。④排除其他疾病所引起喘息、咳嗽、气促和胸闷。⑤临床表现不典型者,应至少具备以下1项:支气管激发或运动激发试验阳性,或支气管舒张试验阳性、抗哮喘治疗有效,或最大呼气流量(PEF)每日变异率(连续监测1～2周)≥20%。符合第①～④条或第④、⑤条者,可以诊断为哮喘。

2. 咳嗽变异性哮喘的诊断标准　咳嗽变异性哮喘是儿童慢性咳嗽的最常见原因之一,以咳嗽为唯一或主要表现,不伴有明显喘息。诊断依据:①咳嗽持续4周以上,常在夜间和(或)清晨发作或加重;②临床上无感染征象,或经较长时间抗生素治疗无效;③抗哮喘药物诊断性治疗有效;④排除其他原因引起的慢性咳嗽;⑤支气管激发试验阳性和(或)PEF每日变异率(连续监测1～2周)20%以上;⑥个人或一、二级亲属特应性疾病史,或变应原检测阳性。以上①～④项为诊断基本条件。

5. **治疗原则**　以去除病因、控制发作和预防复发为原则,坚持长期、持续、规范、个体化治疗。根据病情轻重、病程阶段因人而异地选择适当的治疗方案。治疗哮喘的常用药物有 β_2 受体激动剂、糖皮质激素、抗胆碱能药物以及茶碱类药物等,首选吸入给药。治疗急性发作期以抗炎、平喘、快速缓解症状为治疗重点;慢性缓解期应坚持长期抗炎,以降低气道高反应性,避免触发因素,加强自我管理。

【常见护理诊断/问题】

1) 低效性呼吸型态　与气道梗阻有关。

2) 活动无耐力　与缺氧有关。

3) 潜在并发症:呼吸衰竭、心力衰竭。

4) 焦虑　与哮喘反复发作有关。

【护理措施】

1. **维持气道通畅,缓解呼吸困难**

1) 体位与吸氧　置患儿于坐位或半卧位,以利于呼吸;给予鼻导管或面罩吸氧,氧浓度以40%为宜。定时进行血气分析,及时调整氧流量,保持 PaO_2 为 9.3～12.0 kPa(70～90 mmHg)。

2) 遵医嘱给予药物治疗　给予支气管扩张剂和糖皮质激素,可采用吸入疗法、口服、皮下注射或静脉滴注等方式给药。其中吸入治疗具有用量少、起效快、副作用小等优点,是首选的药物治疗方法。使用时嘱患儿及家长充分摇匀药物,再按压喷药于咽喉后部,及时闭口屏气10 s,然后用鼻呼气,最后用清水漱口。

3) 促进痰液排出　给予雾化吸入、胸部叩击或体位引流等,以促进排痰;鼓励患儿多饮水,保证摄入充足的水分,防止呼吸道分泌物黏稠形成痰栓;对痰液多而无力咳出者及时吸痰。

4) 教会并鼓励患儿做深而慢的呼吸运动。

2. **生活护理**

1) 提供利于患儿休养的安静、舒适环境　室温维持在 18～22 ℃,湿度在 50%～60%,保持空气流通,避免有害气味、花草、地毯、皮毛、烟及尘土飞扬等诱因。安抚患儿,护理操作尽可能集中进行,避免情绪激动。

2) 饮食护理 给予营养丰富、高维生素、清淡流食或半流食,避免食用鱼、虾、蛋等可能诱发哮喘的食物。

3. 密切观察病情 观察患儿的哮喘情况及病情变化。患儿有无大量出汗、疲倦、发绀,患儿是否有烦躁不安、气喘加剧、心率加快,肝脏在短时间内急剧增大等情况,警惕心力衰竭和呼吸骤停等并发症的发生,还应警惕哮喘危重状态的发生,做好协助医师共同抢救的准备。

4. 心理护理 哮喘发作时,守护并安抚患儿,鼓励患儿将不适及时说出来,尽量满足患儿合理的要求。向患儿家长解释哮喘的诱因、治疗过程及预后,指导他们以正确的态度对待患儿,并发挥患儿的主观能动性,采取措施缓解患儿的恐惧心理。

5. 健康指导

1) 指导呼吸运动,以加强呼吸肌的功能 在进行呼吸运动前,应先清除呼吸道分泌物:①腹部呼吸运动方法:平躺,双手平放在身体两侧,膝弯曲,脚平放,用鼻连续吸气并放松上腹部,但胸部不扩张,缩紧双唇,慢慢吐气直到吐完,重复以上动作 10 次。②向前弯曲运动方法:坐在椅上,背伸直,头向前向下低至膝部,使腹肌收缩,慢慢上升躯干并由鼻吸气,扩张上腹部,胸部保持直立不动,由口将气慢慢吹出。③胸部扩张运动:坐在椅子上,将手掌放在左右两侧的最下肋骨上,吸气,扩张下肋骨,然后由口吐气,收缩上胸部和下胸部,用手掌下压肋骨,可将肺底部的空气排出,重复以上动作 10 次。

2) 介绍用药方法及预防知识 指导家长给患儿增加营养,多进行户外活动,多晒太阳,增强体质,预防呼吸道感染;指导患儿及家长确认哮喘发作的诱因,避免接触可能的过敏原,去除各种诱发因素(如避免寒冷刺激、避免食入鱼虾等易致过敏的蛋白质、避免呼吸道感染等);教会患儿及家长对病情进行监测,辨认哮喘发作的早期征象、发作表现及掌握适当的处理方法;教会患儿及家长选用长期预防与快速缓解的药物,正确、安全用药,在适当时候及时就医,以控制哮喘严重发作。

实训八　肺炎患儿的护理

一、实训目标

1. 能运用护理程序对肺炎患儿进行有效护理。
2. 帮助学生了解临床护理工作过程,促进学生综合性临床护理思维的培养。
3. 能对肺炎患儿和家长进行肺炎相关知识的健康指导。
4. 在实训过程中,态度端正、动作轻稳,体现出对患儿的关爱。

二、实训用物

典型肺炎患儿、多媒体设备及视听资料、实训报告单。

三、实训方法

1. 地点 医院儿科病房、儿科实训室。
2. 方法
1) 临床见习
(1) 护生 5～8 人/组,由授课教师或医院带教老师带领,进入儿科病房,选择典型病例按护理程序的工作方法对患儿进行护理,边观察,边示范,边讲解。
(2) 指定学生复述,其余学生补充,最后教师总结。
2) 儿科护理实训室 若无条件去儿科病房见习,可在儿科实训室组织学生观看小儿肺炎的

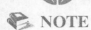

视听资料,或选择一个典型案例,在儿科实训室组织学生进行个案讨论,再进行实训操作。

四、实训报告

1. 根据患儿的临床资料,列出其现存的主要护理诊断(问题)和合作性问题。

2. 针对患儿护理诊断(问题)和合作性问题,提出相应的护理措施。

3. 结合患儿病情,对患儿及家长进行相关健康指导。

(高莉莉)

思考题

A₁型题

1. 小儿呼吸系统的解剖特点错误的是(　　)。

A. 鼻黏膜血管丰富,感染时易堵塞

B. 鼻窦口相对大,鼻炎时易累及鼻窦

C. 咽鼓管短、直、平,易发生中耳炎

D. 左主支气管粗、短、直,异物易入

E. 胸腔小,肺相对较大,故肺脏不能充分扩张

2. 小儿最常见的肺炎是(　　)。

A. 大叶性肺炎　　　　　　B. 间质性肺炎　　　　　　C. 支气管肺炎

D. 毛细支气管炎　　　　　E. 呼吸性毛细支气管炎

3. 急性上呼吸道感染最常见的病原体是(　　)。

A. 病毒　　　B. 细菌　　　C. 真菌　　　D. 支原体　　　E. 衣原体

4. 与年长儿比较婴幼儿上呼吸道感染的临床特点是(　　)。

A. 以呼吸道症状为主　　　　　　　　　B. 以鼻咽部症状为主

C. 以消化道症状为主　　　　　　　　　D. 全身症状较轻

E. 全身症状较重

5. 疱疹性咽峡炎的病原体是(　　)。

A. 呼吸道合胞病毒　　　　　　　　　　B. 柯萨奇 A 组病毒

C. 腺病毒 3、7 型　　　　　　　　　　D. 诺沃克病毒

E. 轮状病毒

A₂型题

6. 患儿,男,5 岁。患急性上呼吸道感染,既往有风湿热史,用青霉素治疗,疗程宜为(　　)。

A. 1~7 天　　B. 7~10 天　　C. 10~14 天　　D. 2~3 周　　E. 3~4 周

7. 患儿,女,8 个月。发热,咳嗽,体温 39.4 ℃,诊断为急性上呼吸道感染,目前首要的护理措施是(　　)。

A. 卧床休息　　B. 清淡饮食　　C. 降温处理　　D. 静脉补液　　E. 口腔护理

8. 患儿,女,8 个月。发热,咳嗽,喘息,肺部有不固定的湿啰音,临床诊断为急性支气管炎,目前主要的护理诊断是(　　)。

A. 体液不足　　　　　　B. 体温升高　　　　　　C. 呼吸道低效

D. 气体交换受损　　　　E. 知识缺乏

A₃/A₄型题

(9~10 题共用题干)

患儿,8 个月。以发热、咳嗽、气促就诊。查体:T 39.5 ℃,P 160 次/分,R 50 次/分,口周发绀,两肺有细湿啰音,诊断为支气管肺炎。

9. 该患儿首要的护理诊断是（　　）。

A. 体温升高　　　　　　　B. 营养不足　　　　　　　C. 体液不足

D. 气体交换受损　　　　　E. 睡眠型态紊乱

10. 对该患儿应立即采取的护理措施是（　　）。

A. 保持适宜的温湿度　　　　　　　　B. 取舒适的平卧位

C. 进行物理降温　　　　　　　　　　D. 进行雾化吸入

E. 翻身、拍背、吸痰

病例分析题

患儿，女，9个月。2天前出现咳嗽，痰多，不易咳出，发热，体温波动于38～39.5 ℃之间，1天前出现咳嗽加剧，气喘，烦躁不安。查体：体温38.8 ℃，脉搏160次/分，呼吸60次/分，面色苍白，呼吸急促，可见鼻翼扇动及三凹征，双肺可闻及散在哮鸣音及细湿啰音，心音低钝，肝右肋下3.5 cm，双下肢无明显水肿。

(1)根据患儿目前的状况，列出其主要护理诊断。

(2)患儿可能出现的并发症有哪些？

(3)该患儿在输液过程中应注意什么？

项目十　循环系统疾病患儿的护理

▶▶▶ ▶

学习目标 ┃...

1. 说出先天性心脏病临床分型及常见先天性心脏病的护理评估要点、护理措施。
2. 简述常见先天性心脏病的临床特征,病毒性心肌炎的主要临床表现及护理措施。
3. 学会按照护理程序对循环系统疾病患儿实施整体护理。

┃任务一　儿童循环系统解剖生理特点┃

一、心脏的胚胎发育

原始心脏于胚胎第 2 周开始形成,约于第 4 周起有循环作用,至第 8 周房室中隔完全长成,即成为四腔心。所以心脏胚胎发育的关键时期是在第 2～8 周,先天性心脏畸形的形成主要就在这一时期。

二、胎儿血液循环及出生后的改变

1. 正常胎儿的血液循环　胎儿时期的营养和气体代谢是通过脐血管和胎盘与母体之间以弥散方式进行交换的。由胎盘来的动脉血经脐静脉进入胎儿体内,至肝下缘分成两支:一支入肝与门静脉吻合;另一支经静脉导管入下腔静脉的混合血(以动脉血为主)进入右心房后,约 1/3 经卵圆孔入左心房,再经左心室流入升主动脉,主要供应心、脑及上肢;其余的流入右心室。从上腔静脉回流的、来自上半身的静脉血,入右心房后绝大多数流入右心室,与来自下腔静脉的血液一起进入肺动脉。由于胎儿肺处于压缩状态,故经肺动脉的血液只有少量流入肺,经肺静脉回到左心房;而大部分血液经动脉导管与来自升主动脉的血汇合后,进入降主动脉(以静脉血为主),供应腹腔器官及下肢,同时经过脐动脉回流至胎盘,获得营养及氧气。故胎儿期供应脑、心、肝及上肢血氧量较下半身高。

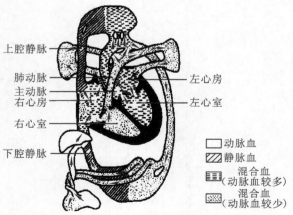

图 10-1　正常胎儿血液循环示意图

胎儿血液循环特点如下:①胎儿的营养和气体交换均通过脐-胎盘循环进行;②静脉导管、卵圆孔、动脉导管是胎儿血液循环的特殊通道;③胎儿体内大多为混合血,肝脏血氧含量最高,心、脑、上半身次之,腹腔脏器及下半身最低;④只有体循环,无有效的肺循环,左右心都向全身供血。

2. 出生后血液循环的改变 出生后脐血管被阻断,呼吸建立,肺泡扩张,肺小动脉管壁肌层逐渐退化,管壁变薄并扩张,肺循环压力下降;从右心经肺动脉流入肺脏的血液增多,使肺静脉回流至左心房的血量也增多,左心房压力因而增高。当左心房压力超过右心房时,卵圆孔瓣膜先在功能上关闭,到出生后5~7个月,大多形成解剖上的闭合。自主呼吸使血氧增高,动脉导管壁平滑肌受到刺激后收缩,同时,低阻力的胎盘循环由于脐带结扎而终止,体循环阻力增高,动脉导管处逆转为左向右分流,高的动脉氧分压加上出生后体内前列腺素的减少,使导管逐渐收缩、闭塞,最后血流停止,成为动脉韧带。足月儿约80%在生后24 h形成功能性关闭。约80%婴儿于生后3个月、95%婴儿于生后1年内形成解剖上关闭。若动脉导管持续未闭,可认为有畸形存在。脐血管则在血流停止后6~8周完全闭锁,形成韧带。

三、小儿心脏的位置、大小及心率的特点

1. 心脏重量 小儿心脏相对比成人的重。新生儿心脏重量20~25 g,占体重的0.8%,而成人只占0.5%。1~2岁达60 g,相当于新生儿的2倍,5岁时为4倍,9岁时为6倍,青春后期增至12~14倍,达到成人水平。除青春早期外,各年龄段男孩的心脏均比女孩重。

2. 心率 年龄越小,心率越快。心率较快的原因是小儿新陈代谢旺盛,身体组织需要更多的血液供给,但心脏每次搏出量有限,只有增加搏动次数来补偿不足。另外,婴幼儿迷走神经未发育完善,中枢兴奋性较低,对心脏收缩频率和强度的抑制作用较弱,而交感神经占优势,故易有心率加速。少儿心率的正常值(表10-1)随年龄而异,而且次数不稳定,因此,应在小儿安静时测定心率才为准确。一般体温每增高1 ℃,心率每分钟增加约15次。睡眠时心率每分钟可减少20次左右。

表 10-1 各年龄小儿脉搏

年　龄	脉搏/(次/分)
新生儿	120~140
1岁以下	110~130
2~3岁	100~120
4~7岁	80~100
8~14岁	70~90

3. 动脉血压 其高低主要取决于心搏出量和外周血管阻力。小儿年龄越小,动脉压力越低。新生儿血压较低,不易测定,采用触诊法或皮肤转红法也只测到收缩压的近似值。新生儿收缩压在53~71 mmHg(7.05~9.44 kPa)之间,平均为65 mmHg(8.65 kPa)。不同年龄的血压不同,上肢血压正常值可按下列公式计算:

$$1岁以上收缩压/mmHg=80+(年龄×2)$$

舒张压为收缩压的2/3。高于此标准20 mmHg(2.6 kPa)及以上考虑为高血压,低于此标准20 mmHg(2.6 kPa)及以下可考虑为低血压。正常下肢比上肢血压高20~40 mmHg(2.6~5.32 kPa)。小儿血压受诸多外界因素的影响。如哭闹,体位变动,情绪紧张皆可使血压暂时升高。故应在绝对安静时测量血压。

任务二　先天性心脏病

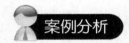 案例分析

　　患儿，女，3岁。平时进食少，活动后气急、多汗，哭闹或屏气后出现口周青紫，经常患上呼吸道感染、肺炎。近2天因发热、咳嗽，上述症状加重而就诊。查体：生长发育较同龄落后。无发绀，肺呼吸音粗，心前区稍隆起，胸骨左缘第2～3肋间闻及有收缩期杂音，肺动脉瓣区第二心音固定分裂，以先天性心脏病合并心力衰竭收入院。

　　问题：1. 针对患儿目前的状况，请列出其主要的护理诊断。

　　2. 如何对该患儿进行护理？

　　先天性心脏病（congenital heart disease）简称先心病，是胎儿时期心脏血管发育异常而导致的畸形，为小儿最常见的心脏病，其发生率为活产婴儿的7‰～8‰。严重和复杂畸形的患儿，多于生后数周或数月死亡，故年长儿中复杂的心血管畸形者比婴儿期少见。近50年来，由于心导管检查、心血管造影和超声心动图等诊断技术的广泛应用和提高，以及低温麻醉和体外循环下心脏直视外科手术的快速发展，对部分复杂的先天性心脏病的诊治也有了很大的变化，许多常见的先天性心脏病能得到及时、准确诊断，获得彻底根治。因此，先天性心脏病的预后较前已大有改观。临床上以心功能不全、青紫以及发育不良等为主要表现。

　　【病因】

　　影响胎儿发育的因素如下。

　　①环境因素：妊娠前3个月患病毒或细菌感染，尤其是风疹病毒，其次是柯萨奇病毒，其出生的婴儿先天性心脏病的发病率较高；如羊膜的病变，胎儿受压，妊娠早期先兆流产，母体营养不良、糖尿病、苯丙酮尿症、高钙血症，放射线和细胞毒性药物在妊娠早期的应用，母亲年龄过大等均有使胎儿发生先天性心脏病的可能。②遗传因素：先天性心脏病具有一定程度的家族发病趋势，可能因父母生殖细胞、染色体畸变所引起。遗传学研究认为，多数的先天性心脏病是由多个基因与环境因素相互作用所形成的。

　　【分类】

　　先天性心脏病的种类很多，可根据左、右两侧及大血管之间有无分流分为三大类。

　　1. 左向右分流型（潜伏青紫型）　正常情况下由于体循环压力高于肺循环，故平时血液从左向右分流而不出现青紫。当剧哭、屏气或任何病理情况下致使肺动脉或右心室压力增高并超过左心室压力时，则可使血液自右向左分流而出现暂时性青紫，如室间隔缺损、房间隔缺损和动脉导管未闭等。

　　2. 右向左分流型（青紫型）　某些原因（如右心室流出道狭窄）致使右心压力增高并超过左心，使血流经常从右向左分流时，或因大动脉起源异常，使大量静脉血流入体循环，均可出现持续性青紫，如法洛四联症和大动脉转位等。

　　3. 无分流型（无青紫型）　心脏左、右两侧或动、静脉之间无异常通路或分流，如肺动脉狭窄和主动脉缩窄等。

重点：先天性心脏病的分类。

　　【临床常见的先天性心脏病】

　　1. 左向右分流型先天性心脏病

　　1）房间隔缺损（atrial septal defect，ASD）是小儿时期常见的先天性心脏病，该病的发病率约为活产婴儿的1/1500，占先天性心脏病发病总数的5%～10%。是房间隔在胚胎发育过程中发育不良所致。女性较多见，男女性别比例为1∶2。由于小儿症状多较轻，许多患儿直到成年时才被发现。分流量大小取决于缺损的大小及双侧心室的顺应性。出生后左房压力高于右心房，则出现左向右分流，分流量与缺损大小、两侧心房压力差及心室的顺应性有关。生后初期左、右心室壁厚度相似，顺

应性也相近,故分流量不多。随年龄增长,肺血管阻力及右心室压力下降,右心室壁较左心室壁薄,右心室充盈阻力也较左心室低,故分流量增加。由于右心血流量增加,舒张期负荷加重,故右心房、右心室增大。肺循环血量增加,压力增高,晚期可导致肺小动脉肌层及内膜增厚,管腔狭窄,到成年后出现艾森曼格综合征,左向右分流减少,甚至出现右向左分流,临床出现青紫(图 10-2、图 10-3)。

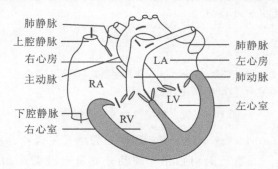

图 10-2　房间隔缺损血液循环示意图

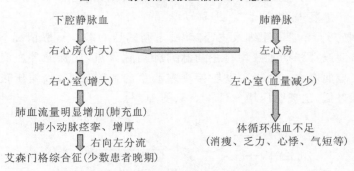

图 10-3　房间隔缺损血流动力学变化

2) 室间隔缺损(ventricular septal defect,VSD) 由胚胎期室间隔(流入道、小梁部和流出道)发育不全所致,是最常见的先天性心脏病,约占我国先天性心脏病的 50%。

根据缺损大小可分为:①小型室缺(Roger 病):缺损直径小于 5 mm 或缺损面积 $<0.5\ cm^2/m^2$ 体表面积。缺损小,心室水平左向右分流量少,血流动力学变化不大,可无症状。②中型室缺:缺损直径 $5\sim15\ mm$ 或缺损面积 $0.5\sim1.0\ cm^2/m^2$ 体表面积。缺损较大,分流量较多,肺循环血流量可达体循环的 $1.5\sim3.0$ 倍及以上,但因肺血管床有很丰富的后备容受量,肺动脉收缩压和肺血管阻力可在较长时期不增高。③大型室缺:缺损直径大于 15 mm 或缺损面积 $>1.0\ cm^2/m^2$ 体表面积。缺损巨大,缺损口本身对左向右分流量不构成阻力,血液在两心室自由交通,即非限制性室缺。大量左向右分流使肺循环血流量增加,当超过肺血管床的容量限度时,出现容量性肺动脉高压,肺小动脉痉挛,肺小动脉中层和内膜层渐增厚,管腔变小、梗阻。随着肺血管病变进行性发展则渐变为不可逆的阻力性肺动脉高压。当右心室收缩压超过左心室收缩压时,左向右分流逆转为双向分流或右向左分流,全身出现青紫,即艾森曼格综合征(图 10-4、图 10-5)。

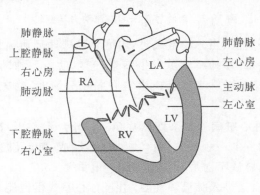

图 10-4　室间隔缺损血液循环示意图

左心室（肥大）————主动脉————→ 体循环供血不足（消瘦、乏力、心悸、气短）

↓分流

右心室（扩大）————→ 肺循环 ————→ 左心房扩大

肺血流量明显增加（肺充血）

肺小动脉痉挛 ------------------ 动力型肺高压

肺小动脉增厚

↓

肺循环阻力增加（右向左分流）---- 梗阻型肺高压

艾森门格综合征（持久的青紫）

图 10-5　室间隔缺损血流动力学变化

3）动脉导管未闭（patent ductus arteriosus，PDA）为小儿先天性心脏病常见类型之一，占先天性心脏病发病总数的 15％。胎儿期动脉导管被动开放是血液循环的重要通道，出生后，大约 15 h 即发生功能性关闭，80％婴儿在生后 3 个月解剖性关闭，到生后 1 年，在解剖学上应完全关闭。若持续开放，并产生病理、生理改变，即称动脉导管未闭。

分流量的大小取决于导管的粗细及主、肺动脉之间的压力差。一般情况下，主动脉压力较肺动脉高，故不论收缩期或舒张期血液均自主动脉向肺动脉分流，使肺循环血流量增加，而导致左心房、左心室负荷过重而增大。由于主动脉接受左心室的血量较多，收缩压较高，但很快分流到肺动脉，造成舒张压过低，出现脉压增大（图 10-6、图 10-7）。

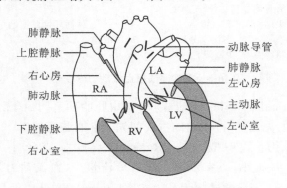

图 10-6　动脉导管未闭血液循环示意图

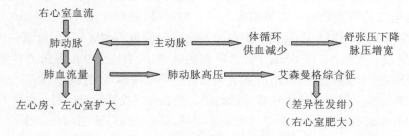

图 10-7　动脉导管未闭血流动力学变化

左向右分流型先天性心脏病，当分流量大时，均可导致肺循环血流量增多和体循环血流量减少。当肺循环血流量持续增加，使肺小动脉发生痉挛，产生动力型肺动脉高压，日久肺小动脉中层和内膜层增厚，形成梗阻型肺动脉高压而产生自右向左分流时，临床出现持久性青紫，称艾森曼格综合征。

2. 右向左分流型先天性心脏病　法洛四联症（tetralogy of Fallot，TOF）是右向左分流型先天性心脏病存活婴儿中最常见的一种。本症由 4 种畸形组成：肺动脉狭窄、室间隔缺损、主动脉骑跨、右心室肥厚，其中肺动脉狭窄对病理生理的影响最重要。

当肺动脉狭窄严重时，血液进入肺循环受阻，引起右心室代偿性肥厚，右心室压力相对增高；

心脏收缩时,右心室血液可通过缺损的室间隔及骑跨的主动脉进入左心室及主动脉,致使体循环血氧饱和度降低,出现发绀;同时由于肺动脉狭窄,进入肺循环进行气体交换的血流量减少而加重了发绀的程度(图10-8、图10-9)。

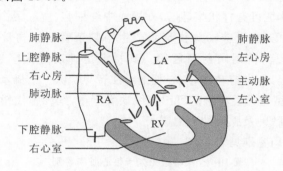

图 10-8 法洛四联症血液循环示意图

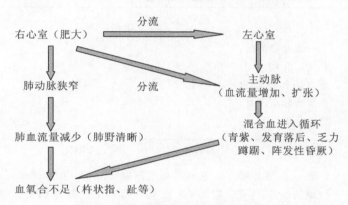

图 10-9 法洛四联症血流动力学变化

【护理评估】

1. 健康史 母亲妊娠史:妊娠最初3个月有无病毒感染,放射线接触,服药史,糖尿病史,营养障碍,环境与遗传因素等。

2. 身体状况

1) 左向右分流型先天性心脏病 若缺损小,分流量少,患儿可无明显症状,仅在体检时发现心脏杂音。若缺损大,分流量多,主要表现如下。

(1) 症状 ①体循环血流量减少的表现:喂养困难、生长发育迟缓、消瘦、面色苍白、易疲乏、活动后气促、多汗、心悸等。②肺循环血流量增多的表现:可反复发生肺部感染,当肺动脉扩张严重时可压迫喉返神经,出现声音嘶哑。③暂时性青紫:当哭闹、活动过度、患肺炎或心力衰竭时可导致右心压力增高,当超过左心压力时引起右向左分流,出现暂时青紫。若发生梗阻型肺动脉高压,青紫可为持续性。动脉导管未闭由于右向左分流的静脉血进入降主动脉,故下半身青紫明显,称为差异性青紫。

(2) 体征 ①心界增大,肺动脉瓣听诊区第二心音增强。②心脏杂音:室间隔缺损患儿可在胸骨左缘第3～4肋间闻及Ⅲ～Ⅳ级粗糙的全收缩期杂音,于杂音最响部位可触及收缩期震颤;房间隔缺损患儿于胸骨左缘2～3肋间闻及Ⅱ～Ⅲ级喷射性收缩期杂音;动脉导管未闭患儿可在胸骨左缘第2肋间闻及粗糙响亮的连续性机器样杂音,最响处可触及震颤,以收缩期明显。③周围血管征:动脉导管未闭的患儿因脉压增大时出现末梢毛细血管搏动、水冲脉、股动脉枪击音等。

(3) 常见并发症 常见支气管肺炎、充血性心力衰竭、感染性心内膜炎等。

2) 右向左分流型先天性心脏病

(1) 症状 ①持续青紫:青紫为主要表现,常在生后不久即出现,尤其在口唇、甲床、耳垂、鼻尖等处明显。青紫与肺动脉狭窄、室间隔缺损和主动脉骑跨均有关,而肺动脉狭窄的程度是决定

重点:不同类型先天性心脏病的临床特点。

青紫程度及其出现早晚的关键。在动脉导管关闭前,因肺循环血量可得到补充,青紫可不明显。②缺氧症状显著,主要与肺循环缺血致肺换气不足有关,也与右向左分流有关。具体表现为气促、活动无耐力、喜蹲踞(蹲踞可增加脑供血及肺循环血量),甚至突然晕厥(原因是肺动脉因缺血痉挛而致急性脑缺氧)。体征可有杵状指(趾),外周血中红细胞、血红蛋白代偿性增多等。

(2)体征 ①杂音及震颤:因肺动脉狭窄而产生心脏杂音。于胸骨左缘第2～4肋间闻及Ⅱ～Ⅲ级喷射性收缩期杂音,同时可触及震颤。其特点是肺动脉狭窄越严重,杂音越轻而短。②右心室肥大:心前区隆起,心尖搏动左移,心脏绝对浊音界扩大。③肺动脉瓣区第二心音减弱。

(3)常见并发症 此型先天性心脏病可因组织缺氧严重,红细胞代偿性增加,血黏稠度高,血流变慢,易并发脑血栓、脑脓肿及感染性心内膜炎。

几种常见先天性心脏病鉴别见表10-2。

表10-2 几种常见先天性心脏病鉴别

		室间隔缺损	房间隔缺损	动脉导管未闭	法洛四联症
	分类		左向右分流型		右向左分流型
	症状	一般发育落后,乏力,活动后心悸,气短,晚期出现肺动脉高压时,出现青紫	同左	同左	发育落后,乏力,青紫(吃奶、哭叫时加重)蹲踞,可有阵发性昏厥
心脏体征	杂音部位	3、4肋间	2、3肋间	2肋间	2、3肋间
	杂音性质和响度	Ⅲ～Ⅳ级粗糙收缩期杂音,传导范围广	Ⅱ～Ⅲ级收缩期吹风样杂音,传导范围较小	Ⅱ～Ⅳ级连续性机器样杂音,向颈部传导	Ⅱ～Ⅳ级喷射性收缩期杂音,传导范围较广
	震颤	有	无	有	可有
	肺动脉瓣区第二心音(P2)	亢进	亢进,分裂固定	亢进	减低
X线检查	房室增大	左、右心室大,左心房可大	右心房、右心室大	左心室大,左心房可大	右心室大,心尖上翘呈靴形
	肺动脉段	凸出	凸出	凸出	凹陷
	肺野	充血	充血	充血	清晰
	肺门舞蹈	有	有	有	无
	心电图	正常,左心室或左、右心室肥大	不完全性右束支传导阻滞,右心室肥大	左心室肥大,右心室可肥大	右心室肥大

3. 心理-社会状况 评估患儿是否因生长发育落后,正常活动、游戏、学习受到不同程度的影响而出现抑郁、焦虑、自卑、恐惧等心理。了解家长是否因本病的检查和治疗比较复杂、风险较大、预后不良、费用高而出现焦虑和恐惧等。

4. 辅助检查

1)胸部X线检查 左向右分流型先天性心脏病,分流量大时可见肺动脉段凸出、肺门血管影增粗、可有肺门"舞蹈"(房间隔缺损最明显)、肺野充血。此外,室间隔缺损时,可见左、右心室增大,左心房也可增大;房间隔缺损时,以右心房、右心室增大为主;动脉导管未闭则左心房、左心室增大;法洛四联症右心室肥大致心尖圆钝上翘,肺动脉段凹陷,呈靴形心影,肺门血管影缩小、肺纹理减少、透亮度增加。

2)心电图 能反映心脏位置,心房、心室有无肥厚以及心脏传导系统的情况。

3）其他 超声心动图、心导管检查、心血管造影,用来确定畸形的部位、性质。

4）实验室检查 法洛四联症患儿红细胞增多,血红蛋白和血细胞比容增高。

【常见护理诊断/问题】

1）活动无耐力 与先天性心脏病体循环血量减少或血氧饱和度下降有关。

2）营养失调:低于机体需要量 与喂养困难及体循环血量减少、组织缺氧有关。

3）生长发育改变 与体循环血量减少或血氧含量下降影响生长发育有关。

4）有感染的危险 与肺血流量增多及心内缺损致心内膜损伤有关。

5）潜在并发症:脑血栓、心力衰竭等。

6）焦虑 与疾病的威胁和对手术的担忧有关。

【护理措施】

1. 治疗配合 缺损小者不一定需要治疗,但应定期随访,一般 5 岁以下,尤其是 1 岁以内,膜部和肌部的室间隔缺损有自然闭合的可能。干下型室间隔缺损未见自然闭合者。中型缺损临床上有症状者宜于学龄前期在体外循环心内直视下做修补术;大型缺损发生难以控制的充血性心力衰竭和反复患肺炎、动脉压持续升高者应及早手术治疗。

早产儿动脉导管未闭者可于生后第 1 周内应用消炎痛,以促使导管平滑肌收缩而关闭导管。近年来有应用微型弹簧伞堵塞动脉导管以达到治疗目的。

法洛四联症患儿缺氧发作时的紧急处理:发作轻者,置患儿于膝胸卧位即可缓解;重者须皮下注射吗啡 0.1～0.2 mg/kg,并及时给予氧气吸入和纠正酸中毒等,此外还可口服心得安预防其发作。

2. 根据不同先天性心脏病类型,制订合适的饮食与生活制度 建立良好的休息环境,保证睡眠。对大型缺损的左向右分流型先天性心脏病患儿,应适当限制活动量,避免剧烈哭闹及过度激动,保持情绪稳定,遵医嘱给予强心、利尿剂,减轻心脏负担。有肺水肿者给予吗啡 0.1 mg 皮下注射。右向左分流型患儿主要预防缺氧发作。尤其是发热、腹泻脱水患儿,注意适当增加液体入量。避免血栓形成。

3. 供给充足营养 保证患儿营养所需,合理搭配,供给充足的能量、维生素和优质蛋白质,增强体质,提高对手术的耐受性。喂养困难者要有耐心,少量多餐,避免呼吸困难与呛咳。心功能不全时应根据病情采用无盐或低盐饮食,防止水钠潴留而加重病情。

4. 预防感染 注意气温变化,冷暖适宜,避免受凉引起呼吸道感染。一旦发生感染,要及时选用抗生素积极治疗。做小手术时如拔牙,应给予抗生素预防感染,防止感染性心内膜炎发生。

5. 注意观察病情,防止发生并发症

1）监测患儿的心率、脉搏,每日 2～4 次,并注意体温、呼吸、血压变化,注意患儿吃奶时或活动中有无出现青紫等。

2）密切观察病情 若患儿出现 1 周以上原因不明的发热,应考虑合并感染性心内膜炎;如突然出现面色苍白、烦躁不安、心率加快、呼吸困难加重等,则提示可能发生急性充血性心力衰竭,应立即给患儿吸氧并通知医生。法洛四联症患儿还应注意有无脑缺氧发作,在大量出汗、吐泻后有无血管栓塞的表现。

6. 心理护理

1）关心爱护患儿,建立良好的护患关系,鼓励患儿用语言或通过游戏的方法来表达自己的心理反应,用患儿容易理解的语言解释将进行的检查与治疗,消除紧张和恐惧心理。提供患儿适当的娱乐活动,保持心情舒畅。

2）耐心解答患儿家长提出的问题,使家长理解本病的可治愈性,消除家长的焦虑情绪,积极配合医护工作。

7. 健康指导

1）在社区及家庭积极做好预防宣教,强调孕期保健的重要性,特别是妊娠早期积极预防风疹、流感等病毒性疾病,避免服用某些药物和接触大剂量放射线等以预防先天性心脏病的发生。

2）指导按时进行预防接种,避免带患儿到公共场所及人群集中的地方,根据气候随时增减衣服,避免受凉,预防感冒,防止肺部感染。

3)嘱咐家长在患儿接受出血性小手术时(如拔牙、扁桃体切除术等),手术前后应按医嘱用足量抗生素,防止发生感染性心内膜炎。

4)对法洛四联症患儿应告知其家长保证患儿液体供给,以免发生脑血栓。

5)指导家长掌握先天性心脏病的日常护理,为患儿建立合理的生活制度,调整心功能到最佳状态,使患儿能安全达到手术年龄。

知识链接

先天性心脏病的治疗进展

近年来,先天性心脏病在内、外科方面的治疗都取得了很大进步,包括针对性治疗、介入治疗、外科的姑息及根治手术、镶嵌治疗、微创手术及心脏移植等。随着先天性心脏病术前诊断、外科技术、体外循环和围术期监护处理等各方面技术的提高,目前倾向于在婴、幼儿时期及早进行手术治疗,以避免心肌不可逆性损害。

任务三 病毒性心肌炎

案例分析

患儿,男,9岁,因感冒后出现胸闷,活动时气短、呼吸困难,来医院诊治。患儿面色苍白,精神不振,主诉全身无力,气短、多汗、头晕。查体:患儿手足发凉,末梢循环较差,血压正常,查心电图,室性早搏,心肌缺血,拟诊断为病毒性心肌炎。根据患儿目前的状况,您应从哪些方面进行护理评估?请列出其主要的护理诊断。如何对该患儿进行护理?

病毒性心肌炎(viral myocarditis)是病毒侵犯心脏所致的,以心肌炎性病变为主要表现的疾病,有的可伴有心包炎或心内膜炎症改变。本病临床表现轻重不一,预后大多良好,但少数可发生心力衰竭、心源性休克,甚至猝死。

【护理评估】

1. 健康史 详细询问近期有无呼吸道、消化道病毒感染史、传染病接触史。有无发热、心前区不适、胸闷、乏力等症状。询问饮食、睡眠及活动耐力情况。可引起儿童心肌炎的常见病毒有柯萨奇病毒(B组和A组)、埃可病毒、脊髓灰质炎病毒、腺病毒、传染性肝炎病毒、流感和副流感病毒、麻疹病毒、单纯疱疹病毒以及流行性腮腺炎病毒等。值得注意的是新生儿期柯萨奇病毒B组感染可导致群体流行,其死亡率可高达50%以上。

2. 身体状况

1)症状 表现轻重不一,取决于年龄和感染的急性或慢性过程。预后大多良好,部分患儿起病隐匿,有乏力、活动受限、心悸、胸痛症状,少数重症患儿可发生心力衰竭并发严重心律失常、心源性休克,甚至猝死。部分患儿呈慢性进程,演变为扩张性心肌病。新生儿患病时病情进展快,常见高热、反应低下、呼吸困难和发绀,常有神经、肝脏和肺的并发症。

2)体征 心脏有轻度扩大,伴心动过速、心音低钝及奔马律,可导致心力衰竭及昏厥等。反复心力衰竭者,心脏明显扩大,肺部出现湿啰音及肝、脾肿大,呼吸急促和发绀,重症患儿可突然发生心源性休克,脉搏细弱,血压下降。

3. 辅助检查

1)心电图检查 多数表现为ST段偏移和T波低平、双向或倒置,可有QRS波群低电压。

QT 间期延长多发生在重症病例。窦房、房室或室内传导阻滞颇为常见,其中以一度房室传导阻滞最多见。可有阵发性心动过速、心房扑动或颤动,甚至心室颤动。

2)X 线检查　轻症病例心影属正常范围,伴心力衰竭或反复迁延不愈者心脏均明显扩大,合并大量心包积液时则增大更显著。心脏搏动大多减弱,可伴有肺淤血或肺水肿,有时可见少量胸腔积液。

3)实验室检查

(1)血象检查　急性期白细胞总数多增高,以中性粒细胞为主,部分病例血沉轻度增快。

(2)血清酶测定　血清谷草转氨酶(SGOT)和天冬氨酸氨基转移酶(AST)在急性期大多增高,但恢复较快。血清肌酸激酶(CK)在早期多有增高,以来自心肌的同工酶(CK-MB)为主,且较敏感。血清乳酸脱氢酶(LDH)特异性较差,但其同工酶在心肌炎早期也多增高。

(3)病毒检测　早期可从咽拭子、咽冲洗液、粪便、血液、心包液中分离出病毒,但需结合血清抗体测定才更有意义。

4.治疗原则　目前尚无特殊治疗。主要是减轻心脏负荷,改善心肌代谢及心功能,促进心肌修复。

1)药物治疗　对于仍处于病毒血症阶段的早期患儿,可选用抗病毒治疗,但疗效不确定。

2)改善心肌营养　能量合剂 1,6-二磷酸果糖有益改善心肌能量代谢,促进受损细胞的修复,可选用大剂量维生素 C、泛醌、维生素 E 和复合维生素 B 片、中药生脉饮、黄芪口服液等。

3)糖皮质激素　通常不主张使用。对重症患儿合并心源性休克、致死性心律失常(三度房室传导阻滞、室性心动过速)、心肌活检证实慢性自身免疫性心肌炎症反应者应足量、早期应用。

【常见护理诊断/问题】

1)心悸、胸闷　与心肌受损有关。

2)活动无耐力　与心肌收缩力下降,组织供氧不足有关。

3)潜在并发症:有心律失常、心力衰竭、心源性休克等。

【护理措施】

1.一般护理

1)休息　急性期需完全卧床休息,症状好转方能逐步起床活动,病室内应保持空气新鲜,注意保暖。急性期至少应休息到退热后 4 周。有心功能不全及心脏扩大者应强调绝对卧床休息,以减轻心脏负担。一般总的休息时间不少于 6 个月,随后根据具体情况逐渐增加活动量。

2)饮食　给予高蛋白、高维生素、富含营养、易消化饮食,宜少量多餐,避免过饱或进刺激性饮料及食物,心力衰竭者给予低盐饮食。

2.病情观察

1)定时测量体温、脉搏,病毒性心肌炎患儿体温与脉率增速多不成正比。

2)密切观察患儿呼吸频率、节律的变化,及早发现是否有心功能不全。

3)定时测量血压,观察记录尿量,以及早判断有无心源性休克的发生。

4)密切观察心率与心律,及早发现有无心律失常,如室性早搏、不同程度的房室传导阻滞等,严重者可出现急性心力衰竭、心律失常等。

3.健康指导

1)注意劳逸结合,避免过度劳累,进行适量体格锻炼,提高和增强机体抗病能力。

2)加强饮食卫生,注意保暖,防止呼吸道和肠道感染。

3)有心律失常者应遵医嘱服药,定期随访。

知识链接

病毒性心肌炎的诊疗

儿童在病毒感染后约有 5% 患儿可发生病毒性心肌炎。由于病毒性心肌炎临床表现及多数辅助检查均缺乏特异性,因此病毒性心肌炎的确诊相当困难。临床根据病毒感染病史及感染后3周内新出现心律失常或心电图改变以及心肌损伤的参考指标等,可以作出诊断。对本病的治疗主要针对病毒感染和心肌炎症,大多数患儿经适当治疗后可痊愈,部分患儿可演变为扩张型心肌病。

(周海荣)

思考题

A₁型题

1. 给小儿测量血压时,血压计袖带的宽度应为上臂长度的( )。

A. 1/4　　　　　B. 1/3　　　　　C. 1/2　　　　　D. 2/3　　　　　E. 2/5

2. 先天性心脏病右向左分流型最明显的外观特征是( )。

A. 心脏杂音　　　　　　　　B. 发育迟缓　　　　　　　　C. 持续青紫

D. 心前区隆起　　　　　　　E. 活动耐力下降

3. 法洛四联症患儿蹲踞的原因正确的是( )。

A. 缓解漏斗部痉挛　　　　　　　　B. 使腔静脉回心血量增加

C. 增加体循环阻力,减少右向左分流量　　　　D. 使心脑供血增加

E. 使劳累气急缓解

4. 病毒性心肌炎最常见的病原体是( )。

A. 柯萨奇病毒甲组　　　　　　　B. 柯萨奇病毒乙组　　　　　　　C. 埃可病毒

D. 腺病毒　　　　　　　　　E. 流感病毒

5. 关于先天性心脏病患儿的护理,下列哪项是错误的?( )

A. 维持营养,宜少食多餐　　　　　　　B. 避免环境温度的过度变化

C. 适当参加能胜任的体力活动　　　　　D. 青紫型患儿因血液黏稠应多饮水

E. 避免任何预防接种

A₂型题

6. 某患儿,生后4个月即出现青紫,经医院诊断为法洛四联症,今患儿因哭闹而出现青紫加重,呼吸困难,应采取的体位是( )。

A. 俯卧位　　　B. 平卧位　　　C. 半坐卧位　　　D. 膝胸卧位　　　E. 侧卧位

7. 某患儿,4岁,室间隔缺损,病情较重,平时需用地高辛维持心功能。现患儿因上呼吸道感染后诱发急性心力衰竭,按医嘱用毛花苷丙,患儿出现恶心、呕吐、视力模糊。该患儿应考虑为( )。

A. 上感加重　　　　　　　B. 胃肠感染　　　　　　　C. 急性心力衰竭加重

D. 强心苷中毒反应　　　　E. 室间隔缺损的表现

A₃/A₄型题

5岁男孩,经常患呼吸道感染,活动后心悸,近半年来发现下半身出现青紫。查体:发育落后,胸骨左缘第2肋间有连续性杂音,X线显示肺野充血,左心房及左心室增大。

8. 该患儿可能的诊断是( )。

A. 房间隔缺损　　　　　　　B. 动脉导管未闭　　　　　　　C. 法洛四联症

D. 肺动脉狭窄　　　　　　　E. 室间隔缺损

9. 该患儿手术适宜的年龄是( )。

A. 0～1岁　　　B. 4～6岁　　　C. 8～9岁　　　D. 12～16岁　　　E. 18～25岁

10. 关于上述病例,下列叙述哪项是正确的?( )

A. 左向右分流型　　　　B. 右向左分流型　　　　C. 无分流型

D. 无青紫型　　　　　　E. 在正常情况下也出现青紫

病例分析题

1. 2岁,小儿,曾多次患肺炎,不发绀,胸骨左缘第3～4肋间可闻及Ⅲ～Ⅵ级粗糙全收缩期杂音。X线检查显示左心室增大,肺动脉段突出,肺血管影增粗,主动脉影较小。请回答下列问题:

(1) 本病的临床诊断是什么?

(2) 可能会发生哪些并发症?

(3) 本病主要的护理诊断有哪些?

(4) 列出主要的护理措施。

2. 患儿,男,1岁。诊断动脉导管未闭6个月。3天前出现发热,咳嗽,近1天来,咳嗽明显,呼吸急促,三凹征明显,尿少,急诊入院。查体:T 38 ℃,P 160次/分,R 35次/分,胸骨左缘第2肋间可闻及粗糙连续性机器样杂音,肝肋下5 cm。该患儿可能合并了什么问题?应如何急救处理?

项目十一　泌尿系统疾病患儿的护理

　学习目标

1. 说出儿童泌尿系统解剖特点;儿童尿液特点及尿量。
2. 简述泌尿道感染时急性感染与慢性感染的区别;肾病综合征的临床特点以及最重要和最根本的病理生理改变。
3. 应用护理程序为急性肾炎患儿提供整体护理;为肾病综合征患儿提供饮食指导。

任务一　儿童泌尿系统解剖生理特点

一、解剖特点

儿童肾脏相对重,位置低,2岁以内可在腹部扪及。婴幼儿输尿管易受压扭曲而导致梗阻,造成尿潴留和诱发尿路感染。新生儿女婴尿道仅长1 cm(性成熟期3~5 cm),且外口暴露又接近肛门,易受粪便细菌污染而发生上行性感染。男婴常有包茎,尿垢积聚时也可引发上行性细菌感染。

二、生理特点

儿童出生后排泄、调节、内分泌功能已基本具备,但调节能力较差,储备能力较少,故新生儿及婴幼儿肾小球滤过率、肾血流量、肾小管重吸收和排泄功能均不够成熟,1~1.5岁时接近成人水平。93%新生儿生后24 h内,99%48 h内排尿。正常排尿机制受中枢神经系统控制,婴儿期排尿由脊髓反射完成,以后建立脑干-大脑皮层反射系统,至3岁已能控制排尿。

重点:少尿、无尿的概念。

三、尿液特点及尿量

正常婴幼儿尿色淡黄透明,pH值在5~7。出生后最初几天尿色深,稍混浊,放置后有红褐色沉淀,此为尿酸盐结晶。数日后尿色变淡。新生儿尿渗透压平均为240 mmol/L,比重为1.006~1.008,儿童为500~800 mmol/L,尿比重为1.011~1.025。正常儿童新鲜尿液离心后沉渣镜检,红细胞<3个/HP,白细胞<5个/HP,偶见透明管型,12 h尿沉渣计数(Addis count):蛋白质<50 mg,红细胞<50万,白细胞<100万,管型<5000个。

儿童的尿量存在个体差异。正常尿量新生儿为1~3 mL/(kg·h),婴儿为400~500 mL/d,幼儿为500~600 mL/d,学龄前期为600~800 mL/d,学龄期为800~1400 mL/d。新生儿尿量<1.0 mL/(kg·h)为少尿,婴幼儿<200 mL/d,学龄前期<300 mL/d,学龄儿<400 mL/d为少尿;新生儿尿量<0.5 mL/(kg·h),其他年龄儿童尿量<30~50 mL/d均为无尿。

任务二 急性肾小球肾炎

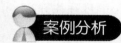 案例分析

患儿,男,8岁。患上呼吸道感染2周后,出现食欲减退、乏力、尿少、水肿。查体:体温37.5 ℃、血压增高。尿蛋白、红细胞(+),补体 C_3 降低。

问题:1.该患儿可能的临床诊断是什么?

2.该患儿的最主要护理诊断及最主要护理措施有哪些?

急性肾小球肾炎(AGN)简称急性肾炎,是指一组病因不一,身体状况为急性起病,多有前驱感染,以血尿为主,伴不同程度水肿、高血压,可有蛋白尿、肾功能不全等特点的肾小球疾病。病程多在1年内,可分为急性链球菌感染后肾小球肾炎(APSGN)和非链球菌感染后肾小球肾炎。以5~14岁多见,男女之比为2:1。

本病可由多种病因引起,常发生在A组β溶血性链球菌感染后。链球菌的某些成分作为抗原刺激机体产生相应抗体,形成循环免疫复合物,在肾小球基底膜沉积,引起一系列免疫损伤和炎症。

【护理评估】

1.健康史 评估患儿发病前1~3周有无链球菌前驱感染史,以呼吸道和皮肤感染为主,偶见于猩红热等传染病之后,既往有无类似疾病发作史。

2.身体状况 本病常在呼吸道感染6~12天,皮肤感染14~28天后出现急性肾炎症状,轻者一般无临床症状,仅发现镜下血尿,重者可呈急进性过程,短期内出现肾功能不全。

1)典型表现 急性期主要表现为水肿、少尿、血尿、高血压。

(1)水肿、少尿 水肿由眼睑及面部开始,晨起显著,1~2天内波及全身,多为轻中度,指压凹陷不明显。水肿时尿量明显减少,甚至尿闭。1~2周内尿量增多,水肿随之消退。

(2)血尿、蛋白尿 几乎每例均有血尿,多数为镜下血尿,肉眼血尿占30%。一般肉眼血尿在1~2周内消失,镜下血尿可持续3~6个月,个别更长。蛋白尿一般不重,持续时间较短。

(3)高血压 发病后第1周高血压比较多见,常为120~150/80~110 mmHg(16~20/10.7~14.7 kPa),可有头晕、眼花、恶心等症状,第2周随着尿量增多后降至正常。个别可持续至3~4周。

重点:急性肾小球肾炎的典型表现。

2)严重表现 包括严重循环充血、高血压脑病、急性肾功能衰竭。

(1)严重循环充血 由于水钠潴留,血容量增加而出现循环充血。表现为气急、发绀、频咳、端坐呼吸、咳粉红色泡沫样痰、两肺底湿啰音,心率增快,有时出现奔马律;肝脏肿大,颈静脉怒张。

难点:急性肾小球肾炎的严重表现。

(2)高血压脑病 由于血压骤升,超过脑血管代偿性收缩机制,使脑血管痉挛或脑血管高度充血扩张而致脑水肿。血压常在150~160/100~110 mmHg以上。表现为剧烈头痛,呕吐,复视或一过性失明,严重者突然惊厥、昏迷。

(3)急性肾功能衰竭 由于少尿或无尿,出现暂时性氮质血症、代谢性酸中毒和电解质紊乱(高钾血症)。一般3~5日后随着尿量增加,肾功能逐渐恢复正常。

3)非典型表现 无症状性急性肾炎、肾外症状性急性肾炎、肾病综合征样急性肾炎。

3.心理-社会支持状况 注意评估家长及患儿对本病的了解程度,包括家长因担心本病转为慢性影响患儿未来健康而产生焦虑、悲伤、恐惧心理,患儿因病程长、婴幼儿对卧床休息难以配合,年长儿因休学,担心学习成绩下降而出现情绪低落、烦躁易怒,以及由于饮食及活动受限等产生孤独、悲观、自卑等情绪。

NOTE

4. 辅助检查

1) 尿常规　尿蛋白＋～＋＋＋,与血尿平行,尿镜检除多少不等的红细胞外,可见透明、颗粒或红细胞管型,早期有较多白细胞和上皮细胞,并非感染。

2) 血液检查　外周血白细胞一般轻度升高或正常,常有轻度贫血。血沉增快。明显少尿时血尿素氮、肌酐可增高。呼吸道感染后急性肾炎病例抗链球菌溶血素"O"(ASO)滴度往往升高。80％～90％病例血清总补体(CH_{50})及 C_3 下降。重症患儿肾功能检查可有血尿素氮和肌酐增高。

5. 治疗原则　本病为自限性疾病,无特异治疗,主要是对症治疗,加强护理,注意观察和防止并发症发生,保护肾功能。

【常见护理诊断/问题】

1) 体液过多　与肾小球滤过率下降有关。

2) 潜在并发症:高血压脑病、严重循环充血、急性肾功能衰竭。

3) 活动无耐力　与血压升高、水钠潴留有关。

4) 知识缺乏:患儿及家长缺乏本病的预防、护理知识。

【护理措施】

1. 心理护理　认真介绍急性肾炎有关知识,使患儿和家长充分认识本病,增强战胜疾病的信心。对恢复期患儿要组织一些娱乐活动,以丰富患儿住院生活。

2. 一般护理

1) 活动管理　急性期需卧床 2～3 周以减少水钠潴留、减轻水肿、改善肾血流、减少并发症,严重病例绝对卧床休息。直到肉眼血尿消失、水肿减退、血压正常方可下

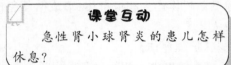

课堂互动
急性肾小球肾炎的患儿怎样休息?

床轻微活动,1～2 个月内活动量宜加限制,血沉恢复正常可以上学,但应避免体育锻炼等剧烈活动。尿沉渣计数正常后恢复正常生活。

2) 饮食管理　急性期给予高糖、高维生素、适量蛋白质和脂肪的低盐饮食。水肿消退、尿量增加、血压正常后可恢复正常饮食。对水肿高血压者应限制水钠摄入。有氮质血症者应限制蛋白质入量。

3. 病情观察

1) 密切注意水肿程度及部位,准确记录 24 h 出入液量,定期测体重;如尿量持续减少,出现头痛、恶心、呕吐,要警惕急性肾功能衰竭的发生。除限制水钠入量外,还应限制蛋白质及含钾食物的摄入,以免发生氮质血症及高钾血症。要绝对卧床休息以减轻心脏和肾脏的负担。

2) 观察血压变化,若出现血压突然增高,剧烈头痛、呕吐、眼花等,提示高血压脑病,除降压外需镇静。脑水肿时遵医嘱给予脱水剂。

3) 密切观察呼吸、心率、脉搏等变化,警惕严重循环充血的发生。如发生循环充血,给患儿取半卧位,给予氧气吸入,遵医嘱给药。

4. 健康指导　向家长和(或)患儿强调活动期患儿一定要注意休息。平时应多锻炼身体,增强体质,避免或减少上呼吸道感染或皮肤感染。向家长介绍 APSGN 的预后,其中 95％的患儿能完全恢复,不再复发。

任务三　肾病综合征

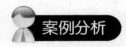案例分析

患儿,男,5 岁。全身水肿,面部、腹壁及双下肢水肿明显,阴囊水肿明显,囊壁变薄透亮。化验检查,尿蛋白(＋＋＋＋),胆固醇升高,血浆蛋白降低。

问题:1. 该患儿可能的临床诊断是什么?

2. 患儿为什么会出现全身水肿?

肾病综合征(NS)简称肾病,是一组由多种原因引起的肾小球基底膜通透性增加,血浆内大量蛋白质从尿中丢失的一种临床综合征。临床有以下四大特点:①大量蛋白尿;②低白蛋白血症;③高脂血症;④不同程度水肿。

肾病综合征多发于学龄前儿童,3~5 岁为发病高峰,男女比例为 3.7:1。按病因可分为原发性、继发性和先天性三大类,其中 90% 以上为原发性肾病综合征。

病因尚未明确,多认为与机体免疫功能异常有关。

【病理生理】

大量蛋白尿是最根本和最重要的病理生理改变,也是导致其他三大特点的根本原因。血浆蛋白由尿中大量丢失和肾小管分解重吸收的蛋白是导致肾病综合征低蛋白血症的主要原因。

【护理评估】

1. 健康史 了解患儿起病过程,有无感染、劳累等诱发因素,是否首发或复发。了解饮食情况,水肿部位、性质、程度,记录出入液量、用药情况等。

2. 身体状况

1) 单纯型肾病 是儿童 NS 最常见类型,多见于 2~7 岁,起病缓慢,水肿最常见,始见于眼睑、面部,以后渐遍及全身,水肿呈凹陷性,男孩常有阴囊水肿,重者可出现腹腔积液、胸腔积液、心包积液。

2) 肾炎型肾病 发病年龄多在学龄期,水肿一般不严重,除具备肾病四大特征外,尚有明显血尿、高血压、血清补体下降和不同程度氮质血症。

3) 并发症 感染是最常见的并发症和引起死亡的主要原因。常见的有呼吸道感染、皮肤感染、泌尿道感染和原发性腹膜炎等,其中呼吸道感染占 50% 以上,以病毒感染最常见,而感染又是病情反复和加重的诱因,从而影响激素的疗效。由于低蛋白血症,导致血容量不足,低血容量在各种诱因引起低钠血症时,易发生低血容量性休克。高脂血症时血液黏稠度增高,血流缓慢,血小板聚集增加等原因,使肾病患儿血液处于高凝状态,易致各种动、静脉血栓形成,最常见的是肾静脉血栓。生长延迟主要见于频繁复发和长期大量使用糖皮质激素治疗的患儿。

3. 心理-社会支持状况 由于本病病程长、易复发,应注意评估首次发病的患儿及家长对本病的认识程度,对复发患儿应评估其对治疗是否有信心。

4. 辅助检查

1) 尿液检查 尿蛋白定性多为 +++~++++,24 h 尿蛋白定量≥50 mg/(kg·d)。

2) 血液检查 血浆总蛋白及清蛋白降低,清蛋白<25 g/L,白、球比例(A/G)倒置;血胆固醇>5.7 mmol/L。

5. 治疗原则 治疗以消除蛋白尿、利尿消肿、对症支持和防治并发症为主。糖皮质激素为治疗肾病的首选药物,初治病例一旦确诊尽早使用,有短程及中、长程疗法。免疫抑制剂适用于激素依赖、激素耐药、频繁复发或激素严重副作用者。

【常见护理诊断/问题】

1) 体液过多 与低蛋白血症导致的水钠潴留有关。

2) 营养失调:低于机体需要量 与大量蛋白从尿中丢失有关。

3) 有感染的危险 与机体抵抗力下降有关。

4) 潜在并发症:药物副作用、电解质紊乱、血栓形成。

5) 焦虑 与病程长及病情反复有关。

【护理措施】

1. 心理护理 关心爱护患儿,多与患儿及其家长交流,使其保持良好的情绪;恢复期指导患儿参加一些轻松的娱乐活动,安排一定的学习活动;活动时注意安全,以防摔伤、骨折。

2. 一般护理

1) 休息　水肿严重和高血压患儿应绝对卧床休息。一般患儿每日定时起床轻微活动,以保持较为正常的日常生活,病情缓解可逐渐恢复上学,避免体育活动。过分劳累可引起病情反复,应加以制止。

2) 饮食　除水肿严重、尿少接近少尿以及无尿时进无盐饮食;水肿消退,尿量正常后可进低盐饮食,不要过分限制食盐。食欲正常后适当多进生物价值高的蛋白质,但不可进高蛋白饮食,每日以摄入蛋白质 2 g/kg 为宜。服用激素可增加食欲,应适当限制热量的摄入,以防止体重剧增或肝脏增大。应补充钙和维生素 D,以防骨质疏松。服用环磷酰胺后出现食欲减退,要调整饮食以增进食欲。

3) 防治感染　护理操作注意无菌技术,水肿严重者尽量避免肌内注射,以免注射部位感染及深部脓肿形成。预防免疫接种应在病情完全缓解且停用激素治疗 3 个月后进行。

4) 皮肤护理　注意保持皮肤清洁、干燥,重点清洁腋窝、腹股沟等处,臀部和四肢水肿严重时受压部位可垫棉圈或用气垫床;阴囊水肿者,可用棉垫或丁字吊带托起,有渗出者垫以消毒敷料,表面破损可涂碘伏消毒。

3. 病情观察　应用利尿剂时注意准确记录 24 h 出入液量和血压变化,密切观察体重及电解质紊乱情况。激素治疗期间注意体重、腹围、血压、尿量、尿蛋白及血浆蛋白变化情况。严格发放药物,并保证患儿按时按量服用,注意副作用。

4. 健康指导　向患儿及家长讲解泼尼松和(或)环磷酰胺治疗本病的重要性,使他们主动配合,坚持系统而正规的治疗,不可擅自减量或停药,以取得满意的疗效。强调预防感染的重要性,避免感染和劳累,防止肾病综合征复发或反复,以缩短病程。严重感染者可危及生命,故应尽量少去人群密集的公共场所,避免交叉感染。告诉家长预防接种可使肾病综合征复发,故应在病情完全缓解且停用糖皮质激素治疗 3 个月后进行。

任务四　泌尿道感染

泌尿道感染(UTI)是指病原体直接侵入尿路,在尿液中生长繁殖,并侵犯尿路黏膜或组织引起损伤。女孩发病率普遍高于男孩,但在新生儿或婴幼儿早期男孩发病率高于女孩。

【病因】

泌尿道感染以细菌感染为主且多数为革兰阴性杆菌,首次感染 60%～80% 为大肠杆菌。上行感染是儿童 UTI 的主要途径,其次有血源性感染、淋巴感染和直接蔓延感染。

【护理评估】

1. 健康史　评估患儿近期有无上行性尿路感染及潜在泌尿系疾病。详细询问家长患儿平时卫生状况,尤其是会阴部卫生情况,更换尿布是否及时等,了解患儿近期是否接受过泌尿系侵入性器械检查、留置导尿管等情况。

2. 身体状况

1) 急性感染　病程多在 6 个月以内,不同年龄组症状差异较大。新生儿期症状不明显,以全身症状为主;婴幼儿期仍以全身症状为主,可有排尿时哭闹、排尿中断、夜间遗尿、尿布臭味和顽固性尿布疹等;儿童期表现与成人相似。上尿路感染常有发热、寒战、腰痛、肾区叩击痛等,下尿路感染以尿频、尿急、尿痛为主。

2) 慢性感染　病程超过 6 个月,可无明显症状,也可间断出现发热、脓尿或菌尿。

3) 无症状性菌尿　在常规的尿过筛检查中,健康儿童可存在有意义的菌尿,但无任何尿路感染症状。可见于各年龄组,以学龄期女孩多见,多同时伴有尿路感染和既往症状性尿路感染史。

3. 心理-社会支持状况　应注意评估家长及患儿对本病的了解程度,患儿是否因老师和同学表现出过度关心和怜悯而产生自卑及害羞心理。

4. 辅助检查 清洁中段尿离心沉渣镜检中白细胞≥10 个/HP 即可怀疑尿路感染。肾盂肾炎患儿有中等量蛋白尿、白细胞管型尿、晨尿比重和渗透压降低；尿细菌培养及菌落计数是诊断尿路感染的主要依据。通常认为中段尿培养菌落数≥10^5/mL 可确诊，10^4～10^5/mL 为可疑，<10^4/mL 为污染。新生儿上尿路感染血培养可呈阳性。

5. 治疗原则 治疗以控制症状、根除病原、去除诱因、预防复发为主。急性期卧床休息，多饮水，勤排尿，女孩还应注意外阴部清洁卫生。急性感染者一般应用敏感抗感染药物 7～10 天，定期随访 1 年，复发者急性症状控制后，以小剂量，每晚睡前服用 1 次，疗程 4～6 个月。

【常见护理诊断/问题】

1）体温过高 与细菌感染有关。

2）排尿异常 与膀胱、尿道炎症有关。

【护理措施】

1. 心理护理 向家长及患儿讲解本病的身体状况、治疗的重要性、疾病用药知识及预防措施，创造良好的住院环境，指导患儿按时、正规用药。

2. 一般护理

1）休息 急性期卧床休息，随着病情好转可适当增加活动量。

2）饮食 给予足够热量、丰富蛋白质和维生素，以增强机体抵抗力，鼓励多饮水，增加尿量，冲洗尿道，促进细菌和毒素排出。

3）降温 对高热患儿给予物理或药物降温，并定时测量体温。

4）清洁会阴 便后冲洗会阴，小婴儿勤换尿布，尿布用开水烫洗晒干，保持会阴部清洁、干燥。定期复查尿常规和进行尿培养，以了解病情变化和治疗效果。

3. 病情观察 观察体温、尿色、尿量及尿路刺激情况、药物疗效及副作用。口服抗菌药物可出现恶心、呕吐、食欲减退等现象，若胃肠反应明显者，宜饭后服药。

4. 健康指导 向患儿和（或）家长解释本病的护理要点及预防知识，如注意个人卫生，幼儿不穿开裆裤，为婴儿勤换尿布，便后洗净臀部；女孩清洗外阴时应从前往后擦洗，单独使用洁具，防止上行性感染；及时发现和处理男孩包茎、女孩处女膜伞及蛲虫前行感染等；及时矫治尿路畸形，防止尿路梗阻和肾瘢痕形成，定期复查。一般急性 UTI 于疗程结束后每月随访 1 次，除检查尿常规外，还应做中段尿培养，连续 3 个月，如无复发可认为治愈；反复发作者每 3～6 个月复查 1 次，共 2 年或更长时间。

知识链接

先天性肾病综合征

先天性肾病综合征指生后 3 个月内发病，身体状况符合肾病综合征，并排除继发所致者，包括典型的芬兰型肾病综合征、弥漫性系膜硬化（DMS）和生后早期发生的原发性肾病综合征。为常染色体隐性遗传性疾病，基因定位于 19 q13.1，常有早产史或胎儿窘迫史。本病预后差，病死率高，绝大多数在生后 1 年内死于感染。对糖皮质激素和免疫抑制剂治疗无效，肾移植是最佳选择。

（妮 娜）

思考题

A_1 型题

1. 婴幼儿少尿的概念是昼夜尿量（   ）。

A. ＜200 mL　　B. ＜300 mL　　C. ＜400 mL　　D. ＜50 mL　　E. ＜100 mL

2. 关于儿童肾脏生理特点,错误的是(　　)。

A. 新生儿分泌肾素较少

B. 婴幼儿肾脏滤过功能较成人差

C. 婴幼儿肾脏对尿液浓缩功能差

D. 婴幼儿肾小管重吸收功能差

E. 出生后,因氧分压升高促红细胞生成素分泌下降

3. 肾病综合征的临床表现不包括(　　)。

A. 高度水肿　　　　　　　　　B. 高脂血症　　　　　　　　　C. 大量蛋白尿

D. 高血压　　　　　　　　　　E. 低蛋白血症

4. 婴幼儿易发生尿路感染的解剖特点不包括(　　)。

A. 输尿管管壁弹力纤维发育不良

B. 儿童常有先天性或获得性尿路畸形

C. 肾脏位置较低

D. 女婴尿道短,且距肛门近

E. 男婴常有包皮过长,包茎积垢

5. 与儿童急性肾小球肾炎有关的主要病原体是(　　)。

A. 柯萨奇病毒 A　　　　　　　　　　B. 肺炎链球菌

C. 乙型肝炎病毒　　　　　　　　　　D. 金黄色葡萄球菌

E. A 组 β 溶血性链球菌

A₂型题

6. 患儿,男,5 岁,全身水肿,少尿 6 天,以肾病综合征入院,护士进行健康评估时,最重要的评估内容是(　　)。

A. 饮食情况　　　　　　　　　B. 大便情况　　　　　　　　　C. 尿量情况

D. 睡眠情况　　　　　　　　　E. 水肿情况

7. 患儿,女,9 岁,反复发作尿频、尿急、尿痛,肾区叩击痛(＋),下列指导不适合的是(　　)。

A. 经常预防性使用抗菌药物　　　　　　B. 多饮水

C. 保持排便通畅　　　　　　　　　　　D. 保持外阴部清洁

E. 禁用盆浴

8. 患儿,男,5 岁,因颜面水肿 10 天以肾病综合征收治,查体发现阴囊水肿明显,皮肤透亮,最关键的处理方法是(　　)。

A. 用丁字吊带托起阴囊,保持干燥　　　　B. 给予高蛋白饮食

C. 绝对卧床休息　　　　　　　　　　　　D. 保持床铺清洁柔软

E. 严格限制水分摄入

A₃/A₄型题

(9～10 题共用题干)

患儿,女,2 岁,以急性尿路感染入院,有发热、腹痛、尿痛、排尿时哭闹。

9. 护士进行护理评估时,应注意下列哪方面?(　　)

A. 卫生习惯　　　　　　　　　B. 饮食习惯　　　　　　　　　C. 居住环境

D. 活动习惯　　　　　　　　　E. 家庭环境

10. 为减轻排尿不适,护士应告诉家长采取的措施是(　　)。

A. 服止痛药　　　　　　　　　B. 减少排尿　　　　　　　　　C. 注意休息

D. 多喂水　　　　　　　　　　E. 排便后清洁外阴

病例分析题

1. 患儿,男,8 岁,因水肿、少尿、肉眼血尿 6 天,烦躁、气促 1 天入院。查体:T 36.8 ℃,BP 140/80 mmHg,端坐呼吸,心率 140 次/分,双肺底有少量小水泡音,腹胀,肝肋下 2 cm。血常规:

正常。尿常规:尿蛋白(++),红细胞 20~25 个/HP,白细胞 0~2 个/HP。

(1)该患儿的临床诊断是什么?

(2)现在患儿出现了什么并发症?

(3)患儿目前主要护理问题及护理措施有哪些?

2. 患儿,男,10 岁,近 1 年来反复水肿。查体:生长发育差,面部及四肢明显凹陷性水肿,血压 130/90 mmHg,肺部无异常,腹膨隆,腹水征阳性,肝肋下 2.5 cm。血常规:Hb 110 g/L,清蛋白 18 g/L。尿常规:尿蛋白(+++),红细胞 5~10 个/HP。

①该患儿的临床诊断是什么?

②主要的护理诊断是什么?

③相应的护理措施有哪些?

项目十二　血液系统疾病患儿的护理

学习目标

1. 说出儿童贫血的分类和分度以及儿童白血病病因、护理评估、常见护理诊断。
2. 简述营养性缺铁性贫血及营养性巨幼红细胞性贫血的病因、护理评估、常见护理诊断。
3. 能对营养性缺铁性贫血、营养性巨幼红细胞性贫血及白血病患儿进行护理。

任务一　儿童造血和血液的特点

一、造血特点

儿童造血分为胚胎期造血与生后造血两个阶段。

（一）胚胎期造血

胚胎期造血首先在卵黄囊出现，然后在肝（脾），最后在骨髓。因此形成 3 个不同的造血时期。

1. 中胚叶造血期　在胚胎第 3 周，开始出现卵黄囊造血，之后在中胚叶组织中出现广泛的原始造血成分，其中主要是原始的有核红细胞。在胚胎第 6 周后，中胚叶造血开始减退，至第 10 周时几乎停止，代之以肝、脾造血。

2. 肝、脾造血期　在胚胎第 6～8 周开始建立肝脏造血，2～6 个月时最为活跃，是胎儿中期造血的主要部位。肝脏造血先是产生有核红细胞，以后产生粒细胞和巨核细胞，至胎儿期 6 个月后，肝脏造血逐渐减退，至出生后 4～5 天完全停止。胎肝造血期间胎盘也是一个造血部位。

胚胎第 8 周左右脾参与造血，主要产生粒细胞、红细胞和少量淋巴细胞，至胎儿第 5 个月后脾逐渐停止造红细胞和粒细胞，仅保留造淋巴细胞功能。

胸腺在胎儿第 6～7 周已出现，且开始有造淋巴细胞的功能，而且胚胎期胸腺还有短暂的生成红细胞和粒细胞的功能。

淋巴结在胚胎第 11 周开始生成淋巴细胞，并成为终身造淋巴细胞和浆细胞的器官。

3. 骨髓造血期　胚胎第 6 周时骨髓腔发育已初具规模，但在第 4 个月才开始有造血功能，并迅速成为造血的主要器官，直至出生 2～5 周后骨髓成为唯一的造血场所。

（二）生后造血

生后造血是胚胎造血的延续，分为骨髓造血与骨髓外造血。

1. 骨髓造血　出生后主要是骨髓造血。婴幼儿所有骨髓均为红骨髓，全部参与造血，以满足生长发育的需要。5～7 岁时长骨中的红骨髓逐渐被脂肪组织（黄髓）所代替，至成人时红骨髓仅限于颅骨、锁骨、肋骨、肩胛骨、脊柱、骨盆和长骨近端。但黄骨髓仍有造血潜能，在造血需要增加时能转变成红骨髓恢复造血功能。儿童在出生后头几年，由于缺乏黄骨髓，造血的代偿潜力低。当需要增加造血时，就会出现骨髓外造血。

2. 骨髓外造血 在正常情况下,骨髓外造血极少。当严重感染或溶血性贫血等需要增加造血时,易出现骨髓外造血。表现为肝、脾、淋巴结肿大,恢复到胎儿期的造血状态。此时外周血中可见幼红细胞或(和)幼粒细胞。这是儿童造血的一种特殊反应,感染及贫血纠正后即恢复正常。

二、血液特点

儿童各年龄的血象有所不同。

课堂互动
儿童血液与成人血液比较有哪些特点?

(一)红细胞数与血红蛋白量(Hb)

由于胎儿期处于相对缺氧状态,红细胞数及血红蛋白量较高,出生时红细胞数为$(5.0\sim7.0)\times10^{12}/L$,血红蛋白量为$150\sim220$ g/L。生后$6\sim12$ h,由于进食较少和不显性失水,红细胞数和血红蛋白量常较出生时更高。出生后因红细胞生成素减少、生理性溶血、循环血量增加等因素,红细胞数及血红蛋白量逐渐降低,至生后10天左右较出生时约减少20%;至$2\sim3$个月时,红细胞数降至$3.0\times10^{12}/L$,血红蛋白量降至100 g/L左右,出现轻度贫血,称为生理性贫血。此种贫血在早产儿发生更早,程度更重。生理性贫血呈自限性经过,3个月后,红细胞生成素的生成增加,红细胞数和血红蛋白量又逐渐上升,约12岁时达成人水平。出生时外周血中可见少许有核红细胞,生后数天消失。

(二)白细胞数与分类

初生时白细胞总数为$(15\sim20)\times10^9/L$,生后$6\sim12$ h达$(21\sim28)\times10^9/L$,以后逐渐下降,至生后10天左右降至$12\times10^9/L$;婴儿期白细胞数维持在$10\times10^9/L$左右,8岁后接近成人水平。

出生时中性粒细胞约占0.65,淋巴细胞约占0.30。随着白细胞总数下降,中性粒细胞比例也相应下降,生后$4\sim6$天时两者比例约相等;婴幼儿期淋巴细胞约占0.60,中性粒细胞约占0.35,至$4\sim6$岁时两者又相等;以后中性粒细胞比例增多,分类逐渐达成人水平。出生时外周血中可见少许幼稚中性粒细胞,生后数天即消失。嗜酸性粒细胞、嗜碱性粒细胞及单核细胞各年龄期差异不大。

(三)血小板数

儿童与成人差别不大,为$(150\sim300)\times10^9/L$。

(四)血红蛋白种类

出生时,血红蛋白以胎儿血红蛋白(HbF)为主,平均占0.70。出生后HbF迅速被成人型血红蛋白(HbA)代替,至4月龄时HbF<0.20,1岁时HbF<0.05,2岁后达成人水平,HbF<0.02。

(五)血容量

儿童血容量相对较成人多,新生儿血容量约占体重的10%,儿童占体重的8%~10%,成人占体重的6%~8%。

任务二 儿童贫血

一、儿童贫血概述

(一)贫血的定义

贫血(anemia)是指末梢血中单位容积内红细胞数或血红蛋白量低于正常。儿童贫血的国内诊断标准是:新生儿期血红蛋白(Hb)<145 g/L,1~4个月时Hb<90 g/L,4~6个月时Hb<100 g/L;6个月以上则根据世界卫生组织资料:6个月~5岁者Hb<110 g/L,5~11岁Hb<115 g/L,12~14岁Hb<120 g/L为贫血;海拔每升高1000 m,血红蛋白上升4%。

（二）贫血的分度

根据外周血中血红蛋白含量或红细胞数可将贫血分为轻、中、重、极重 4 度（表 12-1）。

表 12-1　贫血的分度

分类	轻度	中度	重度	极重度
血红蛋白量/(g/L)	90~120	60~90	30~60	<30
红细胞数/(×10^{12}/L)	3~4	2~3	1~2	<1

（三）贫血的分类

一般采用病因学和形态学分类。

知识链接

贫血的诊断

对于贫血的患儿，必须找出其贫血的原因，才能进行合理和有效的治疗。应结合病史、体格检查和实验室检查作出贫血的病因诊断，其中贫血的细胞形态分类有助于推断病因。

1. 病因学分类　根据引起贫血的原因和发病机制可分为以下几种。

1）红细胞及血红蛋白生成不足　①造血原料缺乏：如维生素 B_{12} 或叶酸缺乏所致的巨幼红细胞贫血，体内铁缺乏所致的缺铁性贫血等；②骨髓造血功能障碍：如再生障碍性贫血（原发性及继发性），各种原因所致骨髓抑制，如放射线、化学物质、药物等；③其他：感染性、炎症性、癌症性、慢性肾脏病等所致的贫血。

2）溶血性贫血　可由红细胞内在异常因素或外在因素引起红细胞破坏过多。如 G-6-PD 缺陷病、海洋性贫血、遗传性球形细胞增多症等。

3）失血性贫血　包括急性失血性贫血和慢性失血性贫血。

2. 形态学分类　根据红细胞平均容积（MCV）、红细胞平均血红蛋白量（MCH）、红细胞平均血红蛋白浓度（MCHC）的值将贫血分为 4 类（表 12-2）。

表 12-2　贫血的细胞形态分类

分类	MCV/fL	MCH/pg	MCHC/(%)
正常值	80~94	28~32	32~38
大细胞性	>94	>32	32~38
正细胞性	80~94	28~32	32~38
单纯小细胞性	<80	<28	32~38
小细胞低色素性	<80	<28	<32

临床多采用病因学诊断，形态学分类有助于推断病因。

二、营养性缺铁性贫血

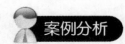

案例分析

8 个月婴儿，足月顺产，出生体重 2300 g，单纯母乳喂养，未加换乳期食物。查体：皮肤巩膜无黄染，口唇较苍白，心肺无异常，肝肋下 3.2 cm，Hb 88 g/L，WBC $9.5×10^9$/L，N 0.35，L 0.65，MCV 72 fL，MCH 25 pg，MCHC 26%。

问题：1.该患儿可能的医疗诊断是什么？

2. 该患儿有哪些护理问题？

3. 护士应对患儿采取哪些护理措施？

缺铁性贫血(iron deficiency anemia,IDA)是由于体内铁缺乏致使血红蛋白合成减少而引起的一种小细胞低色素性贫血。为儿童贫血中最常见者,以6个月～2岁的婴幼儿发病率最高,是我国重点防治的儿童疾病之一。

【病因】

铁是构成血红蛋白必需的原料。任何引起体内铁缺乏的原因均可导致贫血。以下原因可单独或同时存在。

1. 先天储铁不足   胎儿在孕期后3个月从母体获得的铁最多,平均每日可获得4 mg铁,故足月新生儿从母体所获得铁量足以满足其生后4～5个月之造血所需。若早产、双胎、多胎、胎儿失血、孕母严重缺铁等均可致胎儿储存铁减少。

2. 铁摄入不足   食物铁供应不足是儿童缺铁性贫血的主要原因,单独的人乳、牛奶及谷物等低铁食品喂养而未及时添加换乳期食物,年长儿偏食、挑食等均可致铁摄入量不足。

3. 生长发育快   婴儿期生长发育迅速,血容量增加也快,1岁时血液循环中的血红蛋白增加2倍;早产儿生长发育更快,血红蛋白的增加更高,其铁的需要量相对增加。足月儿自生后4个月至3岁每日约需铁1 mg/kg,早产儿约需2 mg/kg,若不及时添加含铁丰富的换乳期食物,易发生缺铁。

4. 铁丢失过多或吸收减少   正常婴儿每日排铁量相对较成人多。生后2个月的婴儿粪便排出的铁比食物中摄入的铁多。各种原因引起的急、慢性出血均可致铁丢失过多,每失血1 mL即损失铁0.5 mg。饮食搭配不合理影响铁的吸收,胃肠炎、慢性腹泻、反复感染等均减少铁的吸收,增加铁的消耗,影响铁利用。

【发病机制】

1. 对造血系统的影响   经小肠吸收的食物铁或衰老红细胞破坏释放的铁经转铁蛋白转运至幼红细胞及储铁组织。幼红细胞摄取的铁在线粒体内与原卟啉结合,形成血红素。后者再与珠蛋白结合形成血红蛋白。缺铁时血红素形成不足,血红蛋白合成减少,新生的红细胞内血红蛋白含量不足,细胞质较少;而缺铁对细胞的分裂、增殖影响小,故红细胞数减少的程度不如血红蛋白减少明显,从而形成小细胞低色素性贫血。

人体总铁量的60%～70%存在于血红蛋白和肌红蛋白中,约30%以铁蛋白和含铁血黄素形式储存于肝、脾和骨髓中,称为储存铁,极少量存于含铁酶及血中。当铁供应不足时,储存铁可供造血所需,故缺铁早期无贫血表现。如铁缺乏进一步加重,使储存铁耗竭,即有贫血表现。所以,缺铁通常经过3个阶段才发生贫血:①铁减少期(iron depletion,ID):这个阶段体内储存铁已经减少,但供红细胞合成血红蛋白的铁尚未减少。②红细胞生成缺铁期(iron deficient erythropoiesis,IDE):此时期体内储存铁进一步耗竭,红细胞生成所需要的铁也不足,但血液循环中血红蛋白的量尚未减少。③缺铁性贫血期(iron deficiency anemia,IDA):此期出现小细胞低色素性贫血。

2. 对其他系统的影响   体内许多酶,如细胞色素C、单胺氧化酶、核糖核苷酸还原酶、琥珀酸脱氢酶、腺苷脱氨酶等为含铁酶或铁依赖酶,其活性依赖铁的水平。这些酶与生物氧化、组织呼吸、胶原合成、卟啉代谢、淋巴细胞及粒细胞功能、神经介质的合成与分解、躯体及神经组织的发育有关。因此,铁缺乏时使酶活性下降,细胞功能紊乱而出现一些非血液系统的表现。

【护理评估】

1. 健康史   向家长了解患儿的喂养方法和饮食习惯,是否及时添加换乳期食物,饮食结构是否合理,有无偏食、挑食等;小婴儿还应了解其母孕产史,如孕期母亲有无严重贫血,是否早产、双胎、多胎及胎儿失血等;了解有无生长发育过快,有无慢性疾病,如慢性腹泻、肠道寄生虫、吸收不良综合征、反复感染以及青春期少女月经量过多等致铁吸收减少,消耗、丢失过多的因素。

重点:缺铁性贫血的病因。

重点:缺铁性贫血的身体状况。

2. 身体状况 任何年龄均可发病,以6个月～2岁最多,起病缓慢。

1)一般表现 皮肤黏膜逐渐苍白,以口唇、口腔黏膜及甲床最明显;易疲乏、无力,不爱活动,常有烦躁不安或精神不振;体重不增或增加缓慢。年长儿可诉头晕、眼前发黑、耳鸣等。

2)骨髓外造血表现 肝、脾轻度肿大,年龄越小、病程越长、贫血越重,肝脾肿大越明显。淋巴结肿大较轻。

3)非造血系统表现 消化系统可出现食欲减退、呕吐、腹泻,少数有异食癖(如喜吃泥土、煤渣等),还可出现口腔炎、舌炎或舌乳头萎缩,重者可出现萎缩性胃炎或吸收不良综合征等;神经系统可出现注意力不集中,易激惹,记忆力减退,学习成绩下降,智力多较同龄儿低;心血管系统在明显贫血时心率加快,心脏扩大或心力衰竭;其他有皮肤干燥,毛发枯黄易脱落、反甲,常合并感染等。

3. 心理-社会支持状况 评估患儿及家长的心理状况,患儿有无因记忆力减退、成绩下降或智力低于同龄儿而产生自卑、焦虑或恐惧等心理;患儿及家长对本病的病因及防治知识的了解程度,对健康的需求及家庭背景等。

4. 辅助检查

1)外周血象 血红蛋白降低较红细胞减少明显,呈小细胞低色素性贫血。网织红细胞正常或轻度减少,血小板、白细胞一般无改变。

2)骨髓象 骨髓幼红细胞增生活跃,以中、晚幼红细胞增生为主,细胞内、外可染铁明显减少或消失。粒细胞和巨核细胞系一般无明显异常。

3)铁代谢检查 血清铁蛋白(SF)$<12~\mu g/L$,该指标可敏感地反映体内储存铁的情况,在铁减少期(ID期)就可减少;血清铁(SI)$<10.7~\mu mol/L$;总结合力(TIBC)$>62.7~\mu mol/L$;红细胞内游离原卟啉(FEP)$>0.9~\mu mol/L$;转铁蛋白饱和度(TS)$<15\%$。

5. 治疗原则 关键是去除病因和补充铁剂。

1)去除病因 喂养不当者应合理安排饮食,纠正不良的饮食习惯和膳食结构,增加含铁丰富及富含维生素C的食物,治疗原发病,如驱除钩虫、手术治疗消化道畸形、控制慢性失血等。

2)铁剂治疗 多采用口服,剂量以元素铁计算,一般为每天4～6 mg/kg,分2～3次口服。疗程至血红蛋白达正常水平后2个月左右停药。常用口服制剂有硫酸亚铁(含元素铁20%)、富马酸亚铁(含元素铁33%)、葡萄糖酸亚铁(含元素铁12%)等。口服铁剂不能耐受或因长期腹泻、呕吐、胃肠手术等致吸收不良者可采用注射铁剂,如右旋糖酐铁。

3)输血治疗 一般病例不需输血。严重贫血者可少量多次输注浓缩红细胞或压积红细胞,以尽快改善贫血症状。

【常见护理诊断/问题】

1)活动无耐力 与贫血致组织、器官缺氧有关。

2)营养失调:低于机体需要量 与铁供应不足、吸收不良、丢失过多或消耗增加有关。

3)知识缺乏 与家长及年长患儿的营养知识不足,缺乏本病的防治知识有关。

4)有感染的危险 与机体的免疫功能低下有关。

重点:缺铁性贫血的护理措施。

【护理措施】

1. 注意休息,适量活动 本病起病缓慢,病程长。贫血程度较轻者,对一般日常活动均可耐受,但应避免剧烈活动,生活要有规律,做适合自身的运动,活动间隔使患儿充分休息。贫血严重者,应根据其活动耐受下降情况制定活动强度、活动持续时间及休息方式,以不感到疲乏为度。

2. 合理安排饮食,增加食物铁摄入

1)向家长及年长患儿解释不良饮食习惯会导致本病,协助其纠正饮食习惯。

2)指导合理搭配饮食。告知家长含铁丰富且易吸收的食物,如动物血、肉类、鱼类、肝脏及豆制品;维生素C、氨基酸、果糖、肉类可促进铁的吸收,可与铁剂或含铁食品同时进食;茶、咖啡、牛奶、蛋类可抑制铁的吸收,应避免与含铁食品同食。

3)婴儿提倡母乳喂养,按时添加含铁丰富的换乳期食物或补充铁强化食品,如铁强化奶、铁强化食盐。人乳含铁虽然少,但吸收率高达50%,而牛奶中铁的吸收率仅为10%~25%。

4)指导家长对早产儿和低体重儿及早补充铁剂。

3. 指导正确应用铁剂,观察疗效与副作用

1)告知家长儿童每日需铁量,让家长掌握服用铁剂的正确剂量和疗程;药物应放在患儿不能触到的地方且不能存放过多,以免误服过量中毒。

> **课堂互动**
> 儿童铁剂的正确储存和保管方法是什么?

2)口服铁剂对胃肠有刺激,可致恶心、呕吐、腹泻或便秘、厌食、胃痛等,宜从小剂量开始,副作用明显的可饭后服用,以减少对胃肠道的刺激;3~4天后改为两餐之间服药,以利于吸收。

3)铁剂可与维生素C、果汁等同服,以利吸收;忌与抑制铁吸收的食物同服。服用铁剂后,大便变黑或呈柏油样,停药后恢复,应向患儿及家长说明原因。

4)注射铁剂时应分次深部肌内注射,每次更换注射部位,可采用Z字形注射,注射前更换新针头或注射器内留微量气体(0.1 mL),以防药液漏入皮下组织致局部坏死。

5)观察疗效:服用铁剂治疗3~4天后网织红细胞升高,2周后血红蛋白逐渐上升,一般3~4周后达正常水平。如服药3~4周仍无效,应查找原因。

4. 健康指导 向家长及患儿讲解疾病的有关知识和护理要点。指导合理喂养,提倡母乳喂养,及时添加换乳期食物,早产儿、低出生体重儿宜在生后2个月左右给予铁剂预防;坚持正确用药。强调贫血纠正后,仍然要坚持合理安排儿童膳食,培养良好的饮食习惯,这是防止复发和保证生长发育的关键。

三、营养性巨幼红细胞性贫血

营养性巨幼红细胞性贫血(nutritional megaloblastic anemia)是由于缺乏维生素 B_{12} 或(和)叶酸所引起的一种大细胞性贫血,主要特点为贫血、红细胞数较血红蛋白减少更明显,红细胞胞体变大,骨髓中出现巨幼红细胞,用维生素 B_{12} 或(和)叶酸治疗有效。

【病因】

人体所需的维生素 B_{12} 主要来源于动物性食物,如动物的肝、肾、肉类及蛋类等,乳类中含量少,羊乳几乎不含维生素 B_{12} 和叶酸,植物性食物中含量甚少。食物中维生素 B_{12} 进入胃内后,与内因子结合成复合物在回肠吸收入血,主要储存于肝脏。叶酸主要来自绿叶蔬菜及动物肝、肾、蛋类等。引起维生素 B_{12} 和叶酸缺乏的常见原因如下。

1. 摄入量不足 胎儿可从母体获得维生素 B_{12} 和叶酸,并储存于肝内。如孕母缺乏维生素 B_{12},出生后单纯母乳喂养或奶粉、羊乳喂养而未及时添加换乳期食物,易致维生素 B_{12} 或(和)叶酸缺乏。年长儿偏食、素食者易致缺乏。长期或大量应用某些药物,如广谱抗生素、抗叶酸制剂(氨甲蝶呤)及某些抗癫痫药(苯妥英钠、扑米酮、苯巴比妥)等可致叶酸缺乏。

2. 吸收代谢障碍 严重营养不良、慢性腹泻或吸收不良综合征使维生素 B_{12}、叶酸吸收减少。

3. 需要量增加 生长发育迅速使需要量增加。严重感染使维生素 B_{12} 消耗增加,其需要量也相应增加。

【发病机制】

吸收进体内的叶酸在叶酸还原酶作用下生成四氢叶酸,四氢叶酸和维生素 B_{12} 与一碳单位代谢有关,一碳单位代谢直接影响DNA合成。维生素 B_{12} 和叶酸缺乏时,DNA合成障碍,造血细胞内DNA减少使红细胞的分裂延迟,胞浆成熟而核发育落后,红细胞胞体变大,骨髓中巨幼红细胞增生而出现巨幼红细胞。由于红细胞生成速度变慢,生成的巨幼红细胞在骨髓内易破坏,在外周血中寿命也短,因而出现巨幼红细胞性贫血。粒细胞核也因DNA不足而致成熟障碍,胞体增大,出现巨大幼稚粒细胞和中性粒细胞分叶过多的现象。骨髓中巨核细胞的核发育障碍而出现巨大血小板。

维生素 B_{12} 还与神经髓鞘中脂蛋白的形成有关,能保持有髓鞘神经纤维的完整功能。缺乏时可致周围神经变性、脊髓亚急性联合变性和大脑损害,出现神经精神症状;维生素 B_{12} 缺乏还可使中性粒细胞和巨噬细胞的杀菌作用减弱,使体内甲基丙二酸堆积,后者是结核分枝杆菌细胞壁成分的原料,有利于结核分枝杆菌的生长,因此,维生素 B_{12} 缺乏者容易伴结核病。叶酸缺乏可引起情感改变,机制尚不明。

【护理评估】

1. 健康史　注意了解导致维生素 B_{12} 和叶酸缺乏的常见原因。向家长了解患儿的喂养方法和饮食习惯,是否及时添加换乳期食物,饮食结构是否合理,有无偏食、挑食等;了解有无生长发育过快,有无慢性疾病,如慢性腹泻、肠道寄生虫、吸收不良综合征、反复感染等消耗或丢失过多的因素;有无长期或大量应用广谱抗生素抑制肠道细菌合成叶酸及抗叶酸制剂等。

> **课堂互动**
> 缺乏维生素 B_{12} 和叶酸中的哪一种可引起神经精神症状?

2. 身体状况　常见于婴幼儿,以 6 个月至 2 岁多见,起病缓慢。轻中度贫血,面色苍黄,乏力,毛发稀黄,虚胖或伴轻度水肿,常有厌食、恶心、呕吐、腹泻、舌炎、口腔及舌下溃疡等消化道症状,肝、脾肿大,重症者甚至心脏扩大或心力衰竭。患儿烦躁、易怒;维生素 B_{12} 缺乏者常有智力及动作发育落后,可出现倒退现象;表情呆滞、嗜睡、反应迟钝、少哭不笑,还可见肢体、躯干、头部及全身震颤,甚至抽搐、共济失调、踝阵挛及感觉异常。

3. 心理-社会支持状况　评估家长、患儿心理状况。由于本病多见于婴幼儿,持续时间长、较严重的贫血既影响儿童的体格发育,还影响神经、精神的正常发育和儿童心理行为的正常发展;有震颤的患儿,不能正常游戏和生活,会产生烦躁、焦虑或抑郁、自卑等改变;家长由于缺乏本病的知识,担心患儿的病情会对今后造成影响,因而容易出现焦虑、担忧、歉疚等心理。

4. 辅助检查

1) 血象　呈大细胞性贫血,红细胞胞体大,中心淡染区不明显。还可见巨大幼稚粒细胞和中性粒细胞分叶过多现象。红细胞数减少较血红蛋白量降低更明显。网织红细胞、血小板、白细胞计数常减少。

2) 骨髓象　骨髓红细胞系统增生明显活跃,粒红比例倒置,各期幼红细胞巨幼变,核浆发育不一;巨核细胞核分叶过多,巨大血小板;中性粒细胞核分叶过多。

3) 血清维生素 B_{12} 和叶酸测定　维生素 B_{12} <100 ng /L(正常值 200~800 ng/L),叶酸<3 μg/L(正常值 5~6 μg/L)。

5. 治疗原则　去除病因,加强营养,防治感染。维生素 B_{12} 肌内注射,每次 100 μg,每周 2~3 次;和(或)叶酸口服,每次 5 mg,每日 3 次,连服数周。用药至临床症状明显好转,血象恢复正常为止。单纯维生素 B_{12} 缺乏者,不宜加用叶酸,以免加重神经精神症状。因使用抗叶酸制剂致病者给予甲酰四氢叶酸钙治疗。重度贫血者可输注红细胞制剂。

【常见护理诊断/问题】

1) 活动无耐力　与贫血致组织、器官缺氧有关。

2) 营养失调:低于机体需要量　与维生素 B_{12} 或(和)叶酸摄入不足、吸收不良等有关。

3) 生长发育改变　与营养不足、贫血及维生素 B_{12} 缺乏,影响生长发育有关。

【护理措施】

重点:营养性巨幼红细胞性贫血的护理措施。

1. 一般护理　注意休息,适当运动,根据患儿的活动耐受情况安排其休息与活动。一般不需卧床,严重贫血者适当限制活动,协助满足日常生活所需。

2. 特殊护理　指导喂养,加强营养,防治感染,改善哺乳母亲营养,及时添加换乳期食物,合理搭配患儿食物,防止偏食、挑食,养成良好的饮食习惯,以保证生长发育的需要。

3. 监测生长发育　评估患儿的体格、智力、运动发育情况,对发育落后者加强训练和教育。

4. 健康指导　介绍本病的表现和预防措施,强调预防的重要性,提供有关营养方面的资料。积极治疗和去除影响维生素 B_{12} 和叶酸吸收的因素。指导合理用药。

知识链接

营养性混合性贫血

营养性缺铁性贫血和营养性巨幼红细胞性贫血并存时称为营养性混合性贫血。这种贫血患儿的病情大多较重,临床上同时具有缺铁性贫血和巨幼红细胞性贫血的两种表现,但病情往往往往偏重于一种。实验室检查的主要特点为红细胞和血红蛋白成比例地减少,红细胞大小不等和异形十分显著。大红细胞有中央淡染区扩大现象,这是在一个红细胞中既缺铁又缺维生素 B_{12} 或叶酸的典型表现。白细胞数和血小板数常减少。骨髓中可见巨幼红细胞、粒细胞和巨核细胞可有与巨幼红细胞性贫血相似的改变。血清维生素 B_{12} 或叶酸含量减少,血浆铁蛋白减少。

治疗上可予以铁剂并同时有针对性地选用维生素 B_{12} 或叶酸治疗。

任务三 急性白血病

白血病(leukemia)是造血系统的恶性疾病。其临床特点为造血组织中某一血细胞系统过度增生、进入血液并浸润到各组织和器官,引起一系列临床表现。我国儿童的恶性肿瘤中,白血病发病率最高,为 $(3\sim4)/10$ 万,男性高于女性。任何年龄均可发病,但以学龄前期和学龄期儿童多见。急性白血病占儿童白血病的 90% 以上。

【病因与发病机制】

尚不清楚,可能与以下因素有关。

1. 病毒因素 属于 RNA 病毒的反转录病毒与人类 T 淋巴细胞白血病有关。病毒引起白血病的发病机制未明,近来研究提示可能与癌基因有关。病毒感染宿主后,存在于病毒 RNA 中的病毒癌基因通过转导截断宿主癌基因或使其畸变,激活了癌基因的癌变潜力,从而导致白血病的发生。

2. 物理和化学因素 电离辐射、放射、核辐射等可能激活隐藏在体内的白血病病毒,使癌基因畸变或因抑制机体的免疫功能而致白血病。苯及其衍生物、重金属、氯霉素、保泰松和细胞毒性药物均可诱发白血病。化学物质与药物诱发白血病的机制不明,可能是这些物质破坏了机体的免疫功能,使免疫监视功能降低,而诱发白血病。

3. 遗传或体质因素 本病不属于遗传性疾病,但与遗传有关。如家族中可有多发性恶性肿瘤情况;患有其他遗传性疾病或严重联合免疫缺陷病的患儿,其白血病的发病率较普通儿童明显增高;单卵孪生儿中一个患白血病,另一个患病率约为 20%。

根据增生的白血病细胞种类不同可分为急性淋巴细胞白血病(简称急淋,ALL)和急性非淋巴细胞白血病(简称急非淋,ANLL)两大类。儿童以急性淋巴细胞白血病发病率最高。

目前,常采用形态学(M)、免疫学(I)、细胞遗传学(C)和分子生物学(M),即 MICM 综合分型,更有利于指导治疗和判断预后。

【护理评估】

1. 健康史 注意收集患儿是否有遗传病家族史、病毒感染史、放射线接触史及一些特殊化学物质接触史,如苯、农药、砷剂等。对病史中有贫血表现的 3 岁以上儿童,分析其贫血发病特点,此年龄患儿不是营养性贫血的好发年龄,尤其是曾用常规补血药,如铁剂、叶酸、维生素 B_{12} 等治疗无效的,均应警惕白血病的可能。

2. 身体状况 各型白血病的临床表现大致相同。主要表现为发热、贫血、出血,以及白血病细胞浸润所致的肝、脾、淋巴结肿大和骨关节疼痛。

1)起病　大多较急,早期症状有精神不振、乏力、食欲低下、面色苍白、鼻衄、牙龈出血等;少数以发热和类似风湿热的骨关节疼痛为首发症状。

2)发热　多数患儿起病即有发热,热型不定,一般不伴寒战,抗生素治疗无效;合并感染时,常伴持续高热,多为呼吸道炎症、齿龈炎、肾盂肾炎和败血症等。

3)贫血　出现较早,并随病情的发展而加重,表现为苍白、虚弱无力、活动后气促等。贫血主要是由于骨髓造血干细胞受抑制所致。

4)出血　以皮肤、黏膜出血多见,表现为紫癜、淤斑、鼻衄、齿龈出血、消化道出血和血尿。偶见颅内出血,是引起死亡的重要原因之一。出血的原因是多方面的:主要是由于白血病细胞浸润骨髓,巨核细胞受抑制使血小板的生成减少;白血病细胞浸润肝脏,使凝血因子生成不足等。

5)白血病细胞浸润引起的症状和体征　肝、脾、淋巴结肿大,可有压痛,纵隔淋巴结肿大时可致压迫症状,如呛咳、呼吸困难和静脉回流受阻;骨、关节疼痛多见于急性淋巴细胞白血病,部分患儿为首发症状,骨痛主要与骨髓腔内白血病细胞大量增生、压迫和破坏邻近骨质及浸润骨膜有关;白血病细胞侵犯脑实质和脑膜时即导致中枢神经系统白血病(CNSL),出现头痛、呕吐、嗜睡、视神经盘水肿、惊厥甚至昏迷,脑膜刺激征等颅内压增高的表现,脑脊液中可发现白血病细胞;白血病细胞浸润眶骨、颅骨、胸骨或肝、肾、肌肉等组织出现肿块,也可浸润皮肤、睾丸、心脏等组织器官出现相应的症状、体征。

3. 心理-社会支持状况　本病的病情较重,会对患儿的生命、生长发育带来威胁,且住院时间长,加之疾病的痛苦和限制,患儿不能正常游戏和生活,因而会产生烦躁、焦虑、恐惧、悲观等不良心理;家长由于对本病知识的缺乏,非常害怕失去孩子,因而会产生极度震惊、恐惧、歉疚甚至否认的态度,表现为惊慌失措、痛苦不堪,不愿离开患儿,他们对医护人员的言行和态度非常敏感。另外高额的医疗费用也给家庭带来沉重的负担。注意评估家长及患儿对白血病的了解程度,能否正确应对疾病所带来的精神打击,还应评估家庭经济的承受能力和护理能力。

4. 辅助检查

1)血象　红细胞及血红蛋白均减少,呈正细胞正色素性贫血,网织红细胞数大多数较低。血小板减少。白细胞计数高低不一,以原始和幼稚细胞为主,成熟中性粒细胞减少。

2)骨髓象　白血病原始和幼稚细胞极度增生,幼红细胞及巨核细胞减少,少数患儿表现为骨髓增生低下。骨髓检查是明确诊断和判断疗效的重要依据。

3)组织化学染色和溶菌酶检查　有助于鉴别白血病细胞类型。

5. 治疗原则　采用以化疗为主的综合治疗措施。其原则是早诊断、早治疗;严格分型、按型选用方案;采取早期连续适度化疗与分阶段长期规范治疗相结合的方针;同时要早期预防中枢神经系统白血病和睾丸白血病。

化学药物治疗的目的是杀灭白血病细胞,解除白血病细胞浸润引起的症状,使病情缓解,以至治愈。

骨髓移植和外周血干细胞移植是近年发展起来的有希望的治疗方法。骨髓移植分为异基因骨髓移植和自体骨髓移植。异基因骨髓移植需要 HLA 配型相符合的供髓者提供骨髓,所以近来自体骨髓移植和自体外周血造血干细胞移植占有越来越重要的地位,为挽救白血病患儿的生命带来了生机。

【常见护理诊断/问题】

1)体温过高　与大量白血病细胞浸润、坏死或感染有关。

2)活动无耐力　与贫血致组织、器官缺氧有关。

3)有感染的危险　与中性粒细胞减少,免疫功能下降有关。

4)潜在并发症:出血、药物副作用。

5)营养失调:低于机体需要量　与疾病过程中消耗增加,抗肿瘤治疗致恶心、呕吐、食欲下降、摄入不足有关。

6)疼痛　与白血病细胞浸润有关。

7）预感性悲哀 与久治不愈有关。

【护理措施】

1. 维持正常体温 监测体温,观察热型及热度。遵医嘱给降温药,但忌用安乃近和酒精擦浴以免降低白细胞和增加出血倾向。观察降温效果,防治感染。

2. 休息 白血病患儿常有乏力、活动后气促现象,需卧床休息,但一般不需要绝对卧床。长期卧床者,应常更换体位,预防压疮。

3. 防治感染 白血病患儿免疫功能下降,化疗常致骨髓抑制,使成熟中性粒细胞减少或缺乏,机体免疫功能进一步下降。极易发生感染。感染又是导致白血病患儿死亡的重要原因之一。因此,防治感染尤为重要。

1）保护性隔离 白血病患儿应与其他病种患儿分室居住,以免交叉感染。粒细胞数极低和免疫功能明显低下者应住单间,有条件者住空气层流室或无菌单人层流床。房间每日消毒。限制探视人数和次数,感染者禁止探视。

2）注意个人卫生 教会家长及年长儿正确的洗手方法,防止感染传播。保持口腔清洁,进食前后以温开水或漱口液漱口;宜用软毛刷牙,以免损伤口腔黏膜及牙龈,导致出血和继发感染;有黏膜真菌感染者,可用氟康唑或伊曲康唑涂搽患处。

3）严格执行无菌技术操作,遵守操作规程。

4）避免接种 免疫功能低下者,避免预防接种,以防发病。

5）观察感染早期征象 监测生命体征,观察口腔、皮肤及会阴部等部位有无红、肿、热、痛等表现,发现感染先兆,及时处理。

4. 正确输血 白血病患儿常有贫血、出血,在治疗过程中常需输血,输注时严格遵守输血制度,观察疗效及有无输血反应。

5. 正确给药,观察疗效

1）熟悉各种化疗药物的药理作用和特点,了解化疗方案及给药途径,正确给药。

2）观察及处理药物的毒性反应。

6. 加强营养,注意饮食卫生 给予高蛋白、高维生素、高热量的饮食。鼓励进食,不能进食者,可静脉补充。食物应清洁、卫生,食具应消毒。

7. 减轻疼痛 提高诊疗技术,尽量减少因治疗、护理而带来的痛苦。运用适当的非药物性止痛技术或遵医嘱用止痛药,以减轻疼痛。

8. 提供情感支持和心理疏导,消除心理障碍

1）热情帮助、关心患儿,让年长儿和家长认识本病及了解国内外的治疗进展。

2）进行各项诊疗、护理操作前,告知家长及年长儿其意义、操作过程、如何配合及可能出现的不适,以减轻和消除其恐惧心理。阐述化疗是白血病治疗的重要手段。明确定期化验的必要性,及患儿所处的治疗阶段。详细记录每次治疗情况,使治疗方案具有连续性。

3）为患儿家长提供相互交流的机会,让患儿、家长相互交流护理经验和教训,如何采取积极的应对措施渡过难关,从而提高自护和应对能力,增强治愈的信心。

9. 健康指导 讲解白血病的有关知识,化疗药的作用和毒副作用;教会家长如何预防感染和观察感染及出血征象;向家长阐明白血病完全缓解后,患儿体内仍有残存的白血病细胞,这是复发的根源,让其理解坚持定期化疗的重要性。重视患儿的心理反应,正确引导,使患儿在治疗的同时,心理和智力也得到正常发展。

重点:白血病的护理措施。

实训九　缺铁性贫血患儿的护理

一、实训目标

1. 能运用护理程序对缺铁性贫血患儿进行有效护理。
2. 帮助学生了解临床护理工作过程，促进学生综合性临床护理思维的培养。
3. 能对缺铁性贫血患儿和家长进行相关知识的健康指导。
4. 实训过程中，态度端正、动作轻稳，体现出对患儿的关爱。

二、实训用物

典型缺铁性贫血患儿或案例、多媒体设备及视听资料、实训报告单。

案例

患儿，女，7个月，因面色苍白、精神不振、吃奶减少就诊。该患儿系36周早产，出生体重2200 g，出生后一直母乳喂养未添加换乳期食物，大、小便正常。查体：皮肤巩膜无黄染，唇、甲床较苍白，心肺无异常，肝右肋下3 cm，Hb 80 g/L，WBC 9.6×10^9/L，N 0.35，L 0.65，MCV 71 fL，MCH 26 pg，MCHC 26%，HbF 7%。

三、实训方法

1. 地点　医院儿科病房或儿科实训室。
2. 方法
1) 临床见习
(1) 护生5～8人/组，由授课教师或医院带教老师带领，进入儿科病房，选择典型病例按护理程序的工作方法对患儿进行护理，边观察，边示范，边讲解。
(2) 抽学生复述，其余学生补充，最后教师总结。
2) 儿科护理实训室　若无条件去儿科病房见习，可在儿科实训室组织学生观看缺铁性贫血患儿的视听资料，或选择一个典型案例，在儿科实训室组织学生进行个案讨论，再进行实训操作。

四、实训报告

内容如下。
1. 根据临床资料其患儿目前有哪些护理问题？
2. 护士应配合医生采取哪些相应的护理措施？
3. 护士对患儿及家长健康教育的内容包括什么？

（王明贤）

思考题

A₁型题

1. 胚胎最早的造血器官是（　　）。

A. 脾脏　　　　B. 卵黄囊　　　　C. 骨髓　　　　D. 肝脏　　　　E. 胸腺

2. 正常儿童生理性贫血常发生在生后（　　）。

A. 1～2周　　　B. 2～3周　　　C. 2～3个月　　D. 4～6个月　　E. 4～6岁

3. 儿童中性粒细胞和淋巴细胞比例的两个交叉的发生时间是（　　）。

A. 4～6 天和 4～6 岁　　　　　　　　　　B. 4～6 天和 4～6 个月

C. 4～6 周和 4～6 个月　　　　　　　　　D. 4～6 周和 4～6 岁

E. 4～6 个月和 4～6 岁

4. 有关铁代谢的检查中,较灵敏地反映体内储存铁情况,在缺铁的铁减少期即有改变的指标是(　　)。

A. 血清铁蛋白　　　　　　B. 总铁结合力　　　　　　C. 血清铁

D. 转铁蛋白饱和度　　　　E. 红细胞游离原卟啉

5. 儿童营养性缺铁性贫血的主要原因是(　　)。

A. 生长发育快　　　　　　B. 铁吸收障碍　　　　　　C. 铁丢失过多

D. 先天储铁不足　　　　　E. 铁摄入量不足

A₂ 型题

6. 一 3 个月的女孩来院体检,发现有生理性贫血,其血红蛋白量大约是(　　)。

A. 125 g/L　　B. 100 g/L　　C. 80 g/L　　D. 60 g/L　　E. 30 g/L

7. 一 10 个月女孩,诊断为营养性巨幼细胞性贫血,伴有神经精神系统症状,首选的治疗是服用(　　)。

A. 叶酸　　　　　　　　　B. 铁剂　　　　　　　　　C. 铁剂加维生素 C

D. 维生素 B_{12}　　　　　　E. 叶酸加维生素 B_{12}

8. 6 个月男性早产儿,诊断为缺铁性贫血,对该患儿的健康指导错误的是(　　)。

A. 宜在生后 2 个月给予铁剂预防缺铁性贫血

B. 口服铁剂时不要与钙同服

C. 口服铁剂时可与果汁同服

D. 最好在两餐之间服铁剂

E. 如服铁剂后大便变黑要立即停用

A₃/A₄ 型题

(9～10 题共用题干)

一 7 个月女孩因面色苍白、精神差就诊,出生后一直母乳喂养未添加换乳期食物,大、小便正常,初步考虑为营养性缺铁性贫血。

9. 以下哪项检查结果支持诊断?(　　)

A. 正细胞性贫血　　　　　　　　　　B. 巨幼细胞性贫血

C. 小细胞低色素性贫血　　　　　　　D. 单纯小细胞性贫血

E. 单纯大细胞性贫血

10. 该患儿治疗停用铁剂的指征是(　　)。

A. 白细胞正常　　　　　　B. 血红蛋白恢复正常　　　　C. 临床症状消失

D. 血红蛋白恢复正常后 2 个月左右　E. 网织红细胞升高

病例分析题

1. 患儿,男,7 个月。单纯全脂奶粉喂养,未添加换乳期食物。查体:唇较苍白,心肺无异常,肝右肋下 3 cm,Hb 90 g/L,WBC $9.8×10^9$/L,N 0.36,L 0.64,MCV 72 fL,MCH 26 pg,MCHC 27%。请问:该患儿有哪些护理问题?应该采取的护理措施有哪些?健康指导的内容包括什么?

2. 患儿,女,9 个月,出生后母乳喂养,3 个月改为米糊喂养,未添加其他换乳期食物。查体:面色苍黄,头发稀黄,虚胖,反应迟钝,少哭不笑。化验见红细胞大,中心淡染区不明显,中性粒细胞有分叶过多现象。请问:该患儿的医疗诊断是什么?有哪些护理问题?应该采取哪些护理措施?

项目十三 神经系统疾病患儿的护理

▶▶ ▶

学习目标

1. 说出儿童脑、脊髓的解剖生理特点以及儿童神经反射。
2. 简述化脓性脑膜炎、病毒性脑炎的病因、护理评估及常见护理诊断。
3. 学会对化脓性脑膜炎、病毒性脑炎、脑性瘫痪的患儿实施整体护理。

任务一 儿童神经系统的解剖生理特点

一、脑

胎儿时期神经系统的发育领先于其他系统,儿童出生时大脑的重量约 370 g,已达成人脑重的 25% 左右。其外观和细胞数已与成人大脑十分相似,脑表面有主要的沟回,但沟较浅且发育不完善,皮质较薄,细胞分化较差,髓鞘形成也不完全,对外来刺激反应缓慢且易泛化。大脑皮质下中枢发育已较为成熟,而大脑的皮质及新纹状体发育尚不成熟,灰、白质分界不清,故出生时的各种活动主要靠皮质下中枢调节。儿童的脑耗氧量,在基础代谢状态下占总耗氧量的 50%,而成人则为 20%,故对缺氧的耐受性较成人更差。长期营养不良可引起脑发育落后。

二、脊髓

重点:小儿腰椎穿刺的位置。

胎儿时,脊髓的末端在第 2 腰椎下缘;儿童脊髓的发育,在出生时已较为成熟,新生儿时达第 3 腰椎水平;4 岁时达第 1 腰椎上缘,所以婴幼儿腰椎穿刺时位置要低,常选择第 4~5 腰椎间隙,4 岁以后则与成人相同。

三、脑脊液

脑脊液正常值见表 13-1。

表 13-1 儿童脑脊液检查正常值

项 目	婴 儿	儿 童
总量/mL	40~60	100~150
压力/kPa	0.29~0.78	0.69~1.96
细胞数(×10^6/L)	0~10	0~10
蛋白总量/(g/L)	0.2~0.4	0.2~0.4
糖/(mmol/L)	3.9~5.0	2.8~4.5
氯化物/(mmol/L)	110~122	117~127

四、神经反射

儿童神经系统发育尚未成熟,故神经反射与成人相比有特殊之处。

1. 出生时即存在,终身永不消失的反射 角膜反射、瞳孔反射、结膜反射、吞咽反射。这些反射一旦减弱或消失,提示神经系统有病理改变。

2. 出生时存在,以后逐渐消失的反射(表 13-2) 迈步反射、觅食反射、拥抱反射、握持反射、吸吮反射、颈肢反射等。这些反射在出生时存在,生后应逐渐消失,若到应该减弱或消失的时间仍存在,则为病理状态。

表 13-2 出生时存在,以后逐渐消失的反射

反 射	迈步反射	握持反射	拥抱反射	颈肢反射	吸吮反射	觅食反射
消失时间	2~3 个月	3~4 个月	3~6 个月	4~6 个月	4~7 个月	4~7 个月

3. 出生时不存在,以后逐渐出现并终身存在的反射 腹壁反射、提睾反射、四肢腱反射。腹壁反射、提睾反射在新生儿期不易引出,到 1 岁时才稳定。提睾反射正常时可有轻度不对称。

4. 病理反射 2 岁以内引出踝阵挛、巴宾斯基征(Babinski)阳性多为生理现象,若单侧出现或 2 岁后仍出现则为病理状态。

5. 脑膜刺激征 检查颈项强直、凯尔尼格征、布鲁津斯基征等。因小婴儿屈肌张力较高,故生后 3~4 个月内表现为阳性多无病理意义。婴儿期因颅缝和囟门未闭合可以缓解颅内压力,故脑膜刺激征可表现不明显或出现较迟。

知识链接

蒙 面 试 验

发育正常儿童能将覆盖物从脸上移开,智力低下及肢体瘫痪儿童往往不能完成该动作。

┃任务二 化脓性脑膜炎┃

案例分析

患儿,男,4 岁,因发烧、头痛、呕吐入院。查体:体温 39 ℃,嗜睡,皮肤有淤点、淤斑,颈项强直、凯尔尼格征、布鲁津斯基征阳性。

问题:1. 该患儿可能的诊断是什么? 应该做什么检查确诊?

2. 患儿目前存在的护理诊断有哪些?

3. 护士对患儿应采取哪些护理措施?

化脓性脑膜炎(purulent meningitis)是由各种化脓性的细菌感染引起的脑膜炎症,部分患儿病变累及脑实质,是儿童时期常见的神经系统急性感染性疾病,尤以婴幼儿感染多见,90%患儿为 5 岁以下儿童。其临床表现以发热、头痛、呕吐、烦躁、嗜睡、惊厥、脑膜刺激征及脑脊液改变为主要特征,部分患儿可留有神经系统后遗症。自使用抗生素以来,本病的病死率明显下降,但仍是儿童严重感染性疾病之一。

【病因】

化脓性脑膜炎常见的致病菌有脑膜炎奈瑟菌、流感嗜血杆菌、大肠杆菌、肺炎链球菌、葡萄球菌等,其中以脑膜炎奈瑟菌、肺炎链球菌、流感嗜血杆菌最为多见,约占 2/3。引起本病的细菌种类随患儿年龄而不同:2 个月以下的婴儿革兰阴性细菌以大肠杆菌、副大肠杆菌等为主,阳性球菌以溶血性链球菌、金黄色葡萄球菌感染为多;出生满两个月至儿童期患儿以流感嗜血杆菌、脑膜

重点:化脓性脑膜炎病因。

炎奈瑟菌和肺炎链球菌感染为主;而 12 岁以上的患儿常见为脑膜炎奈瑟菌和肺炎链球菌的感染。脑膜炎奈瑟菌引起的脑膜炎呈流行性。

当儿童机体免疫功能低下时,如营养不良、原发性免疫缺陷病、长期应用糖皮质激素或免疫抑制剂等易继发本病,此时以葡萄球菌、铜绿假单胞菌及变形杆菌为多见。

【发病机制】

致病菌可通过多种途径侵入脑膜,主要致病途径如下。

1. 血行感染 是最常见的感染途径,即致病菌穿过血脑屏障到达脑膜。致病菌大多由上呼吸道入侵血流,新生儿的皮肤、胃肠道黏膜以及脐部也常是致病菌的入侵门户。

2. 邻近组织器官感染 如中耳炎、乳突炎等炎症扩散波及脑膜。

3. 与颅腔存在直接通道 如颅骨骨折、皮肤窦道、脑脊髓膜膨出或神经外科手术时,细菌可直接进入蛛网膜下腔。

在细菌毒素和多种炎症相关细胞因子作用下,形成以软脑膜、蛛网膜和表层脑组织为主的炎症反应,表现为广泛性血管充血、大量中性粒细胞浸润和纤维蛋白渗出,伴有弥漫性血管源性和细胞毒性脑水肿。在早期或轻型病例,炎性渗出物主要在大脑顶部表面,逐渐蔓延至大脑基底部和脊髓表面;病变加重可发生脑室管膜炎,导致硬脑膜下积液或(和)积脓、脑积水等;严重者可有血管壁坏死和灶性出血,发生闭塞性小血管炎而致灶性脑梗死,产生相应的神经系统症状与体征。

【护理评估】

1. 健康史 应询问患儿有无呼吸道、消化道及皮肤等前驱感染史,新生儿还应询问生产史及脐部感染史。

2. 身体状况

1) 典型表现 各种化脓性脑膜炎的临床表现大致相同,可概括为感染中毒症状、颅内压增高症状及脑膜刺激征。

(1) 感染中毒及急性脑功能障碍症状 发热,烦躁不安,进行性加重的意识障碍,约 30% 的患儿有反复的局部或全身性惊厥发作。脑膜炎奈瑟菌感染易发生皮肤淤点、淤斑及休克。

(2) 颅内压增高症状 表现为头痛、呕吐,婴儿因颅骨未闭合可出现前囟饱满或隆起、颅缝增宽,头围增大。严重颅内压增高时可发生脑疝,出现呼吸不规则,瞳孔不等大,突然意识障碍加重等。

(3) 脑膜刺激征 患儿有颈项强直、凯尔尼格征、布鲁津斯基征阳性。

2) 非典型表现 3 个月以内的小婴儿化脓性脑膜炎临床表现多不典型,主要特点有:①体温可高可低,或不发热,甚至体温不升;②颅内压增高表现可不明显,小婴儿不会诉说头痛,可能仅有吐奶、尖叫或颅缝裂开;③惊厥可不典型,如仅见面部、肢体局灶或多灶性抽动、局部或全身性肌阵挛、或各种不显性发作;④脑膜刺激征不明显,与婴儿肌肉不发达,肌力弱和反应低下有关。

3) 并发症

(1) 硬脑膜下积液 多见于 1 岁以下的婴儿。一般出现在化脓性脑膜炎开始正规治疗 48~72 h 以后。临床特点为经治疗后发热、意识改变、颅内高压等临床表现不见好转,甚至逐渐加重,或逐渐好转后病情又出现反复,并伴随进行性前囟饱满、颅缝分离等。

(2) 脑积水 炎症渗出物引起脑脊液循环系统发生粘连阻塞,导致脑积水。表现为颅内压增高,前囟隆起,头围增大,甚至颅缝裂开,有破壶音。

(3) 脑室管膜炎 常发生于病程初期未及时治疗的婴儿脑膜炎患儿,多见于革兰阴性杆菌感染。表现为持续高热不退、惊厥频繁、前囟饱满。

(4) 脑性低钠血症 又称为抗利尿激素异常分泌综合征。由于炎症刺激垂体后叶致抗利尿激素分泌过多,引起低钠血症和血浆低渗透压,加剧脑水肿。主要表现为意识障碍加重,重症者出现昏迷或惊厥。

(5) 其他 颅神经受累可产生耳聋、失明等;脑实质受累可产生肢体瘫痪、智力低下或癫痫等。

3. 心理-社会支持状况　评估患儿患病后对家庭的影响；父母对疾病的了解程度，有无焦虑、内疚等心理反应；亲友中有无人力、物力及心理方面的支持等。

4. 辅助检查

1）外周血象　白细胞总数明显增高，分类以中性粒细胞增加为主。但在严重感染时，白细胞可不增高。

2）脑脊液检查　是确诊本病的主要依据。不同病原体感染所致脑膜炎的脑脊液的鉴别（表13-3）。

表 13-3　不同病原体感染所致脑膜炎的脑脊液的鉴别

类型	外观	压力	白细胞数 （×10⁶/L）	蛋白 /(g/L)	糖 /(mmol/L)	氯化物 /(mmol/L)	其　他
化脓性 脑膜炎	脓性 混浊	增高	数百～数千，以中 性粒细胞为主	明显 增高	明显 降低	多数 降低	涂片或培养 可见致病菌
结核性 脑膜炎	微 混毛 玻璃样	增高	数十～数百，以淋 巴细胞为主	明显 增高	明显 降低	降低	抗酸染色或 培养可发现结 核杆菌
病毒性 脑膜炎	清亮 或微混	正 常或 稍增高	正常～数百，以淋 巴细胞为主	正常或 稍增高	正常	正常	特异性抗体 阳性，病毒分 离可阳性

3）其他　血培养有时能明确病原菌；脑膜炎奈瑟菌患儿可通过皮肤淤斑涂片找菌；颅内压显著增高、有局限性体征或疑有并发症者可做头颅 CT、MRI 等检查。

> **课堂互动**
> 比较各种脑膜炎的差异。

5. 治疗原则

1）抗生素治疗　选择对病原菌敏感且能较高浓度透过血脑屏障的抗生素，应早期、联合、足量、足疗程。通常用药 10～14 天，金黄色葡萄球菌或革兰阴性杆菌感染者应在 21 天以上，若有并发症应延长疗程。

2）糖皮质激素治疗　糖皮质激素对多种炎症因子的产生有抑制作用，有利于退热；可降低血管通透性，缓解颅内高压及脑水肿症状。常用地塞米松 0.6 mg/(kg·d)，连用 2～3 日。

3）对症支持治疗　控制惊厥，降低颅内压，防治并发症。

【常见护理诊断/问题】

1）体温过高　与细菌感染有关。

2）潜在并发症：颅内高压，受伤的危险。

3）营养失调：低于机体需要量　与摄入不足、机体消耗增多有关。

4）焦虑　与病情重、预后不良有关。

【护理措施】

1. 一般护理　保持病室安静，空气新鲜，室温维持在 18～22 ℃，湿度 50%～60%。头肩抬高 15°～30°，以利于静脉回流，减低颅内压。保证足够热量摄入，根据患儿热量需要制定饮食计划，给予高热量、清淡、易消化的流食或半流食。少量多餐，以减轻胃的饱胀感，防止呕吐发生；对频繁呕吐不能进食的患儿，嘱侧卧位或头偏向一侧，备好吸痰用物，注意观察呕吐情况并静脉输液，维持水、电解质平衡。患儿腰椎穿刺后应去枕平卧 4～6 h，避免发生头痛。

2. 维持正常的体温　发热患儿每 4 h 测体温 1 次，并观察热型及伴随症状。体温超过 38.5 ℃时，应采用物理降温或药物降温，体温不升时要注意保暖。

重点:化脓性脑
膜炎的护理措
施。

3. 观察病情,防治并发症

1) 监测生命体征　若患儿出现意识障碍、囟门及瞳孔改变、躁动不安、频繁呕吐、肢体发紧等惊厥先兆,说明有脑水肿。若呼吸节律不规律、瞳孔忽大忽小或两侧不等大、对光反射迟钝、血压升高,说明有脑疝及呼吸衰竭。应遵医嘱及时给予20%甘露醇静脉推注以降低颅内压。

2) 并发症的观察　如患儿在治疗中高热不退或退而复升,前囟饱满、颅缝裂开、呕吐不止、频繁惊厥等,应考虑有颅内压升高的可能,可做头颅 CT、MRI 检查等,以便早期确诊并及时处理。

3) 防止外伤,协助患儿做好生活护理　做好口腔护理,呕吐后帮助患儿漱口,保持口腔清洁,及时清除呕吐物,减少不良刺激;做好皮肤护理,及时清理大小便,保持臀部干燥,1~2 h 翻身1次,适当使用气垫等保护骨隆突处,预防压疮的发生;注意患儿安全,躁动不安或惊厥时防止坠床发生,防止舌咬伤。

4. 用药护理　了解各种药物的使用要求及副作用。静脉输液速度不宜过快,以免加重脑水肿;应保护好静脉血管,保证静脉通畅。

5. 心理护理　各年龄期的患儿都会因来自疾病及医院的刺激而产生焦虑、恐惧,特别是意识清楚的年长儿得知自己脑内发生疾病,焦虑会更突出。家长面对病情危重的患儿会对患儿预后过分担心,常产生焦虑不安、沮丧等心理,对医护人员的言行和态度非常敏感,特别需要心理支持。

6. 健康指导　对患儿家长给予安慰、关心和爱护,使其接受疾病的事实,帮助他们树立战胜疾病的信心。根据患儿及家长的接受程度介绍病情,讲解疾病治疗与护理的方法,使其能主动配合。及时解除患儿存在的不适,取得患儿及家长的信任。对恢复期和有神经系统后遗症的患儿,应进行功能训练,指导家长根据不同情况给予相应护理,促使病情尽可能地康复。

任务三　病毒性脑炎

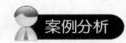

患儿,男,2岁,1周前发热,腹泻,继之呕吐,嗜睡,精神异常,检查脑脊液清亮,细胞轻度增加,以淋巴细胞为主,蛋白轻度升高,糖、氯化物正常。

问题:1. 该患儿可能的医疗诊断是什么?

2. 患儿目前存在的护理诊断有哪些?

3. 作为护士对患儿应该采取哪些护理措施?

病毒性脑炎是由多种病毒感染引起的中枢神经系统急性炎症。炎症主要累及脑膜,表现为病毒性脑膜炎(viral meningitis);累及大脑实质时,则以病毒性脑炎(viral encephalitis)为主要表现。若脑膜和脑实质同时受累则称为病毒性脑膜脑炎。本病多具有自限性,轻者能自行缓解,危重者可导致后遗症及死亡。

【病因】

多种病毒均可引起,最为常见的是肠道病毒(柯萨奇病毒、埃可病毒、轮状病毒等),占80%以上;其次为虫媒病毒(流行性乙型脑炎病毒、蜱传播脑炎病毒);某些传染病病毒(腮腺炎病毒、麻疹病毒、风疹病毒)以及单纯疱疹病毒、腺病毒、巨细胞包涵体病毒等均可致病。

【发病机制】

病毒自消化道、呼吸道或以昆虫叮咬经皮肤黏膜等部位侵入人体,先在淋巴系统繁殖后经血液循环到达各脏器,在入侵中枢神经系统前即可有发热等全身症状。病毒在颅外各脏器内进一步繁殖后入侵中枢神经系统,感染脑膜与脑实质,出现中枢神经系统症状。有的患儿为感染后变态反应性脑炎。

【护理评估】

1. 健康史 询问患儿近1~3周内有无呼吸道及消化道感染史,有无接触动物或昆虫叮咬史,评估预防接种史,评估有无社会流行等。

2. 身体状况

1) 病毒性脑膜炎 患病前多有呼吸道、消化道等感染史,继而发热、恶心、呕吐,婴儿常有烦躁不安、易激怒、惊厥等。年长儿常诉说头痛、颈背疼痛,可有脑膜刺激征,但意识多不受累,也无局限性神经系统体征。病程为1~2周。

2) 病毒性脑炎 病情往往较脑膜炎严重。

(1) 前驱症状 有全身感染症状,如发热、头痛、呕吐或腹泻等。

(2) 中枢神经系统表现 ①惊厥:多表现为全身性发作,严重者可呈现惊厥持续状态。②意识障碍:轻者反应淡漠、迟钝、嗜睡或烦躁,重者谵妄、昏迷,甚至呈深度昏迷。③颅内压增高:头痛、呕吐、婴儿前囟饱满,严重者可发生脑疝。④运动功能障碍:根据受损部位不同,可出现偏瘫、单瘫、不自主运动、面瘫、吞咽障碍等。⑤精神障碍:病变累及额叶底部、颞叶边缘系统,可发生幻觉、失语、躁狂、定向力及记忆力障碍等。

病程一般2~3周,多数病例可完全康复,但少数患儿可留有后遗症,如癫痫、听力障碍、肢体瘫痪及不同程度的智力低下等。

3. 心理-社会支持状况 注意评估家长及患儿对本病知识的掌握程度,焦虑或恐惧的程度,应对方式。评估社区、家庭及托幼机构的卫生情况,了解可能引发疾病的社会及环境因素。家长及年长儿对医务人员的言行和态度非常敏感,需要心理支持。

4. 辅助检查

1) 脑脊液检查 参见表13-3。

2) 血清学检查 部分患儿脑脊液病毒培养及血清特异性抗体测试为阳性。恢复期血清特异性抗体滴度高于急性期4倍以上有诊断价值。

3) 脑电图 病程早期脑电图即出现弥漫性或局限性异常慢波背景活动,提示脑功能异常。

4) 神经影像学检查 磁共振可发现弥漫性脑水肿及局灶性异常等。

5. 治疗原则 本病无特异性治疗,主要是对症支持,如降温、止惊、降低颅内压、改善脑微循环、抢救呼吸和循环衰竭等。抗病毒可根据病原选择用阿昔洛韦、利巴韦林、阿糖腺苷、无环鸟苷、干扰素、中药等。

【常见护理诊断/问题】

1) 体温过高 与病毒血症有关。

2) 急性意识障碍 与脑实质炎症有关。

3) 躯体移动障碍 与昏迷、瘫痪有关。

4) 潜在并发症:颅内压增高。

【护理措施】

1. 维持正常体温 监测体温,观察热型及伴随症状。体温超过38.5℃时,给予物理降温或遵医嘱进行药物降温。出汗后及时更换衣物。

2. 促进脑功能的恢复 向患儿介绍环境,明确环境中引起患儿坐立不安的刺激因素,尽可能使患儿离开刺激源,以减轻其不安与焦虑。为患儿提供保护性的看护和日常生活护理。

3. 促进肢体功能恢复

1) 做好心理护理,增强患儿自我照顾的能力和信心。

2) 卧床期间协助患儿洗漱、进食、大小便及个人卫生等。

3) 教会家长协助患儿翻身及皮肤护理的方法,适当使用气圈、气垫等,预防压疮。

4) 保持瘫痪肢体位于功能位置。病情稳定后,及早督促患儿进行肢体的被动或主动功能锻炼。活动时要循序渐进,加强保护措施,防止碰伤。在每次改变锻炼方式时给予指导、帮助和正面鼓励。

重点:病毒性脑炎的护理措施。

4. 注意病情观察,保证营养供给

1）患儿取平卧位,一侧背部稍垫高,头偏向一侧,以便呼吸道分泌物的排出;上半身可抬高 20°～30°,以便于静脉回流,降低脑静脉窦的压力,利于降低颅内压。

2）保持呼吸道通畅、给氧。每 2 h 翻身 1 次,轻拍背部促进痰液排出,预防坠积性肺炎。如有痰液堵塞,可行气管插管吸痰,必要时行气管切开或使用人工呼吸机。

3）密切观察瞳孔及呼吸,预防脑疝和呼吸骤停。

4）对昏迷或吞咽困难的患儿,应尽早给予鼻饲,保证热量供给;做好口腔护理。

5）遵医嘱使用镇静剂、能量合剂以及促进苏醒的药物。

5. 健康指导　向患儿及家长介绍本病的预后情况,同时向家长提供保护性看护和日常生活护理的有关知识,指导家长做好患儿智力训练和瘫痪肢体功能训练,增强战胜疾病的信心。出院患儿应定期随访。

> **课堂互动**
> 想一想你学过哪些促进肢体功能恢复的理疗方法?

任务四　脑性瘫痪

脑性瘫痪(cerebral palsy)简称脑瘫,是指发育期胎儿或婴儿由各种原因所致的非进行性脑损伤,主要表现为中枢性运动障碍和姿势异常,严重病例可伴有智力低下、抽搐及视、听或语言功能障碍。本病并不少见,发达国家患病率在 1‰～3.6‰ 之间,我国在 2‰ 左右。

【病因与发病机制】

许多围生期危险因素与脑性瘫痪发生有关。

1. 出生前因素　胎儿期感染、缺血、缺氧和脑发育异常,以及母亲妊娠高血压综合征、糖尿病、腹部外伤和接触放射线等。

2. 出生时因素　①脑缺氧:如先兆流产、前置胎盘、胎盘早剥、脐带绕颈等,新生儿窒息、羊水或胎粪吸入、产前不恰当使用麻醉剂或镇静剂等。②颅内出血:难产、产伤、脑血管畸形及出血性疾病等致颅内出血。③早产:脑性瘫痪以早产儿多见。

3. 出生后因素　如新生儿严重感染、头颅外伤、颅内出血、核黄疸等。

以上因素可能导致患儿脑皮质萎缩或脑皮质发育不全,或脑实质有瘢痕、硬化、软化等,锥体束可出现弥漫性病变。

【护理评估】

1. 健康史　询问患儿出生前有无发育异常,出生时有无窒息、产伤、颅内出血及缺氧,出生后有无严重感染及外伤等。

2. 身体状况

1）运动障碍是脑瘫患儿最基本的表现。根据运动障碍性质不同分为以下几种。

（1）痉挛型　最常见,占全部患儿的 50%～60%。主要病变在锥体束。上肢内收,肘关节、手腕部及指间关节屈曲;双下肢伸直,大腿内收并内旋,双腿交叉呈剪刀样,足跟悬空,足尖着地。轻者仅下肢轻瘫,步态不稳,双手动作笨拙。

（2）手足徐动型　表现为手足徐动、舞蹈样动作、肌肉颤动及强直,这些动作在睡眠时消失,情绪激动时增多。

（3）共济失调型　表现为小脑非进行性共济失调。

（4）肌张力低下型　肌张力低下,自主运动少,四肢软瘫状。

（5）强直型　全身肌张力增高,僵硬,活动减少。

（6）混合型　同一患儿可表现上述 2～3 个类型的症状,提示脑病变广泛。

2）根据瘫痪的部位不同分为　①四肢瘫,亦称全瘫;②偏瘫,一侧上下肢瘫痪;③截瘫,双下肢瘫痪;④单肢或三肢瘫痪。

3）并发症 脑瘫患儿约有 2/3 合并智能落后,约半数伴有视力障碍、听力障碍、语言障碍、癫痫发作、情绪障碍或行为障碍等。

3. 心理-社会支持状况 脑瘫患儿由于生活困难而导致其心理、精神发育障碍;作为家长往往不能正确认识和接受疾病的事实,同时由于对本病的长期护理专业技能的缺乏,而不能正确做好家庭护理。

4. 辅助检查 头部 CT、MRI 检查,显示异常的占 1/2～2/3,主要表现有脑萎缩、脑室扩大、密度减低、脑积水、脑钙化及畸形等。脑电图检查可能正常或异常。必要时需进一步检查排除遗传病。

5. 治疗原则 主要治疗原则是早发现、早诊断,康复治疗为主。应尽早进行功能训练,促进正常运动发育,纠正异常姿势,减轻其伤残程度。此外可用针刺、按摩疗法以及手术解除肌紧张,减轻肢体畸形。

【常见护理诊断/问题】

1）生活自理能力缺陷 与脑损伤、智力障碍等有关。

2）有废用综合征的危险 与长期肢体痉挛性瘫痪有关。

3）营养失调:低于机体需要量 与动作不协调致进食困难有关。

4）皮肤完整性受损 与不自主运动有关。

【护理措施】

1. 日常生活护理 脑瘫患儿往往存在多方面能力缺陷,需指导家长和家庭其他成员正确护理患儿。为患儿选择穿脱方便的衣服,更衣时注意患儿体位,一般病重侧肢体先穿后脱;要注意培养患儿生活自理能力,根据患儿年龄进行日常生活中的动作训练,如教会患儿在排便前能向大人示意,养成定时大小便的习惯,学会使用手纸,穿脱衣服等。

2. 功能训练 婴幼儿脑组织可塑性大、代偿能力强,若康复治疗措施恰当,可获得最佳效果。因此患儿一经确诊,应立即开始功能锻炼。对瘫痪的肢体应保持功能位,并进行被动或主动运动,促进肌肉、关节活动和改善肌张力。还可配合推拿、按摩、针刺及理疗等,以纠正异常姿势,平衡肌张力。严重肢体畸形者 5 岁后可考虑手术矫正。语言的训练应抓紧 0～6 岁这个年龄段,多给患儿丰富的语言刺激,鼓励患儿发声,矫正发声异常,并持之以恒,以增强患儿对社会生活的适应能力。鼓励患儿与正常儿童一起参加集体活动,多表扬患儿的进步以调动其积极性,防止产生孤独、自卑心理,促进其健康成长。

3. 保证营养供给 供给患儿高热量、高蛋白及富含维生素、易消化的食物。对独立进食困难的患儿应进行饮食训练。喂食时保持患儿头处于中线位,避免头后仰导致异物吸入。在患儿牙齿紧咬时切勿用匙强行喂食,以防损伤牙齿。耐心地教患儿学习进食动作,尽早脱离他人喂食。如患儿热量无法保证时应进行鼻饲或静脉营养。

4. 皮肤护理 病情危重不能保持坐位的患儿往往长时间卧床,护理人员要常帮助患儿翻身,白天尽量减少卧床时间;对患肢加以保护,防止不自主运动时的损伤;及时清理大小便,保持皮肤清洁,防止发生压疮或继发其他感染。

5. 健康指导 加强孕期保健,主张住院分娩,加强对新生儿的护理。脑瘫患儿由于自主生活困难而导致其心理和精神发育障碍,作为家长往往不能正确认识和接受疾病事实;同时由于对本病的长期护理专业技能知识的缺乏,而不能正确做好家庭护理,因此对家长与患儿应进行一些特殊的教育和专业技能训练,培养其克服困难的信心。

(王明贤)

重点:脑性瘫痪的护理措施。

思考题

A₁型题

1. 儿童脑耗氧量在基础代谢状态下占总耗氧量的比例是（　　）。

A. 10%　　　　B. 20%　　　　C. 30%　　　　D. 40%　　　　E. 50%

2. 儿童出生时不存在，以后逐渐出现并终身永存的神经反射为（　　）。

A. 腹壁反射　　B. 握持反射　　C. 吞咽反射　　D. 拥抱反射　　E. 角膜反射

3. 与年长儿相比，婴幼儿化脓性脑膜炎患儿的临床表现特点为（　　）。

A. 脑疝　　　　　　　　　B. 前囟饱满、颅缝增宽　　　　C. 头痛、呕吐明显

D. 脑膜刺激征明显　　　　E. 惊厥

4. 典型的化脓性脑膜炎脑脊液改变是（　　）。

A. 细胞数增高、蛋白增高、糖增高　　　　　　B. 细胞数增高、蛋白增高、糖正常

C. 细胞数增高、蛋白增高、糖下降　　　　　　D. 细胞数增高、蛋白正常、糖增高

E. 细胞数正常、蛋白增高、糖下降

5. 病毒性脑炎最常见的病原体是（　　）。

A. 肠道病毒　　　　　　　B. 乙脑病毒　　　　　　　C. 腮腺炎病毒

D. 疱疹病毒　　　　　　　E. 腺病毒

A₂型题

6. 患儿，男，出生2周，因呕吐、面色青灰入院，诊断为化脓性脑膜炎，其最常见的病原菌是（　　）。

A. 脑膜炎奈瑟菌　　　　　B. 大肠杆菌　　　　　　　C. 流感杆菌

D. 肺炎链球菌　　　　　　E. 铜绿假单胞菌

7. 10个月婴儿，因发热、呕吐、惊厥确诊为化脓性脑膜炎，该患儿最易出现的并发症是（　　）。

A. 脑疝　　　　　　　　　B. 水、电解质紊乱　　　　　C. 脑积水

D. 智力低下　　　　　　　E. 硬脑膜下积液

8. 患儿，2岁，因发热、呕吐、烦躁入院，考虑脑膜炎可能性大，因确诊需要检查脑脊液，作腰椎穿刺的位置应为（　　）。

A. 1～2腰椎间隙　　　　　B. 2～3腰椎间隙　　　　　C. 3～4腰椎间隙

D. 4～5腰椎间隙　　　　　E. 以上均可

A₃/A₄型题

（9～10题共用题干）

患儿，女，3岁，因发烧、头痛、呕吐入院，诊断为急性化脓性脑膜炎。

9. 住院期间出现意识不清，呼吸不规则，两侧瞳孔不等大，对光反射迟钝。该患儿可能出现的并发症是（　　）。

A. 脑脓肿　　B. 脑积水　　C. 脑疝　　D. 脑室管膜炎　　E. 脑神经损伤

10. 此时首选的治疗是（　　）。

A. 地塞米松口服　　　　　B. 速尿肌注　　　　　　　C. 50%甘油口服

D. 20%甘露醇静脉推注　　E. 10%葡萄糖溶液静脉推注

病例分析题

1. 患儿，男，10个月，因化脓性脑膜炎入院，现体温39℃，R 35次/分，P 120次/分，昏睡，严重喷射性呕吐，前囟饱满。

请问：①该患儿的护理问题有哪些？

②对该患儿应采取哪些护理措施？

③对患儿家长应进行哪些健康指导?

2. 患儿,女,3 岁,2 周前流涕,继之发热,头痛,嗜睡,精神异常,口角有疱疹,脑脊液细胞数 $20×10^6/L$,以淋巴细胞为主,蛋白轻度升高,糖、氯化物正常。

请问:①该患儿可能的临床诊断是什么?

②该患儿的护理问题有哪些?

③对该患儿应采取哪些护理措施?

项目十四 内分泌系统疾病患儿的护理

任务一 先天性甲状腺功能减低症

 案例分析

患儿,女,2岁半。生后一直安静少动,哭声小,声音嘶哑,食量小,不会叫妈妈。查体:反应不灵活,表情呆滞,皮肤粗糙,眼睑水肿,眼距增宽,鼻梁扁平,常吐舌,血清 T_3、T_4 下降,TSH 升高,骨龄落后。染色体核型 46XX。

问题:1. 根据提供资料,该患儿可能的诊断是什么?

2. 提出患儿存在的护理诊断有哪些?

3. 作为护士对患儿应采取哪些护理措施?

先天性甲状腺功能减低症(congenital hypothyroidism),是由于患儿甲状腺先天性缺陷或因母亲孕期饮食中缺碘所致,前者称散发性甲状腺功能减低症,后者称地方性甲状腺功能减低症。其主要临床表现为体格和智能发育障碍。先天性甲状腺功能减低症是小儿常见的内分泌疾病。

【病因】

1. 散发性甲状腺功能减低症 先天性甲状腺发育不全或不发育;甲状腺素合成途径障碍;促甲状腺激素缺乏;甲状腺及靶器官反应低下;母体服用抗甲状腺药物或母体存在抗甲状腺抗体。

2. 地方性甲状腺功能减低症 碘缺乏,多因孕母饮食中缺乏碘引起。

【护理评估】

1. 健康史 了解家中是否有类似疾病;询问母亲孕期饮食习惯及是否服用过抗甲状腺药,患儿是否有智力低下及体格发育较同龄儿落后,精神、食欲、活动情况如何,是否有喂养困难。

2. 身体状况

1)散发性甲状腺功能减低症

（1）症状 ①新生儿最早出现的症状是生理性黄疸时间延长,6个月以下小儿突出表现为腹胀、顽固性便秘、吸吮困难、呼吸不畅、打鼾、体温低、嗜睡、少动、哭声嘶哑、心率减慢等。②生理功能低下:安静少动,表情淡漠,反应迟钝,怕冷、体温低,脉搏慢,血压低,进食少,肠蠕动减慢,腹壁松弛、膨隆,常有便秘,易合并脐疝及腰椎前凸。③生长及智能发育落后:由于骨骼发育迟缓,故身材矮小,四肢短而躯干相对较长。囟门大、关闭迟;出牙晚,牙质差。运动功能发育延迟,走路不稳,声音粗哑,语言不清晰,智能发育差,性腺及第二性征发育落后。

重点:甲状腺功能减低症的身体状况。

（2）体征　①特殊面容：头大颈短，颜面臃肿，鼻梁扁平，眼距宽，眼睑肿胀，眼裂小而有睡容，唇厚，口常张开，舌厚大常伸出口外，面容愚笨呆板。皮肤粗糙增厚（维生素 A 缺乏引起），轻度贫血，面容苍黄，毛发稀少而干燥。②代谢率低：体温低而怕冷，脉搏与呼吸均缓慢，心音低钝，心电图呈低电压、P-R 间期延长、T 波平坦等改变。③全身肌张力较低，肠蠕动减慢，腹胀或便秘。④部分患儿青春期生殖系统发育和第二性征出现迟缓。

2）地方性甲状腺功能减低症　①黏液性水肿。②神经型：以神经系统症状为主，出现共济失调、痉挛性瘫痪、聋哑和智力低下。③混合型。

3. 心理-社会支持状况　询问和观察家长对疾病和诊治的反应及程度、家庭结构、社会支持系统及经济状况等。另外，应注意评估家长有无焦虑情绪，患儿有无自卑感。

4. 辅助检查

1）新生儿筛查　目前多采用出生后 2～3 天的新生儿干血滴纸片检测 TSH 浓度作为初筛，结果大于 20 mU/L 时，再检测血清 T_4、TSH 以确诊。该法采集标本简便，假阳性和假阴性率较低，故为患儿早期确诊、避免神经精神发育严重缺陷、减轻家庭和国家负担的极佳防治措施。

2）血清 T_4、T_3、TSH 测定　任何新生儿筛查结果可疑或临床可疑的小儿都应检测血清 T_4、TSH 浓度，如 T_4 降低、TSH 明显升高即可确诊。血清 T_3 浓度可降低或正常。

3）TRH 刺激试验　若血清 T_4、TSH 均低，则怀疑 TRH、TSH 分泌不足，应进一步做 TRH 刺激试验：静注 TRH 7 μg/kg，正常者在注射 20～30 min 内出现 TSH 峰值，90 min 后回至基础值。若未出现高峰，应考虑垂体病变；若 TSH 峰值出现时间延长，则提示下丘脑病变。

4）X 线检查　做左手和腕部 X 线片，评定患儿的骨龄。

5）其他检查　如放射性核素检查、TSH 刺激试验等。

5. 治疗原则　①一旦确诊疾病应立即治疗；②对先天性甲状腺发育异常或代谢异常起病者需终身治疗；③对下丘脑-垂体性甲低者，甲状腺制剂从小剂量开始，同时给生理需要量皮质激素，防止突发性肾上腺皮质功能衰竭；④疑有暂时性甲低者，一般需正规治疗两年后，再停药 1 个月，复查甲状腺功能，若甲状腺功能正常，则可停药。甲状腺素是治疗先天性甲状腺功能减低症的最有效药物。

难点：甲状腺功能减低症的治疗。

【常见护理诊断/问题】

1）体温过低　与新陈代谢减低有关。

2）婴儿喂养困难　与食量小、吞咽缓慢有关。

3）便秘　与肌张力减低、肠蠕动减慢、活动量减少有关。

4）成长发展障碍　与甲状腺功能减低有关。

【护理措施】

1. 一般护理

1）保暖、防止感染　注意室内温度，适时增减衣服，避免受凉。勤洗澡，防止皮肤感染。避免与感染性疾病患儿接触。

2）保证营养供应　对吸吮困难、吞咽缓慢者要耐心喂养，必要时用滴管或鼻饲。经治疗后，患儿代谢增强，生长发育加速，故必须供给高蛋白、高维生素、富含钙及易消化食物，保证生长发育需要。

3）保持大便通畅　为患儿提供充足液体入量；适当引导患儿增加活动量，促进肠蠕动；养成定时排便的习惯，必要时使用大便软化剂、缓泻剂或灌肠。

2. 用药护理　注意观察药物的反应，甲状腺制剂作用较慢，用药 1 周左右达最佳效力，故服药后要密切观察患儿食欲、活动量及排便情况，定期测体温、脉搏、体重及身高。用药剂量随小儿年龄增大而增加，剂量小疗效不佳，剂量大导致甲亢，消耗多，造成负氮平衡，并促使骨骼成熟过快，致生长障碍。药物发生副作用时，轻者发热、多汗、体重减轻、神经兴奋性增高；重者呕吐、腹泻、脱水、高热、脉速，甚至痉挛及心力衰竭。此时应立即报告并及时酌情减量，给予退热、镇静、供氧、保护心功能等急救护理。

3. 日常护理加强训练,促进智力发育 做好日常生活护理,加强患儿日常生活护理,防止意外伤害发生。通过各种方法加强智力、体力训练,以促进生长发育,使其掌握基本生活技能。对患儿多鼓励,不应歧视。

4. 健康指导

1)从围生期保健做起,重视新生儿筛查,一经确诊,在出生后 1～2 个月即开始治疗,可避免神经系统功能损害。

2)坚持终身服药。

3)与家长共同制定患儿行为及智力训练方案。

知识链接

甲状腺功能减低症分类

儿科患者绝大多数为原发性甲状腺功能减低症,根据其发病机制的不同和起病年龄又可分为先天性和获得性两类,获得性甲状腺功能减低症在儿科主要由慢性淋巴细胞性甲状腺炎,即桥本甲状腺炎所引起。分散发性甲状腺功能减低症和地方性甲状腺功能减低症两类。

任务二　生长激素缺乏症

案例分析

患儿,女,10 岁,因生长迟缓伴肢体不对称 10 年入院。患儿自出生后即身材瘦小,出生体重仅 1000 g,双上肢不对称,右上肢比左上肢长,右手比左手大。此后身高、体重增长均缓慢,一直低于同龄同性别正常儿,但肢体不对称逐渐减轻。7 岁时于医院检查骨龄提示"与实际年龄相符",未予特殊治疗。患儿智力发育正常,始终无多饮、多尿、多汗及乏力等表现。

问题:1. 根据提供的资料,该患儿可能的诊断是什么?

2. 提出患儿存在的护理诊断有哪些?

3. 作为护士,对患儿应采用哪些护理措施?

因垂体前叶分泌的生长激素不足而导致儿童生长发育障碍,身材矮小者称为生长激素缺乏症(GHD)。

【病因】

1. 特发性(原发性) 这类患儿下丘脑、垂体无明显病灶,但生长激素(GH)分泌功能不足的原因不明。其中因神经递质—神经激素功能途径的缺陷,导致 GHRG 分泌不足而致的身材矮小者称为生长激素神经分泌功能障碍(GHND)。由于下丘脑功能缺陷所造成的 GHD 远较垂体功能不足导致者为多。

2. 器质性(获得性) 继发于下丘脑、垂体或其他颅内肿瘤、感染、细胞浸润、放射性损伤和头颅创伤等,其中产伤是国内 GHD 的最主要病因。此外,垂体的发育异常,如不发育、发育不良或空蝶鞍,其中有些伴视中隔发育不全、唇裂、腭裂等畸形,均可引起 GH 合成和分泌障碍。

3. 暂时性 体质性青春期生长延迟、社会心理性生长抑制、原发性甲状腺功能减退等均可造成暂时性 GH 分泌功能低下,在外界不良因素消除或原发疾病治疗后即可恢复正常。

【护理评估】

1. 健康史 了解小儿有无家族遗传史,详细询问孕娩史,有无产伤;是否患过颅内感染性疾病及肿瘤;家庭和周围环境中是否存在影响生长发育的因素。

2. 身体状况 特发性生长激素缺乏症多见于男孩,约 3 倍于女孩。

1）身材异常 患儿出生时身高和体重均正常,1 岁以后出现生长速度减慢,身高低于同年龄、同性别正常健康儿童生长曲线第三百分位数以下(或低于两个标准差),身高年增长速度小于 4 cm,智能发育正常。患儿头颅圆形,面容幼稚,脸圆胖、皮肤细腻,头发纤细,下颌和颏部发育不良,牙齿萌出延迟且排列不整齐,患儿虽生长落后,但身体各部比例匀称,与其实际年龄相符。多数青春期发育延迟。

2）生殖系统发育落后 伴有促性腺激素缺乏者性腺发育不全,出现小阴茎(即拉直的阴茎长度小于 2.5 cm),到青春期仍无性器官和第二性征发育等。

3）智力发育正常。

4）其他 伴有促肾上腺皮质激素(ACTH)缺乏者容易发生低血糖,伴促甲状腺激素(TSH)缺乏者可有食欲不振、不爱活动等轻度甲状腺功能不足的症状。

3. 心理-社会支持状况 了解家长是否掌握与本病有关的知识,特别是服药方法和不良反应观察,以及家庭经济及环境状况;父母角色是否称职;了解父母心理状况,是否有焦虑存在。

4. 辅助检查

1）GH 刺激实验 生长激素缺乏症的诊断依靠 GH 测定,正常人血清 GH 值很低,且呈脉冲式分泌,受各种因素影响,故随意取血测 GH 对诊断没有意义,但若任意血 GH 水平明显高于正常($>10\ \mu g/L$),可排除 GHD。因此,怀疑 GHD 儿童必须做 GH 刺激试验,以判断垂体分泌 GH 的功能。

难点:生长激素缺乏症的实验室检查。

生理试验系筛查试验、药物试验为确诊试验。一般认为在试验过程中,GH 的峰值低于 10 $\mu g/L$,即为分泌功能不正常。GH 峰值低于 5 $\mu g/L$,为 GH 无完全缺乏。GH 峰值 5～10 $\mu g/L$,为 GH 部分缺乏。由于各种 GH 刺激试验均存在一定局限性,必须两种以上药物刺激试验结果都不正常时,才可确诊为 GHD。一般多选择胰岛素加可乐定或左旋多巴试验。对于年龄较小的儿童,尤其空腹时有低血糖症状者给胰岛素要特别小心,因其易引起低血糖惊厥等严重反应。此外,若需区别病变部位是在下丘脑还是在垂体,须做 GHRH 刺激试验。

2）胰岛素样生长因子(IGF-1)的测定 IGF-1 主要以蛋白结合的形式(IGF-BPs)存在于血液循环中,其中以 IGF-BP3 为主(95% 以上),IGF-BP3 有运送和调节 IGF-1 的功能,其合成也受 GH-IGF 轴的调控,因此 IGF-1 和 IGF-BP3 都是检测该轴功能的指标,两者分泌模式与 GH 不同,呈非脉冲式分泌,故甚为稳定,其浓度在 5 岁以下小儿甚低,且随年龄及发育表现较大,青春期达高峰,女童比男童早两年达高峰,目前一般可作为 5 岁到青春发育期前儿童 GHD 筛查检测,该指标有一定的局限性,还受营养状态、性发育成熟和甲状腺功能状况等因素的影响,判断结果时应注意。

3）X 线检查 常用右手腕掌指骨片评定骨龄。GHD 患儿骨龄落后于实际年龄 2 岁或 2 岁以上。

4）CT 或 MRI 检查 已确诊为 GHD 的患儿,根据需要选择头颅 CT 或 MRI 检查,以了解下丘脑-垂体是否有器质性病变,尤其对肿瘤有重要意义。

5. 治疗原则 基因重组人生长激素替代治疗已经被广泛应用,目前大都采用 0.1 U/kg,每日临睡前皮下注射 1 次,每周 6～7 次的方案。治疗时年龄越小,效果越好,以第一年效果最好,年增长可达 10 cm 以上,以后生长速度逐渐下降,在用基因重组人生长激素治疗过程中可出现甲状腺素缺乏,故须监测甲状腺功能,若有缺乏适当加用甲状腺素同时治疗。

【常见护理诊断/问题】

1）成长发展改变(altered growth and development) 与生长激素缺乏有关。

2）自我形象紊乱 与生长发育迟缓有关。

【护理措施】

1. 密切监测指标 密切监测生长激素,测量身高、体重。

重点:生长激素缺乏症护理措施。

2. 用药护理　促进生长发育,生长激素替代疗法在骨骺愈合以前均有效,应掌握药物的用量。若使用促合成代谢激素,必须严密随访骨龄发育情况,以防最终身高过矮。

3. 密切观察病情　密切观察病情,有无甲状腺功能减低及低血糖表现,有无颅内高压症状,一旦发现及时报告,给予相应处理。

4. 心理护理　多与患儿沟通,建立信任的护患关系。鼓励患儿表达自己的感情和看法。鼓励患儿多与他人和社会进行交往,以帮助其适应日常生活、社会活动和人际交往,促使患儿正确对待自己的形象改变。

5. 健康指导　向家长讲解疾病的相关知识和护理方法。

知识链接

生长激素缺乏症(GHD)

　　由于垂体前叶合成和分泌生长激素(GH)部分或完全缺乏,或由于结构异常、受体缺陷等所致的生长发育障碍性疾病,其身高处在同年龄、同性别正常健康儿童生长曲线第三百分位数以下或低于两个标准差,符合矮身材标准,发生率为 20/10 万～25/10 万。5%左右的 GHD 患儿由遗传因素造成,称为遗传性生长激素缺乏(HGHD)。人生长激素基因簇是由编码基因 GH1(GH-N)和 CSHP1、CSH1、GH2、CSH2 等基因组成的长约 55 kbp 的 DNA 链,由于 GH1 基因缺乏的称为单纯性生长激素缺乏症(IGHD),而由垂体 Pit-1 转录因子缺陷所致者,临床上表现为多种垂体激素缺乏,称为联合垂体激素缺乏症(CPHD),IGHD 按遗传方式分为 Ⅰ(AR)、Ⅱ(AD)、Ⅲ(X 连锁)三型,此外,还有少数矮身材儿童是由于 GH 分子结构异常,GH 受体缺陷(Laron 综合征)或 IGF 受体缺陷(非洲 Pygmy 人)所致,临床症状与 GHD 相似,但呈现 GH 无抵抗或 IGF-1 抵抗,血清 GH 水平不降低或反而增高,是较罕见的遗传性疾病。

任务三　儿童糖尿病

案例分析

　　患儿,男,12 岁,广东汕头人。空腹血糖 14 mmol/L,乏力,喝水多,特别能吃,身高 1.4 m,体重却达到了 55 kg。奶奶说,他平时就爱吃肉类烧烤食品,最爱吃的是汉堡包,爱喝可乐。平时一点儿也不爱运动,有空就打电脑游戏、看电视和睡觉。

　　问题:1. 根据提供的资料,该患儿可能的诊断是什么?

　　2. 提出患儿存在的护理诊断有哪些?

　　3. 作为护士对患儿应采取哪些护理措施?

　　糖尿病(diabetes mellitus,DM)是由于胰岛素绝对或相对缺乏引起的糖、脂肪、蛋白质、水及电解质代谢紊乱的慢性全身性内分泌代谢病。糖尿病可分为原发性和继发性两类,以原发性占绝大多数。原发性又分为两型:胰岛素依赖型(IDDM,即 1 型)和非胰岛素依赖型(NIDDM,即 2 型)。儿童糖尿病绝大多数为 1 型。病情多较成人重,易引起酮症酸中毒。

　　【发病机制】

　　当胰岛素分泌不足时,葡萄糖的利用减少,能量不足使机体乏力、软弱,组织不能利用葡萄糖,能量不足而产生饥饿感,引起多食。血糖不能利用,肝糖原合成减少,糖原异生增加使血糖增高,超过肾阈值,引起渗透性利尿(多尿)、电解质失衡和慢性脱水,进而产生口渴多饮。因蛋白质合成减少,使生长发育延迟和抵抗力降低,易继发感染。由于脂肪的分解使机体消瘦。因脂肪代谢障碍,使丙酮酸、乙酰乙酸、β-羟丁酸等中间产物累积而产生酮症酸中毒。

【护理评估】

1. 健康史 了解近期有无梅毒感染或饮食不当史、有无糖尿病家族史,或伴有其他免疫性疾病,如甲亢、甲状腺炎;重点询问患儿有无多饮、多尿、多食和消瘦,有无经常发生皮肤疮疖,年长儿有无夜间遗尿现象。

2. 身体状况

1) 基本症状 小儿糖尿病起病较急,常见症状是多尿、烦渴、消瘦、软弱和疲乏。多食症状有的不明显,有时遗尿成为婴幼儿的早期症状。

2) 酮症酸中毒 患儿可因急性感染、过食、延误诊断或中断胰岛素治疗等诱发酮症酸中毒。起病急,表现为多饮多尿而又厌食、恶心、呕吐、腹痛、全身痛,出现皮肤弹性差、眼窝凹陷、口唇樱红、呼吸深长、呼气中有酮味等严重脱水、代谢性酸中毒的表现,甚至昏迷、死亡。

3) 其他症状 表现为苍白、软弱、倦怠、头晕、饥饿或出汗心悸、甚至抽搐、昏迷、死亡。

3. 辅助检查

1) 血糖 空腹血糖>6.6 mmol/L,餐后 2 h 血糖>11.1 mmol/L。

2) 尿糖 每餐前及睡前留尿测尿糖为"次尿"(每日 4 个次尿),两个次尿之间所收集的尿为"段尿"(每日 4 个段尿)。未经治疗者,尿糖常为阳性,24 h 尿糖>5 g。

3) 血脂 血脂增高。酮症酸中毒时尿酮阳性,血酮增高。

4) 血气分析 血气分析结果异常,二氧化碳结合力及 pH 值降低。

4. 治疗原则

儿童期 IDDM 的治疗是通过控制饮食、胰岛素替代疗法、积极防治低血糖和酮症酸中毒。

【常见护理诊断/问题】

1) 营养失调:低于机体需要量 与胰岛素缺乏致体内代谢紊乱有关。

2) 排尿异常 与渗透性利尿有关。

3) 有感染的危险 与抵抗力下降有关。

4) 执行治疗方案无效 与知识缺乏及患儿的自控能力差有关。

5) 潜在并发症:酮症酸中毒 与急性感染、过食导致酸性代谢产物在体内堆积有关。

6) 低血糖或低血糖昏迷 与胰岛素过量有关。

【护理措施】

1. 饮食护理

1) 控制饮食 控制饮食是护理工作的重要环节,用易懂的语言向患儿及家长讲解其重要性与具体做法,使之自觉遵守;每周测体重 1 次,待病情稳定后根据患儿年龄定期测体重与身高,因生长速度可作为小儿糖尿病代谢障碍得到控制的指标;遵医嘱给予低糖饮食或按营养师要求提供饮食。

2) 饮食的计算方法 营养需要量与相同年龄、性别、体重及活动量的健康儿相似,饮食分配为碳水化合物占 50%,蛋白质占 20%,脂肪占 30%。全日热量分三餐,早中晚各占 1/5、2/5、2/5,每餐留少量食物作为餐间点心。每当游戏运动多时可少量加餐(加 20 g 碳水化合物)或减少胰岛素用量。食物应富含蛋白质和纤维素,限制纯糖和饱和脂肪酸。饮食需定时定量,勿吃额外食品。详细记录进食情况。饮食控制以能保持正常体重,减少血糖波动,维持血脂正常为原则。

2. 排尿异常的护理 患儿多尿与烦渴由高渗多尿引起,需详细记录出入液量。对多尿患儿应及时提供便盆并协助排尿,对遗尿小儿夜间定时唤醒排尿。尿糖刺激会阴部可引起瘙痒,需每天清洗局部 2 次,婴儿需及时更换尿布。对烦渴小儿提供足够的饮用水,防止脱水发生。

3. 预防感染 患儿因免疫功能低下易发生感染,特别是皮肤感染。应经常洗头、洗澡。保持皮肤清洁。勤剪指甲,避免皮肤抓伤、刺伤和其他损伤。如有毛囊炎或皮肤受伤应及时治疗。做

重点:小儿糖尿病的身体状况。

好会阴部护理,防止泌尿道感染。如发生感染,需用抗生素治疗,以免感染促发或加重酮症酸中毒发生。

4. 预防糖尿病酮症酸中毒

1)严密观察病情变化,监测血气分析,电解质以及血液尿液中糖和酮体的变化。

2)酮症酸中毒患儿(pH<7.1)可给予等渗碳酸氢钠溶液静脉滴注。静脉输液速度及用量需根据小儿年龄及需要调节,并详细记录出入液量,防补液不当导致脑水肿、低血糖、低血钾、心力衰竭而突发死亡。

3)密切观察并详细记录体温、脉搏、呼吸、血压、神志、瞳孔、脱水体征、尿量等。

5. 低血糖患儿的护理 当注射胰岛素过量或注射后进食过少而引起低血糖。表现为突发饥饿感、心慌、软弱、脉速、多汗,严重者出现惊厥、昏迷、休克甚至死亡。低血糖多发生于胰岛素作用最强时,有时可出现苏木杰(Somogyi)效应,即午夜至凌晨出现低血糖而清晨血糖又增高。应教会患儿及家长识别低血糖反应,一旦发生立即平卧,进食糖水或糖块,必要时遵医嘱静脉注射50%葡萄糖溶液。

6. 心理护理 糖尿病需终身用药、给予行为干预和饮食管理,这给患儿和家长带来很大的精神负担。能否坚持并正确执行治疗方案,是治疗护理成败的关键。由于本病需要终身治疗,护士应耐心介绍疾病的有关知识,鼓励患儿及家属树立信心,坚持治疗。

护士应耐心介绍疾病有关知识,鼓励家长及患儿树立信心,坚持治疗。

1)解释严格遵守饮食控制的重要性。

2)解释每日活动锻炼对降低血糖水平、增加胰岛素分泌、降低血脂的重要性。

3)鼓励和指导患儿及家属独立进行血糖和尿糖的监测,教会患儿或家长用纸片法监测末梢血糖值,用班氏试剂或试纸法做尿糖监测。

7. 健康指导

重点:生长激素缺乏症的护理措施。

1)患儿日常生活管理。

2)指导进行血糖和尿糖监测。

3)帮助患儿及家长学会观察低血糖反应。

4)教育患儿随身携带糖块及卡片,写上姓名、住址、病名、膳食治疗量、胰岛素注射量、医院名称及负责医师,以便任何时候发生并发症可立即救治。

知识链接

正确抽吸和注射胰岛素的方法

应采用1 mL注射器以保证剂量绝对准确。胰岛素制剂有3种:正规胰岛素(RI)、中效珠蛋白胰岛素(NPH)和长效鱼精蛋白锌胰岛素(PZI)。新病例用量为每日0.5~1.0 μ/kg(每次注射将NPH和RI按2∶1或3∶1混合使用,或者将RI和PIZ按3∶1或4∶1混合使用),将1天总量的2/3和1/3分别于早餐前和晚餐前15~30 min注射。每次餐前用试纸复查尿糖,根据尿糖情况每2~3天调整剂量1次,直至尿糖呈色试验不超过十十;注射时防止注入皮内致组织坏死。注射部位可选用股前部、腹壁、上臂外侧、臀部,每次注射须更换部位,注射点相隔1~2 cm,以免局部皮下脂肪萎缩硬化。注射后应及时进食防止低血糖。定期随访以便调整胰岛素用量。

（张　凤）

思考题

A₁型题

1. 先天性甲状腺功能减低症的新生儿筛查,下列哪项是错误的?（　　）

A. 生后 2～3 天的新生儿　　　　　　　　B. 应用干血滴纸片

C. 测 TSH 的浓度　　　　　　　　　　　D. TSH 为 20 mU/L 时即可确诊

E. 该方法简便、实用

2. 智能低下,特殊面容是下列哪种疾病的临床表现?（　　）

A. 先天性甲状腺功能减低症　　　　　　　B. 佝偻病

C. 软骨发育不全　　　　　　　　　　　　D. 垂体性侏儒症

E. 先天性巨结肠

3. 先天性甲状腺功能减低症用甲状腺片治疗,下列描述错误的是（　　）。

A. 治疗开始时间越早越好　　　　　　　　B. 终身治疗

C. 初始剂量为 5～10 mg/d　　　　　　　D. 维持剂量为 5～10 mg/(kg·d)

E. 维持量个体差异较大

A₂型题

4. 患儿,4 岁。诊断为先天性甲状腺功能减低症,给予甲状腺素片治疗,医生嘱咐,出现下列情况考虑为甲状腺素片过量,应排除下列哪项?（　　）

A. 食欲好转　　B. 心悸　　　C. 发热　　　D. 多汗　　　E. 腹泻

5. 患儿,20 天,过期产儿。出生体重 4.2 kg,哭声低哑,反应迟钝,食量少,黄疸未退,便秘,体重低,腹胀,该患儿最可能的诊断是（　　）。

A. 甲状腺功能减低症　　　　　B. 苯丙酮尿症　　　　　　C. 先天愚型

D. 先天性巨结肠　　　　　　　E. 黏多糖病

6. 女孩,7 个月。因逗笑少,对玩具不感兴趣,矮小而去医院检查,医生疑为智能低下。对其病因如先天性甲状腺功能低下未能肯定,如需确诊,进一步应做的检查是（　　）。

A. 干血滴纸片检测 TSH 浓度　　　　　　B. 测血清 T₄ 和 TSH 浓度

C. TRH 刺激试验　　　　　　　　　　　D. X 线腕骨片判定骨龄

E. 核素检查(甲状腺 SPECT)

7. 男婴,40 天。过期产,出生后第 3 天出现黄疸,至今尚未完全消退。生后少哭,少动。吃奶尚可,大便 2 天 1 次,色黄。腹软较胀,有脐疝,肝肋下 2 cm,血清总胆红素 170 μmol/L,结合胆红素 21 μmol/L,血红蛋白 110 g/L,RBC 3.8×10⁹/L。应及时给予何种治疗?（　　）

A. 护肝利胆类药物　　　　B. 外科手术　　　　　　C. 甲状腺素片口服

D. 应用有效抗生素　　　　E. 应用抗病毒药

8. 男婴,40 天。过期产,出生后第 3 天出现黄疸,至今尚未完全消退。生后少哭,少动。吃奶尚可,大便 2 天 1 次,色黄。腹软较胀,有脐疝,肝肋下 2 cm,血清总胆红素 170 μmol/L,结合胆红素 21 μmol/L,血红蛋白 110 g/L,RBC 3.8×10⁹/L,为确诊,应选择哪项检查?（　　）

A. 血清病毒特异抗体检测　　　B. 肝胆 B 超　　　　C. 血清 T₃、T₄、TSH 检查

D. 血培养　　　　　　　　　　E. 钡剂灌肠

9. 某地山村,不少小儿生后表现智力低下,对声音无反应,运动障碍,有的皮肤粗糙,身材矮小,四肢粗短。为预防此病,下列措施哪项不正确?（　　）

A. 给育龄妇女服碘油　　　　　　　　　　B. 孕妇多食含碘食物

C. 给村民发放碘化食盐　　　　　　　　　D. 改善水源,饮水消毒

E. 给孕妇多食含氟食物

NOTE

病例分析题

患儿,10岁,男,空腹血糖 14.4 mmol/L,乏力,喝水多,特别能吃,身高 1.44 m,体重却达到了 56 kg。他平时就爱吃肉类烧烤食品,最爱吃的零食是汉堡包,爱喝可乐。平时一点儿也不爱运动,有空就打电脑游戏、看电视和睡觉。请问该患儿最可能的诊断是什么?你应从哪些方面对患儿进行护理评估?根据该患儿的情况,应如何进行护理?

项目十五　免疫性疾病患儿的护理

学习目标

1. 说出风湿热、过敏性紫癜和川崎病患儿的护理诊断及护理措施。
2. 简述上述疾病的病因及治疗原则。
3. 学会按照护理程序对免疫性疾病患儿实施整体护理。

任务一　风　湿　热

案例分析

患儿,6 岁,因反复发热、四肢关节疼痛 1 周来院就诊。患儿半月前"感冒",在家自行服药后好转。近日出现低热,体温 37.5～38.5 ℃之间,四肢关节疼痛,以膝、腕关节明显。体检发现患儿膝、腕关节红肿。血沉增快,抗链球菌溶血素 O 增高,C 反应蛋白升高。

问题:1. 根据提供资料,该患儿可能的诊断是什么?

2. 提出患儿存在的护理诊断有哪些?

3. 作为护士对患儿进行哪些护理措施?

风湿热(rheumatic fever)是一种常见的反复发作的急性或慢性结缔组织炎症,其发病与 A 组 β 型溶血性链球菌密切相关。临床表现以心脏炎和关节炎为主,可伴有发热、毒血症、皮疹、皮下小结、舞蹈病等。急性发作时通常以关节炎较为明显,急性发作后常遗留轻重不等的心脏损害,尤以瓣膜病变最为显著,形成慢性风湿性心脏病或风湿性瓣膜病。

【病因】

风湿热是 A 组 β 型溶血性链球菌咽峡炎后的晚期并发症。0.3‰～3‰因该菌引起的咽峡炎患儿于 1～4 周后发生风湿热。皮肤及其他部位 A 组 β 型溶血性链球菌感染不会引起风湿热。

【病理】

1. 急性渗出期　受累部位,如心脏、关节、皮肤等结缔组织变性和水肿,淋巴细胞和浆细胞浸润;心包膜纤维素性渗出,关节腔内浆液性渗出。本期持续约 1 个月。

2. 增生期　主要存在于心肌和心内膜(包括心瓣膜),特点为形成风湿小体(Aschoff 小体),此外,风湿小体还可分布于肌肉及结缔组织,好发部位为关节处皮下组织和腱鞘,形成皮下小结,是诊断风湿热的病理依据,表示风湿活动。本期持续 3～4 个月。

3. 硬化期　风湿小体中央变性和坏死物质被吸收,炎症细胞减少,纤维组织增生和瘢痕形成。二尖瓣最常受累,其次为主动脉瓣,很少累及三尖瓣。此期持续 2～3 个月。

【护理评估】

1. 健康史　评估患儿发病前有无咽峡炎病史,有无发热、关节痛、不自主动作及皮肤异常变化,既往有无关节炎及心脏病病史。

2. 身体状况　风湿热一般呈急性起病,应询问患儿发病前 1～4 周有无上呼吸道感染的表

重点:风湿热的
身体状况。

现,有无发热、关节疼痛、皮疹,有无精神异常或不自主的动作表现,既往有无心脏病或关节炎病史。

1)一般症状　大部分患儿有不规则的轻度或中度发热,但也有呈弛张热或持续低热者。脉率加快,大量出汗,往往与体温不成比例。

2)心脏炎　为临床上最重要的表现,患儿中65%~80%有心脏病变。急性风湿性心脏炎是儿童期充血性心力衰竭的最常见的原因。

(1)心肌炎　急性风湿性心肌炎最早的临床表现是二尖瓣和主动脉瓣的杂音,此杂音由瓣膜反流造成,可单独或同时出现,二尖瓣区的杂音最多见。病变轻微的局限性心肌炎,可能无明显的临床症状。弥漫性心肌炎可有心包炎和充血性心力衰竭的临床症状,如心前区不适或疼痛,心悸,呼吸困难以及水肿等。常见的体征如下。

①心动过速:心率常在每分钟100~140次,与体温升高不成比例。水杨酸类药物可使体温下降,但心率未必恢复正常。②心脏扩大:心尖冲动弥散,微弱,心浊音界增大。③心音改变:常可闻及奔马律,第一心音减弱,形成胎心样心音。④心脏杂音:心尖部或主动脉瓣区可听到收缩期吹风样杂音。有时在心尖部可有轻微的隆隆样舒张期杂音。此杂音主要由心脏扩大引起二尖瓣口相对狭窄所致。急性炎症消退后,上述杂音也可减轻或消失。⑤心律失常及心电图异常:可有过早搏动,心动过速,不同程度的房室传导阻滞和阵发性心房颤动等。心电图以PR间期延长最为常见,此外,可有ST-T波改变,QT间期延长和心室内传导阻滞等。⑥心力衰竭:急性风湿热引起的心力衰竭往往由急性风湿性心肌炎所致,尤其在年龄较小的患儿,病情凶险,表现为呼吸困难,面色苍白,肝脾肿大,水肿等;在成年人中,心力衰竭多在慢性瓣膜病的基础上发生。

值得注意的是,大多数风湿性心肌炎患儿无明显的心脏症状。所以当出现慢性瓣膜病变时,无明确的风湿热病史。

(2)心内膜炎　在病理上极为常见。常累及左心房,左心室的内膜和瓣膜,二尖瓣膜最常受累,主动脉瓣次之,三尖瓣和肺动脉极少累及。凡有心肌炎者,几乎均有心内膜受累的表现。其症状出现时间较心肌炎晚。临床上,出现心尖区轻度收缩期杂音,多属功能性,可能继发于心肌炎或发热和贫血等因素,在风湿热活动控制后,杂音减轻或消失。主动脉瓣关闭不全时,胸骨左缘第3~4肋间有吹风样舒张期杂音,向心尖区传导,同时伴有水冲脉及其他周围血管体征。主动脉瓣区舒张期杂音较少出现,且风湿热发作过后往往多不消失。

(3)心包炎　出现于风湿热活动期,与心肌炎同时存在,是严重心脏炎的表现之一。临床表现为心前区疼痛,可闻及心包摩擦音,持续数天至2~3周。发生心包积液时,液量一般不多。渗出物吸收后浆膜有粘连和增厚,但不影响心功能。临床上不遗留明显病征,极少发展成为缩窄性心包炎。

3)关节炎　典型的表现是游走性多关节炎,常对称累及膝、踝、肩、腕、肘、髋等大关节。局部呈红、肿、热、痛的炎症表现,部分患儿几个关节同时发病,手、足小关节或脊柱关节等也可累及。急性炎症消退后,关节功能完全恢复,不遗留关节强直和畸形,但常反复发作。关节局部炎症的程度与有无心脏炎或心瓣膜病变无明显关系。

4)舞蹈病　常发生于5~12岁的儿童,女孩多于男孩。多在链球菌感染后2~6个月发病。起病缓慢,表现有挤眉弄眼、摇头转颈、咧嘴伸舌;肢体表现为伸直和屈曲、内收和外展、旋前和旋后等无节律的交替动作。精神紧张及疲乏时加重,睡眠时消失。舞蹈症可单独出现。也可伴有心脏炎等风湿热的其他表现,但不与关节炎同时出现。

5)皮肤损害

(1)皮下小结　结节如豌豆大小,数目不等,较硬,触之不痛,常位于肘、膝、腕、踝、指(趾)关节伸侧、枕部、前额、棘突等骨质隆起或肌腱附着处。与皮肤无粘连。常数个以上聚集成群,对称性分布,通常2~4周自然消失,也可持续数月或隐而复现。皮下小结伴有严重的心脏炎,是风湿活动的表现之一。

(2)环形红斑　较多见,且有诊断意义。常见于四肢内侧和躯干,为淡红色环状红晕,初出现时较小,以后迅速向周围扩大,边缘轻度隆起,环内皮肤颜色正常,有时融合成花环状。红斑时隐时现,不痒不硬,压之褪色,历时可达数月之久。

3. 心理-社会支持状况 风湿热易复发,还可造成对心脏的损害,应注意评估家长及患儿有无焦虑表现,还要评估家长对疾病的护理方法、药物的不良反应,疾病的预后、复发的预防等认识程度。对年长儿要注意评估因疾病休学导致的焦虑、舞蹈病及糖皮质激素的不良反应使患儿形象改变,是否出现自卑等负性情绪。

4. 辅助检查

1) 血常规 白细胞计数轻度至中度增高,中性粒细胞增多,核左移;常有轻度红细胞计数和血红蛋白含量的降低。

2) 血沉 血沉加速,但合并严重心力衰竭或经糖皮质激素或水杨酸制剂抗风湿治疗后,血沉可不增快。

3) 血清溶血性链球菌抗体测定 溶血性链球菌能分泌多种具有抗原性的物质,使机体对其产生相应抗体,这些抗体的增加说明患儿近期曾有溶血性链球菌感染。通常在链球菌感染后 2～3 周抗体明显增加,2 个月后逐渐下降,可维持 6 个月左右。

4) 其他检查 风湿热患儿血清中有对 C 物质反应的蛋白,存在于 α-球蛋白中。风湿活动期,C 反应蛋白增高,病情缓解时恢复。黏蛋白系胶原组织基质的化学成分。风湿活动时,胶原组织被破坏,血清中黏蛋白浓度增高。

5. 治疗原则

1) 一般治疗 包括卧床休息,加强营养,补充维生素等。

2) 清除链球菌感染 应用青霉素 80 万 U 肌内注射,每日 2 次,持续 2 周。青霉素过敏者可改用其他有效抗生素,如红霉素等。

3) 抗风湿热治疗 心脏炎时宜早期使用糖皮质激素,泼尼松每日 2 mg/kg,最大量≤60 mg/d,分次口服,2～4 周后减量,总疗程 8～12 周。无心脏炎的患儿可用阿司匹林,2 周后逐渐减量,疗程 4～8 周。

6. 其他治疗 如有充血性心力衰竭时应视为心脏炎复发,及时给予大剂量静脉注射糖皮质激素,如氢化可的松或甲基泼尼松龙每日 1 次 10～30 mg/kg,共 1～3 次。应予以低盐饮食,必要时给予氧气吸入、利尿剂和血管扩张剂。舞蹈病时可用苯巴比妥、安定等镇静剂。关节肿痛时应予制动。

【常见护理诊断/问题】

1) 心输出量减少 与心脏受损有关。

2) 疼痛 与关节受累有关。

3) 焦虑 与疾病的威胁有关。

4) 潜在并发症:心力衰竭。

【护理措施】

1. 一般护理

1) 卧床休息 无心脏炎者 2 周,有心脏炎时轻者 4 周,重者 6～12 周,伴心力衰竭者待心功能恢复后再卧床 3～4 周,血沉接近正常时方可下床活动,活动量应根据心率、心音、呼吸、有无疲劳而调节。一般恢复至正常活动量所需时间是:无心脏受累者 1 个月,轻度心脏受累 2～3 个月,严重心脏炎伴心力衰竭者 6 个月。卧床休息的期限取决于心脏受累程度和心功能状态。急性期无心脏炎患儿卧床休息 2 周,随后逐渐恢复活动,于 2 周后达正常活动水平;心脏炎无心力衰竭患儿卧床休息 4 周,随后于 4 周内逐渐恢复活动;心脏炎伴充血性心力衰竭患儿则需卧床休息至少 8 周,在以后 2～3 个月内逐渐增加活动量。

2) 饮食护理 给予易消化、高蛋白、高维生素食品,有心力衰竭者适当限制盐和水,少量多餐,并保持大便通畅。

2. 用药护理 阿司匹林可引起胃肠道反应、肝功能损害和出血。饭后服用或同服氢氧化铝

难点:风湿热的治疗。

重点:风湿热的护理措施。

可减少对胃的刺激,加用维生素 K 防止出血。阿司匹林引起多汗时应及时更衣,防止受凉。泼尼松可引起满月脸、肥胖、消化道溃疡、肾上腺皮质功能不全、精神症状、血压增高、电解质紊乱、免疫抑制等,应密切观察,避免交叉感染及骨折。心力衰竭患儿需用洋地黄治疗,心肌炎时对洋地黄敏感且易出现中毒,洋地黄剂量应为一般剂量的 1/3～1/2,注意有无恶心呕吐、心律不齐、心动过缓等副作用,并应注意补钾。

3. 症状护理

1) 心脏炎的护理病情观察　①注意心率、心律及心音,多汗、气急等心力衰竭表现;②绝对卧床休息;③给予饮食护理;④遵医嘱用泼尼松抗风湿治疗,有心力衰竭者加用洋地黄制剂,同时配合吸氧、利尿、维持水及电解质平衡等治疗;⑤做好一切生活护理。

2) 关节炎的护理　保持舒适的体位,避免患肢受压,移动肢体时动作轻柔。做好皮肤护理。

4. 健康指导　急性风湿热初次发作75％患儿在6周恢复,至12周90％患儿恢复,仅5％患儿风湿活动持续超过6个月。风湿活动时间较长的患儿往往有严重而顽固的心脏炎或舞蹈病。复发常在再次链球菌感染后出现,初次发病后5年内约有20％患儿可复发。第二个5年的复发率为10％,第三个5年的复发率为5％。急性风湿热的预后取决于心脏病变的严重程度,复发次数及治疗措施。严重心脏炎、复发次数频繁、治疗不当或不及时者,可死于重度或顽固性心力衰竭、亚急性感染性心内膜炎或形成慢性风湿性心瓣膜病。

知识链接

风湿热流行病学

近年来,风湿热的发病率已明显下降,病情也明显减轻,但在发展中国家,风湿热和风湿性心脏病仍常见和严重。我国各地发病情况不一,风湿热总发病率约为 22/10 万,其中风湿性心脏病患病率为 0.22％,虽低于其他发展中国家,仍明显高于西方发达国家。我国农村和边远地区发病率仍然很高,且近年来风湿热发病率有回升趋势,值得重视。

任务二　过敏性紫癜

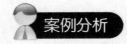

患儿,女,8岁。上呼吸道感染后持续2周,下肢及臀部皮肤反复出现皮疹。伴有腹痛、恶心、呕吐,足、踝关节及其周围呈游走性肿、痛,影响活动。医生诊断为过敏性紫癜而收入院。应从哪些方面对患儿进行护理评估?请根据该患儿的情况,制订一份护理计划。

过敏性紫癜又称亨-舒综合征(Henoch-Schonlein purpura,HSP),是以全身小血管炎为主要病变的血管炎综合征。临床表现为非血小板减少性皮肤紫癜,伴关节肿痛、腹痛、便血和血尿、蛋白尿等。主要见于学龄期儿童,男孩多于女孩,四季均可发病,但春、秋季多见。

【病理】

起病一般较急,病前1～3周常有上呼吸道感染史。原因不清,目前认为是一种免疫反应性疾病,但可能与某种致敏因素有关,比如感染、食物过敏、药物过敏、花粉、昆虫咬伤等所致的过敏等,应了解患儿是否有药物(如磺胺类、抗生素等)、食物(如蛋类、乳类、豆类等)、花粉过敏史,有无进行过疫苗接种,既往有无类似发作史等。

过敏性紫癜的病理变化是广泛的。病变累及皮肤、肾脏、关节及胃肠道,少数涉及心、肺等脏器。在皮肤和肾脏荧光显微镜下可见 IgA 为主的免疫复合物沉积。过敏性紫癜肾炎的病理改变：轻者可为轻度系膜增生、微小病变、局灶性肾炎，重者为弥漫增生性肾炎伴新月体形成。肾小球 IgA 性免疫复合物沉积也见于 IgA 肾病，但过敏性紫癜和 IgA 肾病的病程全然不同，不是同一疾病。

【护理评估】

1. 健康史　评估患儿发病前有无上呼吸道感染史，是否为过敏体征，既往有无类似疾病病史。

2. 身体状况　多为急性起病，起病前 1～3 周常有上呼吸道感染史。可伴有低热、纳差、乏力等全身症状。首发症状以皮肤紫癜为主，少数病例以腹痛、关节炎或肾脏症状首先出现。

1）皮肤紫癜　反复出现皮肤紫癜为本病特征，多见于四肢及臀部，对称分布，伸侧较多，分批出现，面部及躯干较少。初起呈紫红色斑丘疹，高出皮面，压之不褪色，数日后转为暗紫色，最终呈棕褐色而消退。少数重症患儿紫癜可融合成大疱伴出血性坏死。部分病例可伴有荨麻疹和血管神经性水肿。皮肤紫癜一般在 4～6 周后消退，部分患儿间隔数周、数月后又复发。

2）胃肠道症状　约见于 2/3 病例。由血管炎引起的肠壁水肿、出血、坏死或穿孔是产生肠道症状及严重并发症的主要原因。一般以阵发性剧烈腹痛为主，常位于脐周或下腹部，可伴呕吐，部分患儿可有黑便或血便，偶见并发肠套叠、肠梗阻或肠穿孔者。

3）关节症状　约 1/3 病例可出现膝、踝、肘、腕等大关节肿痛，活动受限。关节腔有浆液性积液，但一般无出血，可在数日内消失，不留后遗症。30%～60%病例有肾脏受损的临床表现。

4）其他表现　偶可发生颅内出血，导致惊厥、瘫痪、昏迷、失语。出血倾向包括鼻出血、牙龈出血、咯血、睾丸出血等。偶尔累及循环系统发生心肌炎和心包炎，累及呼吸系统发生喉头水肿、哮喘、肺出血等。

3. 心理-社会支持状况　评估患儿及家长对该病的认知程度。本病属自限性疾病，多数于 4～6 周痊愈，少数病例病程数月或 1 年以上，但预后大多良好。对因疾病而影响学业的患儿，应了解其心理状况。

4. 辅助检查　尚无特异性诊断方法，以下试验有助于了解病程和并发症。

1）血常规　白细胞正常或增加，中性和嗜酸性粒细胞可增高；除非严重出血，一般无贫血。血小板计数正常甚至升高，出血和凝血时间正常，血块退缩试验正常，部分患儿毛细血管脆性试验阳性。

2）尿常规　可有红细胞、蛋白、管型，重症有肉眼血尿。

3）大便隐血试验阳性。

4）血沉轻度增快，血清 IgA 升高，IgG 和 IgM 正常，亦可轻度升高；C_3、C_4 正常或升高；抗核抗体及 RF 阴性；重症血浆黏度增高。

5. 治疗原则

1）卧床休息，积极寻找和去除致病因素，如控制感染，补充维生素。有荨麻疹或血管神经性水肿时，应用抗组胺药物和钙剂。腹痛时应用解痉剂，消化道出血时应禁食，可静脉滴注西咪替丁每日 20～40 mg/kg，必要时输血。

2）糖皮质激素和免疫抑制剂　急性期对腹痛和关节痛可予缓解，但不能预防肾脏损害的发生，也不能影响预后。泼尼松每日 1～2 mg/kg，分次口服，或用地塞米松、甲基泼尼松龙每日（5～10 mg/kg）静脉滴注，症状缓解后即可停用。重症过敏性紫癜肾炎可加用免疫抑制剂，如环磷酰胺、硫唑嘌呤或雷公藤多甙片。

3）抗凝治疗　①阻止血小板聚集和血栓形成的药物：阿司匹林每日 3～5 mg/kg，或每日 25～50 mg，每天 1 次服用。②肝素：每次 0.5～1 mg/kg，首日 3 次，次日 2 次，以后每日 1 次，持续 7 天。③尿激酶：每日 1000～3000 U/kg 静脉滴注。

4）其他　钙通道阻滞剂，如硝苯地平每日 0.5～1.0 mg/kg，分次服用，非甾体类抗炎药，如消炎痛每日 2～3 mg/kg，分次服用，均有利于血管炎的恢复。

难点：过敏性紫癜的身体状况。

【常见护理诊断/问题】

1）疼痛　与疾病浸润关节有关。

2）潜在并发症：出血、肾功能衰竭。

3）皮肤黏膜完整性受损　与疾病累及黏膜有关。

4）躯体移动障碍　与疾病累及关节有关。

重点：过敏性紫癜的护理措施。

【护理措施】

1. 一般护理　避免接触过敏源，如动物异性蛋白、抗生素、花粉等。观察糖皮质激素药物的副作用。清淡、少渣的饮食，流食或半流食。食物应富含维生素及水分；禁食生、冷、硬等刺激性食物；对某食物过敏者忌食；消化道出血者应限制饮食或禁食；水肿明显时，适当限制水和盐的摄入；饭前便后洗手、餐后漱口。

2. 症状护理

1）皮肤护理　①多卧床休息，少活动，协助患儿翻身；②衣服柔软，保持皮肤清洁；③床单位保持平整、清洁、干燥；④勤剪指甲，嘱患儿勿搔抓皮肤。

2）关节肿痛的护理　①多陪伴患儿，耐心倾听患儿对疼痛的主诉；②环境安静，尽可能卧床休息，利用枕头及毛毯支持疼痛部位，使肌肉放松；③注意患儿的保暖；④疼痛剧烈时，通知医生，合理服药。

3）腹痛的护理　①协助患儿满足生活需要，提供充足的休息时间；②密切观察大便的颜色；③遵医嘱给予激素类药物。

3. 心理护理　过敏性紫癜可反复发作和并发肾损害，给患儿和家长带来不安和痛苦，故应针对具体情况予以解释，帮助其树立战胜疾病的信心。

4. 健康指导　做好出院指导，有肾脏及消化道症状者宜在症状消失后 3 个月复查；同时教会患儿和家长继续观察病情，合理调配饮食，定期来院复查，及早发现肾脏并发症。

1）环境保持清洁，空气清新，阳光充足，温度、湿度适宜。

2）定期随诊，复查。

3）长期服用糖皮质激素，应遵医嘱逐渐减量，不可突然减药、停药。

4）注意饮食卫生，禁食生冷及不洁食物。

知识链接

过敏性紫癜

过敏性紫癜患儿肾脏受损多发生于起病 1 个月内，亦可在病程更晚期，于其他症状消失后发生，少数则以肾炎作为首发症状。症状轻重不一，与肾外症状的严重度无一致性关系。多数患儿出现血尿，蛋白尿和管型，伴血压增高及水肿，称为紫癜性肾炎；少数呈肾病综合征表现。虽然有些患儿的血尿、蛋白尿持续数月甚至数年，但大多数都能完全恢复，少数发展为慢性肾炎，死于慢性肾功能衰竭。

任务三　幼年特发性关节炎

案例分析

患儿，女，6岁。因受风寒，引起感冒、发烧，全身疼痛无力，双手指近端指间关节肿痛、僵硬，双膝关节肿痛，伸屈不利，诊治疗效不佳，来我院就诊。查体：体型消瘦，膝关节肿痛、变形，无家族遗传史及过敏史。ASO<500 U,RF(+)。ESR 38 mm/h,CRP>10 mg/L。X 线片示:双膝关节炎。

问题:1. 根据提供资料,该患儿可能的诊断是什么?

2. 提出患儿存在的护理诊断有哪些?

3. 作为护士对患儿进行哪些护理措施?

幼年特发性关节炎(juvenile idiopathic arthritis,JIA)是一种以慢性关节滑膜炎为特征的自身免疫性疾病。多见于 16 岁以下的儿童,男孩多于女孩。表现为长期不规则发热及关节肿痛,伴皮疹、肝脾淋巴结肿大,若反复发作可致关节畸形和功能丧失。年龄越小,全身症状越重,年长儿则以关节症状为主。

【病因】

JIA 病因不明,可能与感染、免疫和遗传因素等有关。

【护理评估】

1. 健康史 评估患儿有无病毒、细菌、支原体等感染史,以往有无类似发作史,有无家族史等。

2. 身体状况

1) 全身型 又称急性发病型,2～3 岁幼儿多见,占儿童类风湿病的 10%～20%。①发热:主要特征,体温多高达 39～40 ℃,呈弛张热型,热甚时患儿呈重病容,热退后玩耍正常,发热可持续数周甚至数月。②皮疹:发热期常伴有一过性多形性皮疹,随体温升降而时隐时现。③关节炎:发热时多数患儿有一过性关节炎,或仅为肌痛、关节痛,易被全身症状掩盖,热退后关节症状随之消失,以膝关节最常受累,手指关节,腕、肘、肩、踝关节也常受侵犯。仅有少数患儿转为慢性多发性关节炎,导致关节畸形。④肝脾淋巴结肿大:约半数病例有肝脾肿大,可伴轻度肝功能异常,少数可出现黄疸。多数患儿可有全身淋巴结肿大,肠系膜淋巴结肿大时可出现腹痛。⑤胸膜炎及心包炎:1/3 以上患儿出现胸膜炎或心包炎,但无明显症状,一般不需处理,偶见大量心包积液需减压治疗。

2) 多关节型 多见于学龄儿童,该型占儿童类风湿的 30%～40%,受累关节多在 4 个以上,本病起病缓慢,常有低热、纳呆、消瘦。关节病变多先累及膝、肘、踝等大关节,先呈游走性,然后固定为对称性多关节炎,出现关节肿痛和活动受限,膝、踝、腕关节腔内可有渗液。波及小关节时则出现指趾关节的梭型肿胀、关节晨僵,是本型的特征。关节病变大部分反复发作,多次受侵关节的周围组织发炎变厚,皮肤肌肉萎缩,最终病变关节发生畸形和强直,并固定于屈曲位置。

3) 少关节型 该型较为多见,占 40%～50%,全身症状轻微,有低热或无热,往往只出现单个关节症状,一般不超过 4 个关节,且主要累及膝、踝、肘等大关节,无严重的关节活动障碍,本型可并发虹膜睫状体炎,尤其多见于女性患儿,虹膜睫状体炎可持续活动,表现为畏光,流泪、结膜充血。可因虹膜后粘连,继发白内障、青光眼而致严重视力损害,其中约 2/3 患儿抗核抗体阳性。有的本型患儿可出现髋及骶髂关节受累,甚至累及脊柱,发展为强直性脊椎炎,后者与 HLA-B27 相关。

3. 心理-社会支持状况 评估患儿及家长对该病的认知程度。此病病程长,频繁发作,有一定的致残率,会对家庭造成很大的精神和经济压力,患儿及家长是否出现焦虑、悲观等情绪反应。还应评估疾病对小儿学习生活的影响,了解患儿有无由于关节畸形出现自卑、孤独等表现。

4. 辅助检查

1) 血液检查 血、血沉、C 反应蛋白、肝肾功能、血浆蛋白电泳、抗核抗体、类风湿因子(RF)、补体及免疫复合物测定。有条件时,做类风湿关节炎相关 HLA-DR、B1DNA 分型,受累大关节积液肿胀明显,可行关节腔穿刺抽液送检,查体有皮下结节者,可做活组织检查。

2) 受累关节及胸部 X 线摄片、心电图检查　必要时行超声心动图检查。

5. 治疗原则

1) 一般治疗　急性期应卧床休息,增加营养,采取有利于关节功能恢复的姿势。

2) 抗炎药物治疗

(1) 非甾体类抗炎药(NSAID)是治疗 JIA 的常用药物。①萘普生:为高效低毒抗炎剂,长期服用耐受良好。②布洛芬:对各种类型 JIA 有效。③吲哚美辛(消炎痛):用于全身型 JIA 和严重多关节炎型 JIA。

(2) 病情缓解药(DMARD)如 NSAID 类治疗 3～6 个月无效,应加用治疗类风湿的二线药物,即病情缓解药。羟氯喹、青霉胺、氨甲蝶呤、金制剂。

(3) 糖皮质激素　糖皮质激素不作为首选或单独使用药物,一般用泼尼松,待症状基本控制、血沉恢复正常后渐减量,长期应用不能防止 JIA 关节病变的破坏过程,且可能促使无血管性软骨坏死及生长延迟。

4) 免疫抑制剂　适用于上述药物无效或有严重反应者,或伴有严重合并症的重症 JIA。常用:环磷酰胺 2～2.5 mg/(kg·d),可单独用或与激素联合使用,应注意副作用。

【常见护理诊断/问题】

1) 体温过高　与非化脓性炎症损害有关。

2) 躯体移动障碍　与关节疼痛、畸形有关。

3) 焦虑　与疾病对健康的威胁有关。

【护理措施】

1. 一般护理　JIA 为一种慢性疾病,患儿常因关节疼痛、活动减少及常年服药等因素影响食欲与消化功能。要指导家长注意选择高蛋白、高维生素和易消化的食物,尽可能提高患儿食欲,以供给足够的热能,满足机体的营养需要。

对 JIA 患儿同样不能盲目进食,应以高蛋白、高维生素、高热量食物为主,多食青菜、水果、香菇、黑木耳等食品,满足人体对维生素、微量元素和纤维素的需求。不宜过多地吃高脂肪食物、动物内脏和海产品,也不宜过多地摄入糖,因其中含较高的嘌呤,可能会使关节症状加重。患儿长期服药,对胃肠道有很强的刺激性,因而要少吃多餐,不宜过多摄入过酸、过辣和过咸的食物,切忌暴饮暴食,以免损伤脾胃的消化吸收功能。

2. 用药护理

1) 有规律、有周期、按时、足够量的药物疗法是 JIA 综合治疗的重要措施。JIA 患儿 70%～80%伴有关节炎或关节痛,可有晨僵感,因睡眠或运动减少时,水肿液蓄积在炎症组织,使关节周围组织肿大所致。患儿起床前 1 h 给予非甾体抗炎药物(消炎痛栓剂),使药物发挥较好的作用。激素治疗效果虽显著,但 JIA 患儿用药不规则或不坚持用药则复发率高,所以,应告知患儿及家长正确认识遵医嘱用药的重要性。应用激素时要告知患儿及家长注意个人卫生,预防感冒及泌尿道感染。

2) 长期激素治疗可能出现胃出血症状。给予患儿舒可捷(硫糖铝悬浊液)口服,以保护胃肠道黏膜。每天观察大便的性状及颜色,每周定期检查大便常规及隐血 1 次,发现消化道出血予以立止血、安络血、泰胃美止血芳酸,盐水 100 mL 加去甲肾上腺素 8 mg 胃管注入治疗。

3. 症状护理

1) 发热的护理　JIA 全身型患儿以发热为首发症状,热型是弛张热,体温可高达 40 ℃以上。由于小儿体温调节中枢发育不健全,易受外界环境影响,所以,在用药降温的同时可以用物理降温的方法辅助,以头部冰枕为主,必要时可以酒精擦浴。

2 岁以下小儿因皮肤薄嫩,易发生酒精中毒,用略低于体温的温水擦浴,若患儿出汗多时及时擦干汗液,更换衣服,保持皮肤的清洁,注意勿受凉。嘱患儿多饮温开水,可补充由高热丢失的水分,维持体液平衡。

2) 关节炎的护理

(1) 密切观察关节症状。

（2）急性期关节疼痛明显,如进行活动锻炼将加重疼痛,使患儿对以后康复训练产生恐惧心理,应绝对卧床休息,受累关节可用射灯照射或热敷,每次 15 min,每天 2 次,以减轻疼痛,缓解肌肉痉挛。为防止四肢关节屈曲萎缩,肢体应置于伸展位;为防止脊柱关节屈曲挛缩,需睡硬板床;对不合作的幼儿可采用夹板固定四肢关节,但不宜超过 2 周。

（3）缓解恢复期　疼痛减轻,康复训练的主要内容是按摩和进行适当的床上被动或主动锻炼。即使关节局部有轻度肿胀、疼痛也可进行。早期运动有利于保持关节活动功能,促进血液循环,改善关节组织营养。为增加功能锻炼效果,可进行温水浴、热敷及理疗等,这样能增加血液循环,使肌肉松弛,减轻疼痛,便于伸展,促进病变关节充血和水肿液的吸收。因儿童不同于成人,自制力差,要根据患儿的临床症状和实验室检查指标及年龄,规定每天功能锻炼的时间、次数、数量及关节活动幅度。指导患儿在坐、立、行或卧位时保持正确的体位及姿势,协助患儿做上、下肢吊环、下蹲、折纸、剪纸等。活动锻炼应循序渐进,避免过度疲劳而加重关节疼痛。

4. 心理护理　患儿高热或关节疼痛,活动受限,使家长及患儿精神压力增大,所以,首先要使家长配合医护的治疗护理工作。

年龄稍大的患儿思想负担重,常出现焦虑、抑郁、恐惧等不良心理状态,护理人员要把 JIA 的发病原因、治疗方法、影响因素、致残情况如实向患儿及家长介绍,使患儿主动自愿地配合治疗护理。

要主动关心和帮助患儿,多做耐心细致的疏导,使他们排除不利于康复的心理因素,树立战胜疾病的信心。

5. 健康指导　指导患儿及家长对受损关节的功能锻炼,帮助患儿克服因慢性病或残疾造成的自卑心理。不要过度保护患儿,多让患儿置身于现实生活中,并且多尝试新的活动,奖赏其独立性;鼓励患儿参加正常的活动和学习,使其身心健康发展。

知识链接

幼年特发性关节炎病理

当病原微生物（细菌、病毒、支原体等）感染后可刺激易感机体产生变异性 IgG,后者又成为抗原刺激机体产生抗变异性 IgG 的抗体,类风湿因子（RF）与变异性 IgG 形成免疫性复合物沉积于关节滑膜或血管壁,激活补体系统,驱动炎症细胞至病变部位。炎症细胞在发挥吞噬作用的同时分泌大量溶酶体及细胞因子,引起自身组织尤其是小血管壁和胶原组织的炎性损伤。病理变化主要在关节,也可侵袭全身各部的结缔组织。

任务四　皮肤黏膜淋巴结综合征

案例分析

患儿,男,2 岁。7 天前出现流涕、轻咳。随即出现发热,体温高达 39.5 ℃,在当地门诊给予退热及抗生素治疗,效果欠佳,体温持续不退。继而前胸、后背部出现皮疹。双脚脚趾肿胀,不能行走,遂来医院就诊。查体:T 38.5 ℃,P 92 次/分,R 42 次/分,BP 80/65 mmHg。门诊医生以"川崎病?"收入病房。

问题:1. 根据提供资料,该患儿可能的诊断是什么?

2. 提出患儿存在的护理诊断有哪些?

3. 作为护士应对患儿进行哪些护理措施?

皮肤黏膜淋巴结综合征(mucocutaneous lymphnode syndrome,MCLS)又称川崎病(Kawasaki disease),是一种以全身血管炎变为主要病变的急性发热性出疹性疾病。

【病因】

病因尚未明确。一般认为可能包括 EB 病毒、反转录病毒(retrovirus),或链球菌、丙酸杆菌感染。

重点:皮肤黏膜淋巴结综合征的身体状况。

【护理评估】

1.健康史　详细询问患儿在发病初有无感染情况,抗生素治疗是否有效,近期有无荨麻疹、猩红热等传染病患儿接触或服用某些药物,既往有无其他免疫系统疾病等。

2.身体状况

1)发热,持续 5～11 天或更久(2 周至 1 个月),体温常达 39 ℃以上,抗生素治疗无效。常见双侧结膜充血,舌头有皲裂或出血,见杨梅样舌。

2)皮肤和黏膜表现

(1)皮疹　躯干部多形性荨麻疹样皮疹或猩红热样皮疹,无水疱或结痂。四肢末端病初呈实性肿胀和恢复期指端膜状脱皮,此为本病特征。

(2)手足症状　手中呈硬性水肿,手掌和足底早期出现潮红,10 天后出现特征性趾端大片状脱皮,出现于甲床皮肤交界处。

(3)黏膜表现　双眼结膜充血,唇干燥潮红、皲裂、杨梅舌,口腔及咽部黏膜弥漫性发红。

(4)颈部淋巴结非化脓性肿大　直径约 1.5 cm 以上,大多在单侧出现,稍有压痛,于发热后3 天内发生,数日后自愈。

(5)心血管症状和体征少见,但很重要。发热期表现为心脏杂音、心律不齐、心脏扩大、心力衰竭。亚急性期和恢复期可因冠状动脉炎和动脉瘤而发生心肌梗死。

3.心理-社会支持状况　本病为自限性疾病,但病程较长,如用丙种球蛋白治疗,费用较高,少数患儿可并发心脏损害。故应注意评估家长对该病的了解程度,对可能发生的猝死而产生的不安和恐惧心理及患儿因住院与父母分离后的焦虑等。

4.辅助检查

1)血液检查　急性期白细胞总数及中性粒细胞增高,核左移。过半数患儿可见轻度贫血。血沉明显增快,C 反应蛋白增高。血清补体正常或稍高。

2)心电图检查　以 ST 段和 T 波异常多见,也可显示 P-R、Q-R 间期延长,异常 Q 波及心律失常。

3)超声心动图检查　各种心血管病变如心包积液、左心室扩大、二尖瓣关闭不全及冠状动脉扩张或形成动脉瘤。

难点:皮肤黏膜淋巴结综合征的治疗。

5.治疗原则

1)阿司匹林　阿司匹林为首选药物,具有抗炎、抗凝作用。早期与免疫球蛋白联用可控制急性炎症过程,减少冠状动脉病变。每日 30～50 mg/kg,分 2～3 次服用,热退后 3 天逐渐减量,约 2 周减至每日 3～5 mg/kg,维持 6～8 周。如有冠状动脉病变时,应延长用药时间,直至冠状动脉恢复正常。

2)静脉注射丙种球蛋白(IVIG)　剂量为 1～2 g/kg,于 8～12 h 静脉缓慢输入,宜于发病早期(10 天以内)应用,可迅速退热,预防冠状动脉病变发生。应用过 IVIG 的患儿在 9 个月内不宜进行麻疹、风疹、腮腺炎等疫苗预防接种。

3)糖皮质激素　IVIG 治疗无效的患儿可考虑使用糖皮质激素,也可与阿司匹林和双嘧达莫(潘生丁)合并应用。

4)其他治疗　①抗血小板聚集。②对症治疗:根据病情给予对症及支持疗法,如补充液体、护肝、控制心力衰竭、纠正心律失常等,有心肌梗死时应及时进行溶栓治疗。③心脏手术:严重的冠状动脉病变需要进行冠状动脉搭桥术。

【常见护理诊断/问题】

1)体温过高　与感染、免疫反应等因素有关。

2）皮肤完整性受损　与小血管炎有关。

3）口腔黏膜改变　与小血管炎有关。

4）潜在并发症：心脏受损。

【护理措施】

1. 一般护理　要加强消化道管理,多食用高营养、易消化的食物,以高热量、高蛋白、高维生素的流食或半流食为主,如鸡蛋糕、果汁饮料、豆浆等。避免食用生、硬、过热、辛辣的刺激性食物。急性发作期以少量流食、多餐为主,必要时补充营养物质如脂肪乳、氨基酸,保证有足够营养摄入,提高自身的抗病能力,促进疾病早日康复。

2. 密切观察病情变化

3. 症状护理

1）发热的护理　监测体温,观察热型及伴随症状,并及时处理。鼓励患儿多饮水或静脉补液。

2）皮肤黏膜的护理　观察皮肤黏膜情况,保持皮肤清洁,剪短指甲,以免抓伤;衣被质地柔软而清洁。每日用生理盐水棉球擦洗双眼,必要时用眼膏。保持口腔清洁,鼓励多漱口,口唇干裂时可涂护唇油。

3）口腔的护理　口腔及口唇潮红、干燥、皲裂、出血、结痂。口腔咽部黏膜弥漫性充血,舌乳头突出呈杨梅舌,扁桃体呈轻度或重度肿大。要协助家长做好口腔护理,注意口腔卫生。尽量避免食用生、硬类食物,以流食、软食为主。

4）眼的护理　发病后1～6天患儿有眼结膜充血或球结膜充血,不伴有分泌物及肿胀,可用甲氯霉素滴眼液滴眼,避免直接强光刺激、疲劳过度。

4. 心理护理　及时向家长交代病情,进行解释,以取得配合。护理人员应为患儿安排好床上的娱乐活动,多给予精神安慰,以减少精神刺激与不安。

5. 健康指导　及时向家长交代病情,并给予心理支持。指导家长观察病情,定期带患儿复查,对于无冠状动脉病变的患儿,于出院后1个月、3个月、6个月及1年全面检查1次。有冠状动脉损害者密切随访。

知识链接

川 崎 病

1967年日本川崎富作医生首次报道。由于本病可发生严重心血管病变,引起人们重视,近年发病增多,1990年北京儿童医院风湿性疾病住院病例中,川崎病67例,风湿热27例;外省市11所医院相同的资料中,川崎病为风湿热的2倍。显然川崎病已取代风湿热为我国小儿后天性心脏病的主要病因之一。

（张　凤）

思考题

A₁型题

1. 确诊风湿热的主要表现哪项是错误的?（　　）

A. 心脏炎　　　　　B. 游走性多发性关节炎　　　　C. 舞蹈病

D. 发热　　　　　　E. 环形红斑

2. 风湿性心脏炎最常受累的是（　　）。

A. 心包膜　　B. 左心房内膜　　C. 左心瓣膜　　D. 右心瓣膜　　E. 右心房内膜

3. 风湿性心包炎的特点,以下哪项是错误的?(　　)

　A. 心前区疼痛,呼吸困难　　　　　　　　　B. 早期可听到心包摩擦音

　C. 心音遥远少见　　　　　　　　　　　　　D. 发病早期积液量增多

　E. X 线心脏搏动减弱

4. 关于风湿热实验室检查结果的判定,下列哪项是错误的?(　　)

　A. 抗链"O"增高,只能说明近期有过链球菌感染　　B. 20%患儿抗链"O"不增高

　C. 舞蹈病患儿抗链"O"一定增高　　　　　　D. 血沉增快是风湿活动的重要标志

　E. C 反应蛋白可提示风湿活动

5. 有关风湿热的预后下述哪项有错误?(　　)

　A. 舞蹈病的预后一般良好　　　　　　　　　B. 首次发作累及心脏者,预后较差

　C. 反复发作累及心脏者预后不良　　　　　　D. 并发心功能不全者预后不良

　E. 伴发心包炎者预后良好

A₂型题

6. 患儿,8 岁。因发热、关节肿痛而入院,经检查确定为风湿性关节炎,查体时未发现心脏异常,医生嘱其服用阿司匹林,其总疗程一般为(　　)。

　A. 2～4 周　　　B. 3～6 周　　　C. 4～8 周　　　D. 8～12 周　　　E. 10～12 周

7. 患儿,女,5 岁。近半年反复患咽扁桃体炎,现发热 2 周,每日热退时,精神状态良好,但面色渐苍白,肘膝关节不固定痛。查体,发现心音低钝,心尖区可听到吹风样收缩期杂音。提示该患儿可能患有(　　)。

　A. 风湿性心肌炎　　　　　　B. 二尖瓣狭窄　　　　　　C. 伴有先天性心脏病

　D. 发热所致　　　　　　　　E. 无临床意义

8. 患儿,女,5 岁。因发热 10 天不退,皮肤出现环形红斑,并伴有肘膝关节游走性疼痛而入院,查抗"O">500 U,考虑为风湿热,治疗中给予青霉素静滴,目的是(　　)。

　A. 防止心脏病变　　　　　　　　　　　　　B. 控制皮肤和关节症状

　C. 制止风湿的活动　　　　　　　　　　　　D. 清除链球菌感染病灶

　E. 防止感染加重

9. 患儿,5 周岁。两周前曾患上感,目前不规则发热,易疲倦,脸色略苍白。查体发现,心率增快,心尖部第一心音减弱,并可闻及早搏。心电图检查:P-R 间期延长,ST 段下移,实验室检查:C 反应蛋白增高。该患儿首选药物是什么?(　　)

　A. 水杨酸制剂　　　　　　　B. 洋地黄类药物　　　　　　C. 地塞米松制剂

　D. 镇静剂　　　　　　　　　E. 抗生素

10. 患儿,5 周岁。两周前曾患上感,目前不规则发热,易疲倦,脸色略苍白。查体发现,心率增快,心尖部第一心音减弱,并可闻及早搏,心电检查:P-R 间期延长,ST 段下移,实验室检查:C 反应蛋白增高。该患儿的临床诊断最可能是什么?(　　)

　A. 病毒性心肌炎　　　　　　B. 风湿性心肌炎　　　　　　C. 风湿性心包炎

　D. 结核性心包炎　　　　　　E. 类风湿性心包炎

病例分析题

患儿,5 岁,因反复发热、四肢关节疼痛 1 周来院就诊。患儿半月前"感冒",在家自行服药后好转。近日出现低热,体温在 37.5～38.5 ℃之间,四肢关节疼痛,以膝、腕关节明显。查体发现患儿膝、腕关节红肿。血沉增快,抗链球菌溶血素 O 增高,C 反应蛋白升高。初步诊断为风湿热。应从哪些方面对患儿进行护理评估?根据该患儿的情况,应如何进行护理?

项目十六 遗传性疾病患儿的护理

任务一 21-三体综合征

 案例分析

男婴,11 个月,生后常便秘、腹胀、少哭。查体:36 ℃,心率 70 次/分,腹部膨隆,脐疝。四肢短粗,唇厚,舌大。

问题:1. 根据提供的资料,该患儿可能的诊断是什么?

2. 该患儿存在的护理诊断有哪些?

3. 对患儿可提供哪些护理措施?

【概述】

21-三体综合征(21-trisomy syndrome)又称先天愚型、Down 综合征,是在人体首先被描述的染色体畸变,也是最常见的常染色体疾病。在活产婴儿中的发病率为 1/(600~800),即 1.6‰~1.2‰,其患病概率高低与人种、生活水准等无直接关系,发病率随孕母年龄增高而增加,高龄初产妇会加剧婴儿患有唐氏综合征的风险,母亲年龄在 20~24 岁者,患病率为 1/1490;在 25~35 岁者,发病率为 1/300;40~45 岁者为 1/100;45 岁以上为 1/50。21-三体综合征患儿的主要特征为智能低下、体格发育迟缓和特殊面容。60%患儿在胎儿早期即夭折流产。

【发病机制及类型】

1. 发病机制 21 号染色体三体是生殖细胞在减数分裂过程中,由于某些因素的影响阻碍分离所致,其发生率在出生婴儿中为 1.45‰,或约为 1/700,实际发病率还高,因约一半以上病例在妊娠早期即自行流产,男女之比为 3∶2。21-三体综合征发病率随母亲年龄增大而增高,或因卵子衰老所致。21-三体综合征患儿染色体的过氧化物歧化酶-1(superoxide dismutase-1,简称 SOD-1),活性增加,正常人 SOD-1 活性为 1.0,21-单体为 0.5,21-三体为 1.5,SOD-1 活性为 1.5 时,有典型临床表现,嵌合体患儿临床表现可不典型。

2. 染色体核型类型 按照核型分析可将 21-三体综合征患儿分为三型,其中标准型和易位型在临床上不易区别,嵌合型的临床表现差异悬殊,视正常细胞株所占的百分比而定,可以从接近正常到典型表现。

1) 标准型 患儿体细胞染色体为 47 条,有 1 条额外的 21 号染色体,核型为 47,XX(或 XY),+21,此型占全部病例的 95%。其发生机制系因亲代(多数为母方)的生殖细胞染色体在减数分裂时不分离所致。双亲外周血淋巴细胞核型都正常。

难点:21-三体综合征患儿的分型。

2)易位型　占2.5%~5%,染色体总数为46条,其中一条是额外的21号染色体的长帖一条近端着丝粒染色体长臂形成的易位染色体,即发生于近着丝粒染色体的相互易位,称罗伯逊易位(Robertsoniantranslocation),亦称着丝粒融合。有D/G易位和G/G易位两类。

(1)D/G易位　最常见,D组中以14号染色体为主,其核型为46,XY(或XX),-14,/t(14q21q),少数为15号或13号染色体。这种易位型约半数为遗传性,即亲代中有14/21平衡易位染色体携带者,核型为45,XX(或XY),-14,-21,+t(14q21q)。

(2)G/G易位　此型易位中绝大多数为两条21号染色体发生着丝粒融合,形成等臂染色体,核型为46,XY(或XX),-21,+t(21q21q)。少数为21号与22号染色体之间的易位,核型为46,XY(或XX),-22,+t(21q22q)。

3)嵌合体型　占本病的2%~4%。患儿体内有两种以上细胞株(以两种为多见),一株正常,另一株为21-三体细胞,本型是因受精卵在早期分裂过程中染色体不分离所引起,临床表现随正常细胞所占百分比而定。

【护理评估】

1. 健康史　详细询问患儿母亲是否为高龄妊娠、多胎或多年不育后妊娠,孕早期有无病毒感染、服用过哪些药物,是否接受过放射线等。

1)孕母年龄过大　孕母年龄越大,子代发生染色体病的可能性越大,可能与孕母卵子老化有关。

2)放射线接触　人类染色体对辐射很敏感,孕母接触放射线后,其子代发生染色体畸形的危险性增加。

3)病毒感染　传染性单核细胞增多症、流行性腮腺炎、风疹和肝炎病毒等都可引起染色体断裂,造成胎儿染色体畸变。

4)化学因素　许多化学药物、抗代谢药物和毒物均能导致染色体畸变。

5)遗传因素　父母染色体的异常可能遗传给下一代。

重点:21-三体综合征的症状。

2. 身体状况

1)智力低下　为轻、中度,多数是中度精神发育迟滞,其智力随着年龄的增长而逐步降低,年龄从1岁增长至10岁,其平均智商则从58下降至40以下。也有专家认为,在青少年期智商相对稳定,以后才降低。大多数研究表明环境因素是影响智商的重要因素,在良好环境中抚养的患儿智商相对较高。不同类型的患儿智力低下的程度可不同,一般来说,三体型者最严重,易位者次之。易位型中以平衡易位者智力受累程度较小。由于患儿安静、温顺,为特殊教育训练提供较好条件,虽然在文化技能上很难达到小学一、二年级水平,但适应能力可有明显的改善,有一定的生活自理和劳动能力。

2)语言发育障碍　患儿开始学说话的平均年龄为4~6岁,95%有发音缺陷、口齿含糊不清、口吃、声音低哑;1/3以上有语音节律不正常,甚至呈爆发音。

3)行为障碍　大多性情温和,常傻笑,喜欢模仿和重复一些简单的动作,可进行简单的劳动,少数患儿易激惹、任性、多动,甚至有破坏攻击行为,某些则显示畏缩倾向,伴有紧张症的姿势。

4)运动发育迟缓　患儿在出生后的一段时期其运动功能与正常同龄儿差别可能不大,但随年龄增长其差别增大。在不同的患儿中运动发育的情况也相差很大。先天愚型患儿可执行简单的运动,如穿衣、吃饭等,但动作笨拙、不协调、步态不稳。

5)生长发育障碍　先天愚型患儿母体妊娠期较短,平均为262~272天。出生时身高较正常新生儿短1~3cm,头围基本正常,双顶径在正常范围,前后径相对较短,枕部平坦。大多数呈短头畸形。前后囟及前额缝宽,闭合迟,常出现第三囟(后囟上方的矢状缝增宽)。本病患儿出生后几天睡眠较深,吸吮、吞咽十分缓慢,甚至完全不能,故弄醒和喂养十分困难。80%的患儿肌张力普遍低下。

6)特殊外貌　双眼距宽,两眼外角上斜,内眦赘皮,耳位低,鼻梁低,舌体宽厚,口常半张或舌伸出口外,舌面沟裂深而多,手掌厚而指短粗,末指短小常向内弯曲或有两指节,40%患儿有通贯掌,轴三角的 atd 角一般大于 45°(图 16-1)。跖纹中,拇趾球区胫侧弓状纹,拇趾与第二趾指间距大,关节韧带松弛或见肌张力低。

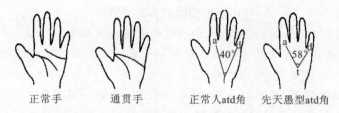

| 正常手 | 通贯手 | 正常人atd角 | 先天愚型atd角 |

图 16-1 正常人与先天愚型患者掌纹比较

7) 约有 1/2 的病例并发先天性心脏病,易患传染性疾病和白血病。

3. 心理-社会支持状况 评估家长对本病的认识程度及训练患儿的能力,对患儿智能低下和多种畸形的焦虑程度;评估患儿有无自卑心理。

4. 辅助检查

1) 细胞遗传学检查 根据核型分析可分为标准型、易位型、嵌合体型三型。

2) 其他检查异常

(1) 酶障碍 白细胞碱性磷酸酶活性增加,其基因位于 21 号染色体上,G-6-PD 增加。过氧化物歧化酶-1(SOD-1)活性增加。

(2) 免疫球蛋白异常,IgG 减少,澳抗阳性的百分率增高。

(3) 可有血红蛋白 F 及 A_2 增高。

(4) 代谢障碍由于色氨酸代谢障碍,黄嘌呤尿酸从泌尿道的排泄率明显减少,血小板单胺氧化酶活性降低,出现高尿酸血症。21-三体综合征患儿对阿托品、匹罗卡品、麻黄碱敏感,可能与胆碱性神经功能障碍有关。

3) 荧光原位杂交 以 21 号染色体的相应片段序列作为探针,与外周血中的淋巴细胞或羊水细胞进行原位杂交(即 FISH 技术),在本病患儿的细胞中呈现三个 21 号染色体的荧光信号。

【常见护理诊断/问题】

1) 生长发育的改变 与先天智力低下有关。

2) 进食和卫生自理缺陷 与智能低下有关。

3) 有感染的危险 与免疫功能低下有关。

4) 焦虑(家长) 与孩子患 21-三体综合征有关。

【护理措施】

1. 加强教养,促进智力和动作的发育 帮助制订训练与教育计划,通过训练促进患儿智力和动作发育,逐步达到生活自理,可从事简单劳动,并具有基本的安全意识。

2. 生活照顾

1) 鼓励家长给予患儿应有的照顾,防止意外伤害。

2) 喂养者应耐心仔细,以免因吸吮、吞咽无力而致吸入性肺炎或窒息。

3) 保持皮肤清洁、干燥,以免皮肤糜烂。

3. 预防感染 少去公共场所,尽量不接触感染者。

4. 健康指导 向家长介绍本病的有关知识,阐明目前本病尚无特效的治疗方法,家长有足够的心理准备,克服焦虑,面对现实,增强心理承受能力。

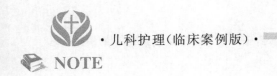
知识链接

其他类型的三体综合征

18-三体综合征(18-trisomy syndrome)也称爱德华氏综合征(Edwards syndrome),是次于先天愚型的第二种常见染色体三体征,18-三体综合征的畸形主要包括中胚层及其衍化物的异常(如骨骼、泌尿生殖系统、心脏最明显)。此外,接近中胚层的外胚层(如皮肤皱褶、皮嵴及毛发等)及内胚层(如梅克尔憩室、肺及肾)也发育异常。

13-三体综合征又称为Patau综合征。母亲高龄可能是发病的原因之一。新生儿中的发病率约为1∶25000,女性明显多于男性。患儿的畸形和临床表现要比21-三体综合征严重得多。

任务二　苯丙酮尿症

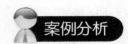
案例分析

患儿,男,8个月,近一周来抽搐3次。查体:智力发育落后,表情呆滞,皮肤白嫩,头发枯黄,尿有鼠样臭味。临床拟诊断为苯丙酮尿症。

问题:1. 根据提供资料,应该从哪些方面对家庭进行护理评估?

2. 患儿存在的护理诊断有哪些?

3. 作为护士,应该给患儿及家庭提供哪些帮助?对患儿进行哪些护理措施?

苯丙酮尿症(phenylketonuria,PKU)是一种常见的氨基酸代谢病,是由于苯丙氨酸代谢途径中的酶缺陷,使得苯丙氨酸不能转变成为酪氨酸,导致苯丙氨酸及其酮酸蓄积并从尿中大量排出。临床主要表现为智能低下、惊厥发作和色素减少。本病属常染色体隐性遗传。其发病率随种族而异,美国约为1/14000,日本为1/60000,我国为1/16500。

【发病机制】

苯丙酮尿症是先天代谢性疾病的一种,由于染色体基因突变导致肝脏中苯丙氨酸羟化酶(PAH)缺陷从而引起苯丙氨酸(PA)代谢障碍所致,引起中枢神经系统的损伤。由于黑色素缺乏,患儿常表现为头发黄、皮肤和虹膜色浅。患儿尿液中常有令人不快的鼠尿味。同时,患儿易合并有湿疹、呕吐、腹泻等。

【护理评估】

1. 健康史　了解家族中是否有类似疾病;询问父母是否近亲结婚,患儿是否有智力低下及体格发育落后,了解喂养情况、饮食结构、尿液气味等。

2. 身体状况

出生时患儿正常,一般在3～6个月时,即出现症状,1岁后症状明显。

1)神经系统　早期可有神经行为异常,如兴奋不安、多动或嗜睡、萎靡,少数呈现肌张力增高,腱反射亢进,出现惊厥(约25%),继之智能发育落后日渐明显,80%有脑电图异常。BH_4缺乏型的神经系统症状出现较早且较严重,常见肌张力减低、嗜睡、惊厥,如不经治疗,常在幼儿期死亡。

2)外貌　因黑色素合成不足,在生后数月毛发、皮肤和虹膜色泽变浅。皮肤干燥,有的常伴湿疹。

3)其他　由于尿和汗液中排出苯乙酸,呈特殊的鼠尿臭味。

3. **心理-社会支持状况** 了解家长是否掌握与本病有关的知识,特别是饮食治疗的方法,家庭经济和环境情况,父母角色是否称职,家长是否有焦虑情绪和负罪感,家长有无护理患儿的能力、有无遗弃和虐待患儿的行为等,以便针对具体情况进行指导。

4. **辅助检查**

1) 新生儿期筛查 新生儿喂奶3日后,采集足根末梢血一滴,吸在厚滤纸上,晾干后邮寄到筛查中心,采用Guthrie细菌生长抑制试验半定量测定,血中苯丙氨酸的浓度。当苯丙氨酸含量>0.24 mmol/L(4 mg/dL)即两倍于正常参考值时,应复查或采静脉血定量测定苯丙氨酸和酪氨酸。

2) 尿三氯化铁试验 用于较大婴儿和儿童的筛查。将三氯化铁滴入尿液,如立即出现绿色反应,则为阳性,表明尿中苯丙氨酸浓度增高。此外,二硝基苯肼试验也可以测尿中苯丙氨酸,黄色沉淀为阳性。

3) 血浆氨基酸分析和尿液有机酸分析 可为本病提供生化诊断依据,同时,也可鉴别其他的氨基酸、有机酸代谢病。

4) 尿蝶呤分析 应用高压液相层析(PHLC)测定尿液中新蝶呤和生物蝶呤的含量,尿蝶呤分析显示异常者需进一步口服负荷试验确诊。

5) DNA分析 PCR/ASO探针法近年来广泛用于PKU诊断,杂合子检出的产前诊断。但由于基因的多态性、分析结果务须谨慎。

5. **治疗原则**

诊断一旦明确,应尽早给予积极治疗,主要是饮食疗法。开始治疗的年龄越小,效果越好。

1) 低苯丙氨酸饮食 主要适用于典型PKU以及血苯丙氨酸持续高于1.22 mmol/L(20 mg/dL)的患儿。苯丙氨酸需要量,2个月以内需50~70 mg/(kg·d),3~6个月需40 mg/(kg·d),2岁为25~30 mg/(kg·d),4岁以上需10~30 mg/(kg·d),以能维持血中苯丙氨酸浓度在0.12~0.6 mmol/L(2~10 mg/dL)为宜。

2) BH4、5-羟色胺和L-DOPA 主要用于Bfl缺乏型PKU,除饮食控制外,需给予此类药物。

【常见护理诊断/问题】

1) 生长发育改变 与高浓度的苯丙氨酸导致脑细胞受损有关。

2) 有皮肤完整性受损的危险 与尿液和汗液的刺激有关。

3) 焦虑 与患儿病情复杂,预后不良有关。

4) 知识缺乏:家长对本病缺乏认识。

【护理措施】

1. **饮食护理** 低苯丙氨酸饮食原则:使摄入苯丙氨酸的量既能保证生长发育和体内代谢的最低需要量,又能使血中苯丙氨酸浓度维持在0.24~0.61 mmol/L(4~10 mg/dL)。饮食治疗成功与否直接影响到患儿智力和体格发育,因此必须制订周密的计划。治疗越早,智力影响越小。婴儿可喂特制的低苯丙氨酸奶粉,到幼儿期添加辅食时应以淀粉类、蔬菜、水果等低蛋白食物为主。同时,注意补充各种维生素、矿物质(尤其是铁)及微量元素。饮食控制至少需持续到青春期以后。

2. **加强皮肤护理** 勤换尿布,保持皮肤干燥、完整,在皮肤皱褶处尤其是腋下及臀部涂油膏,并保持清洁,有湿疹者按湿疹处理。

3. **健康指导** 避免近亲结婚,开展新生儿筛查,早期发现,尽早治疗。对有本病家族史的孕妇必须采用DNA分析或检测羊水中等方法对其胎儿进行产前诊断。

重点:苯丙酮尿症患儿饮食护理。

知识链接

苯丙酮尿症患儿为何应忌食含苯丙氨酸的食品?

苯丙氨酸是人体必需氨基酸之一。L-苯丙氨酸在生物体内可被不可逆地转化为L-

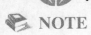

酪氨酸后继续分解,经转氨基生成少量苯丙酮酸,但先天性苯丙氨酸羟化酶缺陷患儿,苯丙氨酸不能羟化生成酪氨酸,苯丙酮酸生成就增多,在血和尿中出现苯丙酮酸,导致智力发育障碍,故苯丙酮尿症(PKU)患儿应忌食含苯丙氨酸的食品。

(周海荣)

思考题

病例分析题

患儿,男,3岁。身材矮小,脸圆而宽,眼距宽,鼻梁低平,眼裂小,常张口伸舌,流涎不止,通贯手,智能低下,运动发育延迟。临床拟诊断为21-三体综合征。根据患儿目前的身心状况,列出主要护理诊断。应如何培养患儿的自理能力?

项目十七　感染性疾病患儿的护理

 学习目标

1. 说出麻疹、水痘、流行性腮腺炎、流行性乙型脑炎及中毒型细菌性痢疾、结核病及寄生虫病的病因、护理评估。
2. 简述麻疹、水痘、流行性腮腺炎、流行性乙型脑炎及中毒型细菌性痢疾、结核病及寄生虫病的护理诊断、实验室检查。
3. 解释运用护理程序为麻疹、水痘、流行性腮腺炎、流行性乙型脑炎及中毒型细菌性痢疾、结核病及寄生虫病的患儿实施整体护理。

由于儿童时期机体免疫力低下,故易患感染性疾病。小儿感染性疾病往往来势凶猛、病情变化快,易发生并发症。因此,护士应密切观察病情变化,作出正确的护理诊断并采取有效的护理措施,以促进儿童早日康复。

任务一　麻　疹

 案例分析

患儿,女,4岁,发热、咳嗽、咽痛、畏光、流泪3天就诊。查体:40 ℃,精神差,结膜充血明显,分泌物多,眼睑水肿,全身皮肤布满红色斑丘疹,皮疹间皮肤正常,双肺无湿啰音,心脏无杂音。血常规显示 WBC 4.0×10^9/L,N 0.34,L 0.65。

问题:1. 该患儿可能的医疗诊断是什么?
2. 该患儿有哪些护理问题?
3. 护士应对患儿采取哪些护理措施?

麻疹(measles)是由麻疹病毒引起的一种急性呼吸道传染病,主要临床表现为发热、上呼吸道炎、眼结膜充血、口腔麻疹黏膜斑(又称柯氏斑"Koplik's spots")及全身斑丘疹。本病主要通过飞沫传播,传染性强,易造成流行,病后具有持久的免疫力。麻疹患者是唯一的传染源,冬春季节发病率较高,多见于6个月到5岁的小儿。

【病因】
麻疹病毒属副黏液病毒,只有一个血清型,抗原性稳定。人是唯一宿主。病毒不耐热,对消毒剂和紫外线敏感。在外界生存力弱,但在低温中能长期存活。

【发病机制】
麻疹病毒进入人体呼吸道和眼结膜上皮细胞中繁殖并释放少量病毒侵入血液,形成第一次病毒血症;此后病毒在单核-巨噬细胞系统中复制,大量病毒再次侵入血液,形成第二次病毒血症,侵犯全身各组织器官,主要部位有呼吸道、眼结膜、口咽部、皮肤等,出现以高热和皮疹为主的一系列临床症状。

NOTE

重点：麻疹患儿的身体状况和护理措施。

【护理评估】

1. 健康史　询问患儿是否有麻疹的接触史及接触方式，出疹前有无咳嗽、打喷嚏、发热、畏光、流泪及口腔黏膜改变等；询问皮疹性状和出疹的顺序；询问患儿的既往史及营养状况，有无接种麻疹减毒活疫苗及接种时间。

2. 身体状况　评估患儿的生命体征，如体温、呼吸、脉搏、神志等；观察皮疹的颜色、性质、分布及疹间皮肤是否正常；有无肺炎、脑炎、心肌炎等并发症表现。

1）典型麻疹病程分为四期　①潜伏期：一般为 6～18 天，平均为 10 天左右。潜伏期末可有低热、全身不适。②前驱期：持续 3～4 天，主要表现有发热、上呼吸道炎、麻疹黏膜斑等。多为中度以上发热，同时出现咳嗽、打喷嚏、流涕、咽部充血等上呼吸道感染症状，眼睑水肿、畏光、流泪等眼部症状是本病特点，麻疹黏膜斑于发热 2～3 天出现。第二磨牙相对的颊黏膜附近可见 0.5～1.0 mm 的灰白色小点，周围有红晕，于出疹后 1～2 天迅速消失，是麻疹早期具有特征性的体征。③出疹期：一般为 3～5 天，发热 3～4 天后出现典型皮疹，从耳后发际开始，渐及额、面、颈部，自上而下蔓延至躯干、四肢，最后达手掌与足底。皮疹初为红色斑丘疹，大小不等，疹间皮肤正常，压之褪色，全身中毒症状加重，体温高达 40～40.5 ℃，咳嗽频繁，伴嗜睡或烦躁不安，重者有谵妄、抽搐，肺部可闻及少量湿啰音。④恢复期：一般为 3～5 天，体温逐渐降至正常，全身症状明显减轻。皮疹按出疹的先后顺序消退，出现棕色色素沉着伴糠麸样脱屑，一般 7～10 天痊愈。

2）常见并发症　有肺炎、喉炎、心肌炎、麻疹脑炎等，肺炎是麻疹最常见的并发症，多见于 5 岁以下患儿。

3. 心理-社会支持状况　了解家庭及社区对疾病的认知程度、防治态度；评估患儿及家长的心理状况、对疾病的应对方式。

4. 辅助检查

1）血常规　血白细胞总数减少，淋巴细胞相对增多。

2）血清学检查　检测麻疹病毒特异性 IgM 抗体，具有早期诊断价值。

3）病毒学检查　从呼吸道分泌物中分离出麻疹病毒，或用免疫荧光学检测到麻疹病毒抗原，均可作出特异性诊断。

5. 治疗原则　对症治疗、加强护理和预防并发症。

【常见护理诊断/问题】

1）体温过高　与病毒血症、继发感染有关。

2）皮肤完整性受损　与皮疹并有瘙痒有关。

3）营养失调：低于机体需要量　与食欲下降和高热有关。

4）潜在并发症：支气管肺炎、脑炎、喉炎。

【护理措施】

1. 一般护理　出疹期或有并发症者应卧床休息，室内光线不宜过强。给予清淡、易消化、营养丰富的饮食，少量多餐。鼓励多饮水，以利于排毒、退热、透疹。恢复期应添加高蛋白、高能量及富含维生素的食物。

2. 发热护理　①保持室内空气新鲜；②监测体温的变化；③降温：高热时需兼顾透疹，不宜立即用药物及物理方法降温（尤其禁用冷敷及酒精擦浴），以免使皮疹不易透发或突然隐退。若体温超过 40 ℃，可服用小剂量退热剂或用温水擦浴；补充营养和水分；做好口腔护理。

3. 皮肤黏膜的护理　①保持皮肤清洁、干燥，勤剪指甲，防止患儿抓伤皮肤引起继发感染；②注意保持口、眼、耳、鼻部皮肤的清洁；③保持床单位的清洁、平整，穿着宽松的衣裤。

> **课堂互动**
> 麻疹患儿为何不能过早降温？

4. 并发症的护理　密切监测病情，及早发现并发症并立即配合医师进行处理。若患儿出现持续高热、咳嗽加剧、呼吸急促及鼻翼扇动等提示并发肺炎；若患儿出现声音嘶哑、犬吠样咳嗽、吸气性呼吸困难等提示并发喉炎;若患儿出现意识障碍、抽搐、脑膜刺激征等提示并发脑炎。

5. 预防感染传播

1) 管理传染源 患儿隔离至出疹后 5 天,有肺炎并发症者延长至出疹后 10 天,接触麻疹的易感患儿隔离观察 3 周。

2) 切断传播途径 患儿病房应每日通风并用紫外线消毒,衣物、玩具应在阳光下暴晒 2 h。医护人员接触患儿前后应洗手、更换隔离衣。

3) 保护易感儿 流行期间易感儿应避免去人群拥挤的地方。未患过麻疹 8 个月大的婴儿均应接种麻疹减毒活疫苗,7 岁时再复种 1 次。此外,麻疹传染性极强,应向家长说明隔离的重要性,使其能积极配合治疗。无并发症的轻症患儿不需住院,可在家中隔离,指导家长做好消毒隔离、发热护理、皮肤护理等,防止继发感染。

任务二 水 痘

水痘(chickenpox)是由水痘-带状疱疹病毒引起的儿童常见的一种急性传染性疾病。其临床特点为皮肤黏膜相继出现和同时出现皮疹,皮疹以斑疹、丘疹、疱疹和结痂为演变过程,全身症状较轻。感染后患儿可获得持久的免疫力,水痘患者是唯一的传染源,主要通过空气飞沫经呼吸道传染,从出疹前 1~2 天起至病损结痂为止,均有极强的传染性,主要见于 2~6 岁儿童,冬、春季节多发。

【病因】

水痘-带状疱疹病毒属疱疹病毒科 α 亚科,仅有一个血清型。该病毒在外界抵抗力弱,对热、酸和各种有机溶剂不敏感,在痂皮中不能存活。

【发病机制】

病毒经上呼吸道侵入人体,在局部黏膜及淋巴组织内繁殖,2~3 天后病毒释放入血,形成第一次病毒血症,并在单核-巨噬细胞系统内再次增殖后释放入血,形成第二次病毒血症,引起各组织器官病理性损害。病毒主要侵犯皮肤和黏膜,偶尔累及内脏。皮疹分批出现与间隙性病毒血症有关。

【护理评估】

1. 健康史 询问患儿是否有水痘的接触史及接触方式,出疹前有无咳嗽、发热、头痛、呕心、呕吐等症状;询问皮疹性状和出疹的顺序;询问患儿的既往史及营养状况,有无接种水痘疫苗及接种时间。

重点:水痘患儿的身体状况和护理措施。

2. 身体状况 评估患儿的生命体征,如体温、呼吸、脉搏、神志等;观察皮疹的颜色、性质、分布及疹间皮肤是否正常;有无肺炎、脑炎、心肌炎等并发症表现。

1) 典型水痘 ①潜伏期:一般为 2 周左右。②前驱期:仅 1 天左右,儿童无症状或症状轻微,表现为低热、全身不适、厌食、头痛等。③出疹期:皮疹首发于头、面和躯干,继而蔓延至四肢,皮疹躯干多,四肢少,呈向心性分布;皮疹初为红色斑疹或丘疹,数小时后变成清亮、椭圆形的水疱,周围伴有红晕,水疱易破溃,2~3 天迅速结痂,结痂后一般不留瘢痕;皮疹分批连续出现,伴明显痒感。水痘皮疹的重要特性是在疾病高峰期可见丘疹、斑疹、疱疹和结痂同时存在;部分皮疹也可出现在口腔、睑结膜、生殖器等处,易破溃形成浅溃疡。

2) 重症水痘 多见于恶性肿瘤疾病和免疫功能低下的患儿,以持续高热和全身中毒症状明显为主要特点,皮疹分布广泛,常融合成大疱型疱疹或出血性皮疹,死亡率极高。

课堂互动
麻疹患儿与水痘患儿的皮疹有何异同?

3) 并发症 皮肤继发性细菌感染最常见,少数可发生水痘肺炎、心肌炎、肝炎等。

3. 心理-社会支持状况 缺乏水痘疾病知识和基础护理技能知识;评估患儿及家长的心理状况对疾病的应对方式,根据具体情况护理人员予以健康指导,以提高家庭护理水平。

4. 辅助检查

1) 血常规　血白细胞总数正常或稍增高。

2) 疱疹刮片　可发现核内包涵体和多核巨细胞。

3) 血清学检查　血清特异性抗体滴度提高 4 倍以上有助于诊断。

5. 治疗原则

1) 对症治疗　发热期注意补充水分和营养,皮肤瘙痒可局部使用炉甘石洗剂。

2) 抗病毒治疗　首选阿昔洛韦抗病毒治疗,口服每次 20 mg/kg,每日 4 次,继发感染者可适当应用抗生素。

【常见护理诊断/问题】

1) 皮肤完整性受损　与水痘病毒对皮肤损害有关。

2) 体温过高　与病毒血症有关。

3) 潜并发症:脑炎、肺炎及败血症。

【护理措施】

1. 生活护理　高热需卧床休息,勤换内衣,皮肤保持清洁、干燥,给予营养丰富的清淡食物和充足水分。

2. 皮肤护理　关键是减轻皮肤受损,恢复皮肤完整性,对皮肤瘙痒者,可在疱疹未破溃处涂炉甘石洗剂或 5%碳酸氢钠溶液。婴幼儿剪短指甲或戴连指手套,避免抓破皮肤,引起继发感染。

3. 发热护理　患儿中、低度发热时,不需用药物降温。如高热可采用物理降温,不宜使用阿司匹林,以免增加 Reye 综合征的危险。

4. 监测病情　观察生命体征、神志、皮疹,及时发现肺炎、心肌炎及播散性水痘等并发症,给予相应的治疗和护理。

5. 预防感染传播　隔离患儿至皮疹全部结痂为止。易感儿接触后应隔离观察 3 周;室内定时通风透气,托幼机构做好晨间护理、紫外线空气消毒。易感者避免接触水痘患者,接触水痘病毒后 72 h 内注射水痘-带状疱疹免疫球蛋白,能预防或减轻症状。

6. 健康指导　加强预防知识教育,在水痘流行期间避免易感儿去公共场所;水痘传染性强,向家长介绍水痘皮疹的特点、护理方法及隔离的重要性,以免引起紧张、焦虑情绪;轻症患儿可在家中隔离治疗和护理,指导家长进行皮肤护理,如发现异常情况及时就医。

任务三　流行性腮腺炎

流行性腮腺炎(mumps,epidemic parotitis)是由腮腺炎病毒引起的急性呼吸道传染病,多见于儿童和青少年,临床特征为腮腺炎肿大及疼痛,可累及各种唾液腺体及其他器官。本病传染性较强,通过呼吸道飞沫、唾液和玩具、食具等接触传播,感染后可获得终身免疫。本病好发年龄为5~15 岁,四季均可发病,以冬、春、秋多见。

【病因】

腮腺炎病毒属于副黏液病毒科的单股 RNA 病毒,仅有一个血清型。人是病毒的唯一宿主,存在于患者唾液、脑脊液、血液及尿液中。腮腺炎病毒抵抗力低,不耐热,紫外线照射可将其杀灭,加热 56 ℃、20 min 即可灭活。

【发病机制】

病毒通过上呼吸道侵入人体后,在局部黏膜中繁殖,导致局部炎症和免疫炎症,然后进入血液循环引起病毒血症,进而扩散到全身各处器官。由于病毒对腮腺炎腺体和中枢神经系统具有高度亲和力,可引起腮腺炎和脑膜炎等严重病变。

【护理评估】

1. 健康史　询问患儿是否有流行性腮腺炎的接触史及接触方式,有无发热、头痛、腮腺肿大等症状;询问患儿的既往史及营养状况,有无接种疫苗及接种时间;询问饮食情况和腮腺肿大程度。评估患儿的生命体征,如体温、呼吸、脉搏、神志等;观察腮腺肿大程度和特点;有无脑膜脑炎、睾丸炎、心肌炎等并发症表现。

2. 身体状况　潜伏期为 14～25 天,平均 18 天。前驱期 1～2 天,症状轻微,部分患儿表现为发热、全身不适、食欲下降等。腮腺肿大为首发症状。常见一侧,2～3 天内波及对侧。其特点以耳为中心,向前、后、下扩大,边缘不清,有皮温但不红,触之有弹性感并有触痛,开口咀嚼或吃酸性食物时胀痛加剧。腮腺肿大 2～3 天达高峰,持续 4～5 天后逐渐消退。腮腺管口(位于上腭第二磨牙对面黏膜上)在早期可见红肿,但无分泌物,颌下腺、舌下腺及颈淋巴结可同时受累。

并发症有脑膜脑炎、睾丸炎、卵巢炎、胰腺炎等,其中以脑膜脑炎多见,表现为发热、头疼、呕吐、颈项强直等症状。预后大多良好,常在 2 周内恢复正常,多无后遗症;睾丸炎是男孩常见的并发症,多为单侧,睾丸疼痛肿胀,一般 10 天左右消退;女孩可发生卵巢炎,偶尔可见胰腺炎、心肌炎、肾炎等。

3. 心理-社会支持状况　了解家庭及社区对疾病的认知程度、防治态度;评估患儿及家长的心理状况、对疾病的应对方式。

4. 辅助检查

1) 血常规　白细胞计数正常或稍低,淋巴细胞相对增多。

2) 血、尿淀粉酶测定　早期患儿血清和尿淀粉酶有增高,2 周左右恢复正常。

3) 血清抗体检查　血清中腮腺炎病毒特异性 IgM 抗体阳性提示近期有感染。

4) 病毒分离　早期取患儿唾液、血液、尿液作为标本,进行病毒分离实验,有助于诊断。

5. 治疗原则　目前无特殊治疗方法,以对症、支持治疗为主。对高热,并发睾丸炎者给予物理和药物降温,减轻腮腺肿大可用青黛散、紫金锭或如意金黄散局部外敷,发病期间可使用利巴韦林抗感染,每天 15 mg/kg 静脉滴注,疗程 5～7 天。

【常见护理诊断／问题】

1) 体温过高　与病毒感染有关。

2) 疼痛　与腮腺非化脓性炎症有关。

3) 潜在并发症:脑膜脑炎、睾丸炎、胰腺炎。

【护理措施】

1. 减轻痛苦　①给予清淡、易消化的半流食,避免进酸性食物,以免加剧腮腺疼痛。注意口腔黏膜的清洁卫生,进食后用生理盐水或 4% 硼酸溶液漱口。②腮腺肿大局部冷敷减轻炎症,也可用中药湿敷。

2. 维持体温正常　发热伴有并发症者应卧床休息。高热者给予物理或药物降温。

3. 监测病情变化　观察有无脑膜脑炎、睾丸炎、急性胰腺炎等临床现象,及时给予治疗和护理。发生睾丸炎时可用丁字带将阴囊托起,局部冷敷以减轻痛苦。

4. 预防感染传播　患儿隔离至腮腺肿大消退后 3 天,易感儿接触后应隔离观察 3 周。流行期间应加强托幼机构的晨检,居室注意通气、空气消毒,被褥暴晒。

5. 健康指导　宣传预防接种的重要性,易感儿可接种腮腺炎减毒活疫苗,腮腺炎传染性较强,且并发症较多,应向家长说明隔离治疗的重要性,使其能积极配合。无并发症的患儿可在家中接受治疗。指导家长做好隔离、发热、疼痛、饮食、清洁口腔、用药等护理,学会观察病情,若有并发症表现,应及时送医院就诊。

重点:流行性腮腺炎患儿的身体状况。

课堂互动
流行性腮腺炎患儿的腮腺肿大如何护理?

任务四　流行性乙型脑炎

流行性乙型脑炎(epidemic encephalitis B)简称乙脑,是由乙型脑炎病毒引起的一种急性传染病,本病经蚊虫传播,临床特征为高热、抽搐、意识障碍、呼吸衰竭等,病情重且预后较差,但自应用乙脑预防疫苗以来,发病率已明显降低。本病好发年龄为 2～6 岁,主要在夏季流行。

【病因】

乙型脑炎病毒属虫媒病毒 B 组,为 RNA 病毒,主要引起中枢神经系统感染,病毒在外界抵抗力不强,易被常用消毒剂杀灭,加热至 56 ℃、30 min 即可灭活。

【发病机制】

人体被带有乙型脑炎病毒的蚊虫叮咬后,病毒进入人体。当病毒进入血液循环即引起病毒血症。当机体抵抗力弱、病毒数量多、毒力强时,病毒通过血脑屏障进入中枢神经,引起中枢神经系统广泛损害。

【护理评估】

1. 健康史　询问患儿是否有蚊虫的接触史,有无发热、头痛、恶心和呕吐等症状;询问患儿的既往史及营养状况,有无接种乙型脑炎疫苗及接种时间。评估患儿的生命体征,如体温、呼吸、脉搏、神志等;观察患儿的神志、意识状态、有无意识障碍、智力发育障碍、失语等并发症表现。

重点:流行性乙型脑炎患儿的身体状况。

2. 身体状况　临床将本病分为潜伏期、前驱期、极期和后遗症期五期。

1) 潜伏期　4～21 天,一般为 10～14 天。

2) 前驱期　一般为 1～3 天,起病急,患儿有发热、寒战,伴头痛、恶心和呕吐等症状,少数患儿有嗜睡及轻度颈项强直。

3) 极期　持续 7 天左右,以脑实质受损为突出症状,主要表现有:①高热:体温高达 40 ℃ 以上,持续 7～10 天,体温越高,热程越长则病情越重。②意识障碍:是本病的常见症状,可表现为嗜睡、谵妄、昏迷和定向力障碍等,通常持续 1 周左右,重者可长达 1 个月以上。昏迷越深,持续时间越长,病情越严重。③惊厥:常见于重症患儿,反复频繁抽搐,多为四肢、全身的强直性阵挛性抽搐,历时数分钟和数十分钟不等,均伴有意识障碍。频繁抽搐可加重缺氧和脑实质损伤,导致中枢性呼吸衰竭。④呼吸衰竭:是本病主要的死亡原因,主要由于脑部广泛炎症、脑水肿、脑疝及颅内压增高等所致的中枢性呼吸衰竭。表现为呼吸表浅、节律不规则、潮式呼吸、叹息样呼吸等,最后呼吸停止。⑤其他神经系统表现:多在病程 10 天内出现,常表现浅反射减弱、消失,深反射先亢进后消失;出现病理反射如巴氏征阳性;其他神经受损体征因病变部位和程度不同而异,可出现如失语、听觉障碍、大小便失禁或尿潴留等神经症状。

4) 恢复期　一般 14 天左右完全恢复。多数体温逐渐下降至正常,抽搐减轻或停止,神经症状好转。少数重症患儿仍有语言障碍、吞咽障碍、神志不清、四肢僵硬等,需 1～6 个月逐渐恢复。

5) 后遗症期　有 8%～20% 的重症患儿在发病半年后仍留有神经精神症状,主要表现为意识障碍、智力发育障碍、失语、癫痫发作等。

3. 心理-社会支持状况　了解家庭及社区对疾病的认知程度、防治态度、预防措施;评估患儿及家长的心理状况、对疾病的应对方式。

4. 辅助检查

1) 血常规　白细胞总数增高,病初中性粒细胞大于 0.80。

2) 脑脊液　压力高,外观无色透明或微混浊,白细胞计数轻度增加,早期以中性粒细胞为主,后期淋巴细胞为主。蛋白轻度增高,糖正常或偏高,氯化物正常。

3) 血清学检查　乙脑病毒特异性 IgM 抗体在病后第 4 天出现阳性,2 周达到高峰,可作为早期诊断指标。

5. 治疗原则　目前尚无特效抗病毒药,主要是对症治疗。处理好高热,惊厥、呼吸衰竭等危重症状是抢救患儿的关键。

1) 降温　可采用物理降温为主和药物降温为辅,使肛温控制在 38 ℃ 左右。药物降温可用安乃近肌内注射或 25% 安乃近溶液滴鼻,高热伴惊厥者可用亚冬眠疗法。

2) 抗惊厥　惊厥反复发生或持续发作会加重脑损伤和脑缺氧,所以控制惊厥尤为重要。可选用地西泮肌内注射或缓慢静脉注射,苯巴比妥肌内注射或 10% 水合氯醛保留灌肠。

3) 防止呼吸衰竭 颅内压增高、脑水肿、脑疝等均可致中枢性呼吸衰竭。选用20%甘露醇、酚妥拉明静脉注射降低颅内压、减轻脑水肿、改善微循环。发生中枢性呼吸衰竭时可用呼吸兴奋剂,必要时还可选用东莨菪碱改善微循环。

【常见护理诊断/问题】

1) 体温过高 与乙型脑炎感染病毒有关。

2) 急性意识障碍 与脑水肿、脑实质炎症有关。

3) 潜在并发症:惊厥、呼吸衰竭。

【护理措施】

1. 维持正常体温 卧床休息,保持室内温度,补充水分、电解质和维生素,密切观察患儿的体温变化,及时采取有效降温措施,高热患儿可采用头部放置冰袋、酒精擦拭、冷盐水灌肠等。降温过程中注意观察生命体征,出汗较多时,应及时更换衣服和被褥。

2. 控制惊厥 密切观察患儿病情,如出现烦躁不安,两眼凝视,口角抽动,肌张力增高等惊厥先兆表现,应立即通知医师配合抢救,让患儿取平卧位,头偏向一侧,清除口鼻分泌物,用开口器打开口腔将牙垫置于患儿龋齿间,防止咬伤舌头,以防止舌后坠阻塞呼吸道。同时遵医嘱使用地西泮静注。

3. 防止呼吸衰竭 密切观察患儿生命体征,保持呼吸道通畅,备好抢救药和器械。使用脱水剂时,注意观察药物疗效及不良反应。

4. 保持呼吸道通畅 促进分泌物的有效排出,指导患儿进行有效咳嗽,协助翻身、拍背。定时雾化吸入湿化痰液,必要时用吸引器吸痰,同时给氧以减轻脑损伤,必要时行气管切开术。

> **课堂互动**
> 如何进行流行性乙型脑炎患儿的病情观察和抢救护理?

5. 心理护理 向家长介绍疾病的有关知识,积极配合治疗和护理,加强患儿和家长的相互沟通,耐心倾听增强信任感和安全感,建立良好的护患关系,减轻紧张焦虑情绪。

6. 健康指导

1) 留有后遗症的患儿,应向其说明坚持康复训练和治疗的意义。鼓励患儿及家长积极配合,并教会家长相关的康复技术,如肢体功能锻炼、语言训练等。

2) 夏秋季是乙脑高发季节,大力开展社区预防乙脑的防蚊、灭蚊宣传工作。乙脑流行季节居室应安装纱门,并使用驱蚊油、蚊帐等,在乙脑流行季节前1个月接种乙型脑炎疫苗可有效预防乙脑的发生。

任务五 中毒型细菌性痢疾

中毒型细菌性痢疾是急性细菌性痢疾的危重型肠道传染病。临床以起病急骤、高热、嗜睡、反复惊厥、迅速发生休克为特征,病死率高。通过消化道传播,是痢疾患者及带菌者的主要传染源。主要流行于夏、秋季,多见于2~7岁体质较好的儿童。

【病因】

本病的病原体为痢疾杆菌,该菌属志贺菌属,志贺菌属有4个亚群,我国以福氏菌感染多见。痢疾杆菌抵抗外界的能力较强,对各种消毒药物均敏感,耐热耐湿,但加热60 ℃,10 min可灭活。

【发病机制】

目前尚不明确,可能与机体对细菌毒素异常敏感有关。志贺菌侵入人体后,迅速繁殖并裂解,产生大量的内毒素和少量的外毒素,形成内毒素血症,引起全身微循环障碍,产生休克、脑水肿、DIC等。

【护理评估】

1. 健康史 询问患儿是否有中毒型细菌性痢疾的接触史及接触的时间,有无发热、头痛、恶心和呕吐等症状;询问患儿的既往史、营养状况、近日饮食种类、日常卫生情况。评估患儿的生命体征,如体温、呼吸、脉搏、神志等;观察患儿的神志、意识状态及瞳孔大小。

2. 身体状况 中毒型细菌性痢疾可以一起病迅速发展成全身中毒症状。根据其临床表现可分为四型。

1)休克型 主要表现为感染性休克。初期精神萎靡,面色灰白,四肢湿冷,脉搏细速,呼吸加快,后期出现青紫,血压下降或测不出,少尿无尿,心音低钝,并可伴有心肺及肾脏等多器官功能不完全的表现。

2)脑型 因脑缺氧、水肿而发生反复惊厥、昏迷和呼吸衰竭。大多数无肠道症状,开始前后神志清楚,很快昏迷,继之呼吸节律不齐、双瞳孔大小不等、对光反射迟钝或消失。此型较严重,病死率高。

课堂互动
中毒型细菌性痢疾患儿四种类型的临床表现有何区别?

3)肺型 又称呼吸窘迫综合征,以肺微循环障碍为主。病情危重,死亡率高。

4)混合型 合并有 2 型或 3 型以上表现,病情最严重,死亡率最高。

3. 心理-社会支持状况 了解家庭及社区对疾病的认知程度、防治态度、预防措施;评估患儿及家长的心理状况、对疾病的应对方式。

4. 辅助检查

1)血常规 血清白细胞总数和中性粒细胞增高。

2)大便常规 病初可正常,以后出现黏液脓血便,镜检可见大量脓细胞、红细胞和吞噬细胞。

3)大便培养 可分离出志贺菌属痢疾杆菌。

5. 治疗原则

1)降温止惊 可采用物理、药物降温或亚冬眠疗法。惊厥不止者,首选地西泮 0.3 mg/kg 肌内注射或静脉注射;或用水合氯醛 40~60 mg/kg 保留灌肠;或苯巴比妥 5 mg/kg 肌内注射。

2)抗休克治疗 扩充血容量,纠正酸中毒,维持水、电解质和酸碱平衡,改善微循环,可及早应用糖皮质激素。

3)防治脑水肿和呼吸衰竭 吸氧,保持呼吸道畅通。降低颅内压首选 20% 甘露醇,每次 0.5~1 g/kg,静脉滴注,每 6~8 h 1 次,疗程 3~5 天,或交替使用利尿剂;可短期应用地塞米松静脉注射,若出现呼吸衰竭应尽早使用呼吸机。

4)控制感染 通常选用阿米卡星(丁胺卡那霉素)、头孢噻肟钠或头孢曲松钠等抗生素联合静脉滴注。

【常见护理诊断/问题】

1)体温过高 与内毒素血症有关。

2)组织灌注量改变 与微循环障碍有关。

3)焦虑 与病情危重有关。

4)潜在并发症:脑水肿、呼吸衰竭等。

【护理措施】

1. 维持正常体温 监测体温,高热时可采用温水浴、酒精擦浴、冰袋冷敷等物理降温方法,必要时遵医嘱采用药物降温或亚冬眠疗法。保持室内通风透气,温湿度适宜。

2. 腹泻护理 给予营养丰富、易消化的流食或半流食,多饮水,促进毒素的排出。勤换尿布,便后及时清洗,预防臀红。

3. 维持有效血液循环 患儿取平卧位或中凹卧位,密切监测生命体征、神志、面色、肢端温度、尿量等变化,适当保暖。迅速建立并维持静脉通道,遵医嘱进行抗休克治疗。

4. 预防感染传播 采取消化道隔离。指导家长对患儿的食具要煮沸消毒 15 min,患儿的尿布、便器、大便应及时消毒处理。向家长解释消毒隔离的重要性,指导具体消毒方法。

5. 心理护理 评估患儿及家长的心理状态,多与家长沟通,解释病情变化,缓解焦虑、紧张情绪。

6. 健康指导 加强卫生宣教,如定期对饮食行业和托幼机构员工进行大便培养,及早发现带菌者并予以治疗。向患儿及家长进行卫生宣教,提高保健意识。搞好环境卫生,加强水源、饮食及粪便管理,积极灭蝇等。

任务六 结 核 病

一、概述

结核病是由结核分枝杆菌引起的一种慢性感染性疾病,可累及全身各器官。以原发型肺结核最常见,病重者可出现血行播散,引起粟粒型结核或结核性脑膜炎。结核性脑膜炎是结核病患儿死亡的主要原因。

【病因】

结核杆菌属于分枝杆菌属,为需氧菌,具有抗酸性。对机体具有致病性的主要是人型和牛型结核杆菌。结核杆菌在阴湿环境中可存活 5 个月以上,冰冻 1 年后仍具有致病力;但对温热敏感性较强,65 ℃、30 min 可灭活。干热 100 ℃、20 min 灭活。最简易的灭菌方法是将痰液吐在纸上直接焚烧。

【流行病学】

1. 传染源 开放性肺结核病患者是主要传染源。

2. 传播途径 呼吸道为主要传染途径,少数经消化道传染者,经皮肤或胎盘传染者少见。

3. 易感染人群 生活贫困、营养不良、居住拥挤、卫生环境差等是导致结核病的原因,新生儿对结核杆菌非常易感,属于易感染人群。

【发病机制】

小儿被结核杆菌感染后,在产生免疫力的同时,也发生变态反应,这是同一细胞免疫过程的两种不同表现。

巨噬细胞吞噬侵入人体的结核杆菌后,将抗原信息传递给 T 淋巴细胞,经过细胞免疫反应,可最终消灭结核杆菌,但也可导致宿主细胞和组织破坏。当免疫反应不足以杀灭结核杆菌时,结核杆菌可通过巨噬细胞经淋巴管扩散到淋巴结。

迟发型变态反应是宿主对结核杆菌及其产物的超常免疫反应。机体初次感染结核杆菌 4~8 周后,通过致敏的 T 淋巴细胞产生迟发型变态反应,此时做结核菌素试验可呈阳性反应。还可能表现为多发性关节炎、皮肤结节性红斑及疱疹性结膜炎等变态反应。

感染结核杆菌后机体获得免疫力,90%的小儿可终身不发病;5%因免疫力低下当即发病,即为原发型肺结核,另外 5%仅于日后免疫力低下时才发病,称为继发性肺结核,是成人肺结核的主要类型。

【辅助检查】

1. 结核菌素试验

小儿被结核杆菌感染 4~8 周后,做结核菌素试验可呈阳性反应。

1)试验方法 在左前臂掌侧中、下 1/3 交界处将结核菌素纯蛋白衍生物(PPD)0.1 mL(含结核菌素 5 单位)皮内注射,使之形成直径 6~10 mm 的皮丘,48~72 h 后观察结果,测量局部硬结的大小,单位为 mm,见表 17-1。

表 17-1 PPD 试验判定标准

结果	红肿硬结直径/mm	记录符号
阴性	无硬结	—
阳性	硬结红硬,平均直径 5~9 mm	(弱)+

结果	红肿硬结直径/mm	记录符号
	硬结红硬,平均直径 10~19 mm	(中)++
	硬结红硬,平均直径>20 mm	(强)+++
	除硬结外,还有水疱、坏死或淋巴管炎	(极强)++++

2)临床意义

(1)阳性反应见于 ①接种卡介苗后;②儿童无明显症状呈阳性反应者,表示曾受过结核杆菌感染,但不一定有活动病灶;③3 岁以下(尤其 1 岁以下)小儿未接种过卡介苗的,表示体内有新的结核病灶,年龄越小,活动性结核可能性越大;④由阴性转为阳性,或反应强度从原来直径小于10 mm 增至大于 10 mm,且增加的幅度为 6 mm 以上,表示近来有感染;⑤强阳性反应,表示体内有活动性结核病。

(2)阴性反应见于 ①未感染过结核杆菌;②结核迟发型变态反应前期(初次感染后 4~8 周内);③假阴性反应机体免疫功能受抑制或低下时,如重症结核病、水痘、风疹、麻疹、应用糖皮质激素、原发或继发免疫缺陷病或其他免疫抑制剂治疗期内;④技术误差或结核菌素失效。

2. 实验室检查

1)结核杆菌检查 从痰液、脑脊液、浆膜腔液中找到结核杆菌具有重要确诊意义。

2)生物学基因及免疫学检查 作为结核病检测结核杆菌方法或辅助诊断指标。

3)血沉 小儿结核病活动性增快。

> **课堂互动**
> 分组讨论结核菌素试验阳性反应和阴性反应的临床意义。

3. 影像学检查

1)X 线检查 是筛查小儿结核病的重要手段之一,可了解结核病灶的性质、范围、类型、病灶活动和进展情况,还可观察治疗效果。

2)计算机断层扫描 胸部 CT 检查有利于发现隐蔽区病灶。

【预防】

1. 控制传染源 小儿结核病的主要传染源是结核杆菌涂片阳性患者,预防小儿结核病传播的根本措施是早期发现并合理治疗结核杆菌涂片阳性患者。

2. 普及卡介苗接种 预防小儿结核病最有效的措施是接种卡介苗。我国计划免疫要求全国城乡普及新生儿卡介苗接种,出现以下情况禁止接种卡介苗:①结核菌素试验阳性者;②患有全身性皮肤病或注射部位有湿疹;③先天性胸腺发育不全或严重免疫缺陷患儿;④急性传染病恢复期。

3. 化学药物预防 主要用异烟肼 10 mg/(kg·d),每日不超过 300 mg,疗程 6~9 个月;或异烟肼 10 mg/(kg·d)联合利福平 10 mg/(kg·d),疗程 3 个月。

【治疗原则】

1. 一般治疗 加强营养,给予高热量、高蛋白和高维生素食物。居室应空气流通、阳光充足,避免接触麻疹、百日咳等急性传染病患儿。

2. 抗结核病药的使用 结核病的控制起决定性作用的是抗结核病药的应用,遵循早期用药、规律用药、联合用药、适宜剂量、坚持全程、分段治疗的用药原则。

3. 抗结核病药的种类

1)杀菌药 ①全杀菌药:异烟肼(INH 或 H)和利福平(RFP 或 R)。②半杀菌药:链霉素(SM 或 S)和吡嗪酰胺(PZA 或 Z)。

2)抑菌药 乙胺丁醇(EMB)及乙硫异烟胺(ETH)。

3)几种新型抗结核病药 ①老药的复合剂型:如 rifamate(内含 INH 和 RFP)、rifater(内含INH、RFP 和 PZA)。②老药的衍生物如利福喷汀。③新的化学制剂:如力排肺疾。

4. 化疗方案

1）普通疗法 常用于症状不明显的原发型肺结核。每日服用异烟肼、利福平和（或）乙胺丁醇,疗程9～12个月。

2）两阶段疗法 用于活动性肺结核、急性粟粒型结核病及结核性脑膜炎患儿。包括强化治疗阶段和巩固治疗阶段。①强化治疗阶段:3～4种杀菌药联合应用,一般需3～4个月,短程疗法时为2个月。②巩固治疗阶段:联用2种抗结核病药,目的在于杀灭持续存在的结核杆菌以巩固疗效,防止复发。一般需12～18个月,短程疗法时需4个月。

3）短程疗法 直接监督下服药与短程化疗是WHO提倡的治愈结核病患者的重要策略,为结核病现代化疗的重大进展。有以下几种6个月短程化疗方案:①2HRZ/4HR。②2EHRZ/4HR。③2SHRZ/4HR(数字为月数),若无PZA则将疗程延长至9个月。

二、原发型肺结核

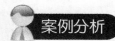 案例分析

患儿,男,4岁,1个月来烦躁易哭,消瘦,疲乏,饮食少,偶有低热。查体:体温38.2 ℃,脉搏95次/分,呼吸27次/分,面色淡黄,精神萎靡,颈部淋巴结肿大,肺部听诊无啰音,肝肿大,结核菌素试验(＋＋),胸片可见典型哑铃状阴影。

问题:1.该患儿可能的医疗诊断是什么?

2.该患儿有哪些护理问题?

3.护士应配合医生对患儿采取哪些护理措施?

原发型肺结核是指结核杆菌初次侵入肺部发生的原感染,是小儿肺结核的主要类型,包括原发综合征和支气管淋巴结结核。

【病理改变】

原发病灶以右侧多见。基本病理改变为渗出、增殖、坏死。典型的原发综合征由3部分组成,即肺部原发病灶、肿大的淋巴结和两者相连的发炎淋巴管。支气管淋巴结结核以胸腔内肿大的淋巴结为主。

原发型肺结核的病理转归:①吸收好转:病变完全吸收,钙化或硬结,是小儿结核病的特点之一。②病变进展:可产生空洞、支气管内膜结核或干酪性肺炎、支气管淋巴结肿大造成肺不张或阻塞性肺气肿、结核性胸膜炎等。③病变恶化:血行播散导致急性粟粒性肺结核或全身性粟粒性结核病。

【护理评估】

1. 健康史 询问患儿是否有肺结核的接触史及接触的时间;询问患儿的既往史、营养状况、近来有无低热、食欲缺乏、消瘦、盗汗、疲乏等结核中毒症状。评估患儿的生命体征,如体温、呼吸、脉搏、神志等;观察患儿的食欲、睡眠及精神状态。

2. 身体状况 症状轻重不一,起病缓慢,可有低热、食欲缺乏、消瘦、盗汗、疲乏等结核中毒症状。婴幼儿及症状较重者起病急,表现为突然高热,可达39～40 ℃,并伴有结核中毒症状,干咳和轻度呼吸困难是最常见的症状。

> **课堂互动**
> 小儿肺结核和成人肺结核临床表现的比较?

婴儿可表现为体重不增或生长发育障碍。部分小儿可出现疱疹性结膜炎、皮肤结节性红斑或多发性一过性关节炎。当胸内淋巴结高度肿大时,可产生压迫症状,出现声音嘶哑、喘鸣、百日咳样痉挛性咳嗽、胸部颈静脉怒张等。体检可见周围淋巴结有不同程度肿大,肺部体征不明显,与肺内病变不一致。婴儿可伴肝脏肿大。

3. 心理-社会支持状况 因本病是传染性疾病,病情重,病程长,家长缺乏对疾病相关知识的了解,担心患儿的预后,因此产生恐惧、焦虑、自责等心理反应。

4. 辅助检查

1) X 线检查　原发综合征 X 线胸片呈典型哑铃状"双极影"。支气管淋巴结结核表现为肺门淋巴结肿大,在肺门处有圆形或椭圆形的结节状阴影。

2) 结核菌素试验　若呈强阳性或由阴性转为阳性需做进一步检查。

5. 治疗原则　杀灭病灶中的结核杆菌,防止血行播散。无明显症状的原发型肺结核患儿,选用标准疗法。活动性原发型肺结核宜采用直接督导下短程化疗。常用方案为 2HRZ/4HR。

【常见护理诊断/问题】

1) 营养失调:低于机体需要量　与疾病消耗与食饮下降有关。

2) 活动无耐力　与结核杆菌感染中毒有关。

3) 焦虑　与患儿被隔离、活动受限、学业中断及经济压力大有关。

4) 知识缺乏:家长和患儿缺乏结核病防治的相关知识。

5) 潜在并发症:药物的不良反应。

【护理措施】

重点:小儿肺结核的护理措施。

1. 饮食护理　应给予患儿高热量、高蛋白、高维生素、富含钙质的食物,以增强机体抵抗力,促进病灶愈合。同时要注意食物的色、香、味,以增加患儿食欲。

2. 生活护理　居室阳光充足,空气新鲜。保证充足睡眠,有发热和中毒症状的患儿应卧床休息,减少体力消耗;病情稳定时可进行适当的户外活动,但要避免受凉引起呼吸道感染。肺结核患儿出汗多,及时更换衣服和床单,注意做好皮肤护理。

3. 药物应用护理　遵医嘱进行药物治疗,注意正确的给药方法,督促患儿服药。密切观察药物不良反应,如肝、肾功能的变化,有无耳鸣、眩晕、视力减退、视野缺损,手足有无麻木、针刺感或烧灼感等,出现上述症状时要及时报告医生并协助医生进行处理。

4. 预防感染传播　活动期应采取隔离措施。医护人员要戴帽子、口罩,穿隔离衣。对患儿的呼吸道分泌物、痰杯、餐具及污染的衣物等要进行消毒处理。避免与麻疹、百日咳等急性传染病患儿接触。

5. 心理护理　了解患儿与家长的心理状态,相互沟通,做好心理疏导,减轻家长及患儿的心理压力。

6. 健康指导

1) 向家长讲解结核病的病因、传播途径及消毒隔离的重要性,避免患儿与开放性肺结核患者接触。

2) 告诉家长坚持全程正规服药是治愈结核病的关键。教会家长观察药物的不良反应,出现异常及时与医护人员联系。

3) 指导家长做好患儿的生活护理和饮食护理,新鲜的空气、充足的营养、必要的休息等是患儿康复的重要条件。

4) 注意定期复查,了解药物疗效和治疗情况,以便酌情调整治疗方案。

三、结核性脑膜炎

结核性脑膜炎(tuberculous meningitis)简称结脑,是结核杆菌侵犯脑膜所引起的炎症,为血行播散所致的全身性粟粒性结核病的一部分,是小儿结核病中最严重的类型。好发于冬、春季,常在结核原发感染后 1 年内发生,尤其在初染结核 3~6 个月最易发生,多见于 3 岁以下婴幼儿,病死率及后遗症发生率均较高。自普及卡介苗接种和有效抗结核病药应用以来,本病的发病率较过去明显降低,预后也有很大改观。

【发病机制】

结核性脑膜炎是全身性粟粒性结核病的一部分,通过血行播散而来。婴幼儿中枢神经系统发育未成熟,血脑屏障功能差,免疫功能低下等易导致该病的易发。结核性脑膜炎也可由脑实质或脑膜的结核病灶破溃,结核杆菌进入蛛网膜下腔及脑脊液所引起。

NOTE

【护理评估】

1. 健康史 询问患儿是否有结核病的接触史及接触的时间;询问患儿的既往史、营养状况、近来有无低热、食欲缺乏、烦躁、喜哭、易怒、盗汗、疲乏等症状。评估患儿的生命体征,如体温、呼吸、脉搏、神志等;观察患儿的颅内压增高和昏迷的症状。

2. 身体状况 典型结核性脑膜炎多起病缓慢,临床表现分为三期。

1)早期(前驱期) 1~2周,主要症状为小儿性格改变,如表情呆滞、少言、懒动、烦躁、喜哭、易怒、睡眠不安等,同时有低热、纳差、消瘦、呕吐、便秘(婴儿可为腹泻)。年长儿可诉头痛,婴儿则为凝视、嗜睡或发育迟滞等。

2)中期(脑膜刺激期) 1~2周,因颅内压增高出现剧烈头痛、喷射性呕吐、嗜睡或烦躁不安、惊厥等,体温进一步升高,脑膜刺激征(颈项强直、凯尔尼格征、布鲁津斯基征)阳性。婴幼儿则表现为前囟膨隆、颅缝裂开。此期还可出现颅神经障碍,最常见为面神经瘫痪,部分患儿可出现脑炎体征。眼底检查可见视神经炎、视乳头水肿或粟粒状结核结节。

3)晚期(昏迷期) 1~3周,以上症状逐渐加重,由意识蒙眬、半昏迷进入昏迷状态,频繁惊厥发作,患儿极度消瘦,呈舟状腹,出现水、盐代谢紊乱,最终因颅内压急剧增高导致脑疝而死亡。

4)并发症及后遗症 最常见的并发症为脑出血、脑积水、脑实质损害及颅神经障碍。前3种是导致结核性脑膜炎死亡的主要原因。结核性脑膜炎早期后遗症较少,晚期后遗症者发生约占2/3。严重后遗症为脑积水、智力低下、失明、失语、肢体瘫痪、癫痫及尿崩症等。

3. 心理-社会支持状况 由于患儿多为婴幼儿,病情重,病程长,家长缺乏对疾病相关知识的了解,担心患儿的预后,因此产生恐惧、焦虑、自责等心理反应。

4. 辅助检查

1)脑脊液检查 对本病的诊断极为重要。脑脊液压力增高,外观透明或呈毛玻璃样,静置12~24 h后,可有蜘蛛网状薄膜形成,取之涂片检查,结核杆菌检出率较高。白细胞数(50~500)$\times 10^6$/L,分类以淋巴细胞为主。糖和氯化物含量均降低是结核性脑膜炎的典型改变。蛋白定量增加,一般为1.0~3.0 g/L,脑脊液结核杆菌培养阳性即可确诊。

2)结核菌素试验 阳性对诊断很有帮助,但高达50%的患儿结核菌素试验阴性。

3)X线检查 有血行播散性结核病对确诊结核性脑膜炎有价值。约85%结核性脑膜炎患儿的胸片有结核病改变,其中90%为活动性病变,呈粟粒性肺结核者占48%。

5. 治疗原则 主要抓住2个环节:抗结核治疗和降低颅内压。

1)抗结核治疗 分两个阶段治疗,联合应用易透过血脑屏障的杀菌的抗结核病药。①强化治疗阶段:联用异烟肼、利福平、链霉素和吡嗪酰胺,疗程3~4个月;②巩固治疗阶段:继续用异烟肼和利福平9~12个月,或脑脊液正常后继续治疗6个月,总疗程不少于12个月。

> **课堂互动**
> 结核性脑膜炎治疗为什么要选用易透过血脑屏障、杀菌的抗结核药?

2)降低颅内压 ①脱水剂:常用20%甘露醇,于30 min内快速静脉滴入。②利尿剂:停用甘露醇前1~2天应用利尿剂和乙酰唑胺。③糖皮质激素:可迅速缓解结核中毒症状,并能抑制炎症渗出、改善毛细血管通透性、减轻脑水肿,同时可减轻粘连,减少脑积水的发生。常用泼尼松1~2 mg/(kg·d)(<45 mg/d),1个月后逐渐减量,疗程8~12周。④侧脑室穿刺引流:适用于急性脑积水或慢性脑积水急性发作而其他降颅压措施无效或疑有脑疝患儿。

【常见护理诊断/问题】

1)潜在并发症:颅内压增高。

2)有皮肤完整性受损的危险 与长期卧床、排泄物刺激有关。

3)焦虑 与病情危重、预后较差有关。

4)知识缺乏:家长缺乏对结核性脑膜炎相关知识的了解。

【护理措施】

1. 密切观察病情变化,防止颅内压增高 密切观察体温、脉搏、呼吸、神志、囟门、双侧瞳孔大小及对光反射情况,能够早期发现颅内压增高或脑疝,配合医生进行抢救。

2. 饮食护理 为患儿提供足够热量、蛋白质及维生素的食物,进食宜少量多餐,耐心喂养。对昏迷不能吞咽患儿可鼻饲或遵医嘱给予静脉营养支持。

3. 皮肤黏膜的护理 防止压疮和继发感染。大小便后要及时更换尿布,清洗臀部、会阴。昏迷及瘫痪患儿应每 2 h 翻身、拍背 1 次。骨突处垫气垫或软垫,做局部按摩。昏迷时眼不能闭合患儿,可涂眼膏并用纱布覆盖以保护角膜。呕吐后及时清除口角、颈部、耳部的残留物,每日清洁口腔 2~3 次以预防口腔溃疡的发生。

4. 心理护理 结核性脑膜炎病程长、病情重,疾病和治疗给患儿带来很多痛苦,也给家长带来沉重的压力。护理人员应加强与患儿家长的沟通,及时了解他们的心理状态,做好心理疏导工作。关怀体贴患儿,及时为患儿解除不适。家长对患儿的预后尤为担心,护理人员要耐心解释,必要时给予心理支持。

5. 健康指导

(1) 告知家长要有长期治疗的思想准备,坚持全程治疗,合理用药。

(2) 教会家长观察病情变化及药物不良反应。

(3) 对留有后遗症的病儿要尽早进行康复治疗和训练。

任务七 手 足 口 病

手足口病(hand-foot mouth disease,HFMD)是由肠道病毒引起的急性传染病,致死原因主要为脑干炎及神经源性肺水肿。临床主要表现为手、足、口腔等部位的斑丘疹、疱疹等症状。偶见脑膜炎、脑炎、脑脊髓、肺水肿、循环障碍等症状。

【病因】

引起手足口病的肠道病毒以肠道病毒 71 型(EV71)、柯萨奇 A 组 16 型(CoxA16)多见。其中,重症病例多由 EV71 感染引起。本任务主要介绍由 EV71 感染引起的手足口病。

【流行病学】

感染了 EV71 的患者会经唾液、口鼻分泌物或粪便排出病毒,所以粪-口传播、飞沫传播或密切接触传播为主要传播途径。患者和隐形感染者均为传染源。本病学龄前儿童多见,尤以 3 岁婴幼儿发病率高。

【发病机制】

EV71 侵入人体后,主要在咽部或小肠黏膜等上皮细胞和局部淋巴组织繁殖。大部分患儿为隐形感染,产生特异性抗体。少数患儿当机体抵抗力低下时,病毒进入血液产生病毒,进而侵犯不同靶器官造成感染的播散。

【护理评估】

1. 健康史 询问患儿日常生活习惯,个人卫生情况;询问患儿的既往史、营养状况、近来有无低热、食欲缺乏、烦躁、手、足、口部位有无皮疹等症状。评估患儿的生命体征,如体温、呼吸、脉搏、神志等;观察患儿皮疹的颜色、性质、部位、有无并发症。

2. 身体状况 潜伏期多为 2~10 天,平均为 3~5 天。根据临床表现,将 EV71 感染分为以下 5 期。

1) 第一期(手足口出疹期) 起病急,主要表现为发热,手、足、口、臀等部位出疹(斑丘疹、丘疹、小疱疹),疱疹周围可有炎性红晕,疱疹内液体较少。可伴有咳嗽、流涕、食欲缺乏等症状。少数患儿仅表现为皮疹或疱疹性咽峡炎,个别患儿可无皮疹。绝大多数患儿在 1 周内痊愈,预后良好。

2) 第二期(神经系统受累期) 多发生在 1~5 天内,少数患儿可出现中枢神经系统损害,表现为精神差、烦躁、易惊、嗜睡、头痛、呕吐、肢体抖动、颈项强直等。大多数患儿可痊愈。

3）第三期（心肺功能衰竭前期）　多发生在 5 天内。表现为呼吸、心率增快，出冷汗，皮肤花纹，面色苍灰，四肢发凉，指（趾）发绀，血压升高，血糖升高。及时发现上述表现并正确治疗，是降低病死率的关键。

4）第四期（心脏功能衰竭期）　此期患儿易出现心肺功能衰竭，病死率较高。表现为呼吸表浅，心动过速或过缓，口唇发绀，咳粉红色泡沫样痰或血性液体，持续血压降低或休克。

5）第五期（恢复期）　体温逐渐恢复正常，神经系统受累症状和心肺功能逐渐恢复，部分可遗留神经系统后遗症。

3. 心理-社会支持状况　家长缺乏对疾病相关知识的了解和基础护理。此病属于传染性疾病，家长担心患儿的预后，因此产生恐惧、焦虑、紧张等心理反应。

4. 辅助检查

1）血常规　白细胞计数正常或降低，病情危重者白细胞计数可明显升高。

2）脑脊液检查　外观清亮，压力高，白细胞数增多，以单核细胞为主，蛋白正常或轻度增多，糖和氯化物正常。

3）血清学检查　急性期与恢复期血清 EV71 肠道病毒中和抗体升高 4 倍以上。

5. 治疗原则

1）普通病例　无须住院治疗者，注意隔离，避免交叉感染。注意休息，清淡饮食，做好口腔和皮肤护理。

2）重症病例　使用甘露醇等脱水利尿剂降低颅内高压；及时应用血管活性药物，同时给予氧气和呼吸支持治疗，应用丙种球蛋白、糖皮质激素；根据病情应用呼吸机，进行正压通气或高频通气。

3）恢复期治疗　基于支持疗法，促进各脏器功能恢复；肢体功能障碍者给予康复治疗。

【常见护理诊断/问题】

1）体温过高　与病毒感染有关。

2）皮肤完整性受损　与病毒引起的皮损有关。

3）潜在并发症：肺水肿、脑膜炎、呼吸衰竭、心力衰竭。

【护理措施】

1. 维持正常体温　保持室内温度适宜，鼓励患儿多饮水，患儿汗湿的衣被及时更换，保持皮肤清洁、干燥。密切监测患儿体温并记录，及时采取物理降温或药物降温。

2. 生活护理　给予患儿易消化流食或半流食，以减少对口腔黏膜的刺激。保持口腔清洁，进食前用生理盐水漱口。有口腔溃疡的患儿可将维生素 B_2 粉剂直接涂于口腔糜烂部位，或涂以碘甘油消炎止痛，促进溃疡面愈合。

3. 皮肤护理　保持患儿衣物清洁，剪短指甲以免抓破皮疹。手足部疱疹未破溃疡处涂炉甘石洗剂或碳酸氢钠溶液；疱疹已被破溃者，局部用抗生素软膏。患儿臀部有皮疹的，保持局部清洁、干燥，及时清理大、小便。

> **课堂互动**
> 手足口病患儿如何进行皮肤护理？

4. 病情观察　密切观察病情，若患儿出现烦躁不安、嗜睡、肢体抖动等保持呼吸通畅，积极控制颅内压，静脉使用丙种球蛋白治疗或用脱水剂等治疗，可酌情使用糖皮质激素。注意观察药物的作用及不良反应。

5. 消毒隔离　病房每天开窗通风 2 次，定时消毒室内空气。医护人员接触患儿时要洗手，尽量减少陪护人员及探视人员。

6. 健康指导　应向家长介绍手足口病的流行特点、临床表现及预防措施。流行期间不要带孩子到公共场所，并教会孩子养成良好的卫生习惯，加强体育锻炼，教会家长做好口腔护理、皮肤护理及病情观察，如有病情变化应及时到医院治疗。

任务八 寄生虫病

寄生虫病(parasitic disease)是儿童时期的常见病,对儿童的健康危害大,轻者出现消化不良、营养障碍等症状,严重者可致全身或重要器官的损害,故应重视寄生虫病的防治。

一、蛔虫病

蛔虫病是蛔虫寄生于人体小肠内引起的疾病。儿童由于食入感染期虫卵而被感染,是小儿最常见的寄生虫疾病之一。轻者多无明显症状,严重者可出现胆道蛔虫病、肠梗阻等严重并发症。

【病因和流行病学】

蛔虫是寄生在肠道中最大的线虫,雌雄同体,形似蚯蚓。成虫寄生于人体小肠,雌虫每日产卵 20 万个,随粪便排出体外,在适宜环境下 5～10 天发育成熟具有感染性。虫卵被人食入后,幼虫破卵侵入肠壁经门静脉系统移行至肝脏,经右心、肺泡腔、支气管、气管到咽部再次被吞咽至小肠并逐步发育成熟为成虫。自人体感染到雌虫产卵需 2～3 个月,雌虫寿命为 1～2 年。蛔虫患者是主要传染源,消化道传播是主要传染途径。蛔虫病的感染率农村高于城市,儿童高于成人。

【护理评估】

1. 健康史 询问患儿出生地,日常生活习惯,个人卫生情况;询问患儿的既往史、营养状况、近来有无低热、食欲缺乏、腹胀、腹痛、有无皮疹等症状。评估患儿的生命体征,如体温、呼吸、脉搏、神志等;观察患儿的食欲、腹胀、腹痛及有无并发症。

2. 身体状况

1) 幼虫移行引起的症状 ①蛔虫卵移行至肺可引起蛔幼性肺炎或蛔虫性嗜酸性粒细胞性肺炎,表现为干咳、胸闷、血丝痰或哮喘样症状,血嗜酸性粒细胞增多,肺部体征不明显,X 线胸片可见肺部小片状灶性阴影,但病灶易变或很快消失。②严重感染时,幼虫可侵入脑、肝、脾、肾、甲状腺和眼,引起相应的临床表现。

> **课堂互动**
> 幼虫移行引起的症状和成虫寄生引起的症状的临床表现有何不同?

2) 成虫寄生引起的症状 轻者无任何症状,大量蛔虫感染可引起食欲缺乏或多食易饥,异食癖等;常有腹痛,位于脐周,不剧烈,喜按揉;部分患儿烦躁、易惊或萎靡、磨牙,严重者可造成营养不良,影响生长发育。

3) 并发症

(1) 胆道蛔虫症 最常见的并发症,表现为突起剧烈腹部绞痛,以剑突下右侧为主,屈体弯腰、坐卧不安、伴恶心呕吐,可吐出胆汁或蛔虫。腹部检查无明显阳性体征或仅有右上腹压痛。部分患儿可发生胆道感染,出现发热、黄疸、外周血白细胞数增高。

(2) 蛔虫性肠梗阻 因蛔虫扭曲成团堵塞肠管或蛔虫毒素刺激肠壁引起肠蠕动障碍所致。大部分为机械性或不完全性肠梗阻。常起病急骤,表现为脐周或右下腹阵发性剧痛、呕吐、腹胀、腹泻或便秘等症状,肠鸣音亢进,可见肠型和蠕动波,可触及条索状包块。

(3) 肠穿孔及腹膜炎 表现为突发全腹剧烈绞痛,伴恶心呕吐、进行性腹胀。

3. 心理-社会支持状况 家长缺乏对疾病相关知识的了解和基础护理。此病属于传染性疾病,家长担心患儿的预后,因此产生恐惧、焦虑、紧张等心理反应。

4. 辅助检查 粪便涂片找蛔虫卵、血常规检查、胸部或腹部 X 线检查等。

5. 治疗原则

1) 驱虫治疗 可选用甲苯哒唑、枸橼酸哌嗪、左旋咪唑等驱虫药。

2) 并发症治疗 胆道蛔虫病先用内科治疗,治疗原则为镇痛、解痉、驱虫、控制感染,以及纠正水、电解质紊乱及酸碱平衡失调,必要时手术治疗;不完全性肠梗阻先进行禁食、胃肠减压、止痛等处理,疼痛缓解后可予驱虫治疗;完全性肠梗阻、蛔虫性阑尾炎或腹膜炎应及时手术治疗。

【常见护理诊断/问题】

1）疼痛 与蛔虫寄生于体内引起各器官病变有关。

2）营养失调:低于机体需要量 与蛔虫吸收肠腔内食物及妨碍正常消化吸收有关。

3）潜在并发症:胆道蛔虫病、蛔虫性肠梗阻、肠穿孔、腹膜炎。

4）知识缺乏:家长及患儿缺乏蛔虫病的有关预防及治疗知识。

【护理措施】

1. 减轻疼痛 密切观察腹痛的性质、部位、程度、发作时间及伴随症状,有无压痛及肌紧张。遵医嘱使用解痉镇痛药,注意观察疗效。

2. 改善营养状况 评估患儿的饮食习惯,给予营养丰富且易消化的饮食,根据患儿喜好制作食物,经常变换食物种类,以增进食欲。遵医嘱使用驱虫药,指导患儿正确服用药物,观察药物疗效及副作用,观察大便有无虫体排出;必要时遵医嘱给予静脉补液,以纠正水、电解质紊乱及酸碱平衡失调。

3. 密切观察病情 注意观察患儿生命体征及临床症状的变化,预防并及时发现并发症的发生。如患儿突然发现脐周或右下腹阵发性剧痛,呕吐出食物、胆汁甚至蛔虫,应注意是否发生肠梗阻,遵医嘱给予禁食、胃肠减压、解痉、止痛等处理,完全性肠梗阻时积极行术前准备。如患儿有肠穿孔及腹膜炎的表现,应及时通知医师并及早进行术前准备。

4. 健康指导 ①向患儿及家长讲解疾病的防治知识,指导注意饮食卫生及环境卫生,培养儿童良好的个人卫生环境,不随地大小便,饭前便后洗手,不吮吸手指,不生食未洗净的瓜果、蔬菜、不饮生水等。②指导家长做好粪便管理,消灭传染源。③定期随访,首次服药3～6个月后宜再次服药,以防重复感染。

二、蛲虫病

蛲虫病是蛲虫寄生于人体小肠下段至直肠所致的一种儿童常见寄生虫病,尤以幼儿期多见,其临床特征表现为肛门周围、会阴部皮肤瘙痒及睡眠不安。

【病因和流行病学】

蛲虫的成虫细小,呈乳白色线头状。雌雄异体,成虫主要寄生于人体的盲肠、阑尾、结肠、直肠及回肠下段。成虫交配后雄虫不久即死亡,雌虫受精,于夜间人熟睡时从肛门爬出,大量排卵后死亡,少数可再进入肛门、阴道、尿道等处,引起异位损害。虫卵在肛周约6 h发育成感染性卵,当虫卵污染儿童手指,再经口食入而自身感染。消化道传播是主要传染途径。蛲虫患者是唯一传染源,感染率城市高于农村,儿童高于成人,此病常在集体儿童机构和家庭中传播。

【护理评估】

1. 健康史 询问患儿出生地,日常生活习惯,个人卫生情况;询问患儿的既往史、营养状况、近来有无低热、食欲缺乏、腹胀、腹痛、有无皮疹等症状。评估患儿的生命体征,如体温、呼吸、脉搏、神志等;观察患儿的食欲、腹胀、腹痛及有无并发症。

2. 身体状况 约1/3的患儿无明显症状,部分蛲虫感染可引起局部和全身症状,最常见的是肛周、会阴部皮肤剧烈瘙痒,以夜间为甚,伴睡眠不安、恶心、呕吐、腹痛、腹泻、局部皮肤可发生皮炎和继发感染。还可见焦虑不安、失眠、夜惊、易激动、注意力不集中等。偶见蛲虫异位寄生和侵入临近器官引起阴道炎、盆腔炎等。

3. 心理-社会支持状况 家长及患儿缺乏对疾病的认知和生活护理。此病属于传染性疾病,家长担心患儿的预后,因此产生恐惧、焦虑、紧张等心理反应。

4. 治疗原则 首选药物为恩波吡维铵,还可选用噻嘧啶、甲苯达唑等驱虫药。局部涂擦蛲虫软膏杀虫止痒或噻嘧啶栓剂塞肛,连用3～5天。

NOTE

【常见护理诊断/问题】

1）肛周皮肤瘙痒　与蛲虫感染,雌虫移行至肛周排卵有关。

2）知识缺乏　患儿及家长缺乏蛲虫病的防治知识。

【护理措施】

1. 减轻或消除肛周及会阴部皮肤瘙痒　每次排便后及每晚睡前,均用温水清洁肛周及会阴部,遵医嘱涂抹蛲虫膏及用栓剂塞肛,连用3～5天。

2. 健康指导

1）指导家长进行病情观察,可在夜间患儿入睡1～3 h后,观察肛周、会阴部皮肤褶皱处有无乳白色小线虫,并用透明胶纸或蘸生理盐水的棉花获取虫卵。

2）向患儿及家长讲解本病的传播方式、防治知识、强调在药物治疗的同时必须与预防相结合,培养患儿的良好的卫生习惯,如饭前便后洗手、勤剪指甲等,提倡儿童穿封裆裤,并注意图书、用品、玩具等清洗和消毒。指导家长每天将患儿内衣裤煮沸消毒、阳光暴晒,可连续10天,以彻底杀灭虫卵。

(戴玉琴)

思考题

A₁型题

1. 麻疹的主要传播途径是（　　）。

A. 呼吸道传播　　　　　　B. 虫媒传播　　　　　　C. 消化道传播

D. 血液传播　　　　　　　E. 皮肤接触传播

2. 麻疹出疹的顺序是（　　）。

A. 头面—耳后—躯干—四肢末端—手掌足底

B. 耳后发际—面部—躯干—四肢—手掌足底

C. 四肢末端—头面—躯干—背部—胸部

D. 四肢末端—躯干—头面—耳后发际

E. 四肢末端—头面—耳后发际—前胸—后背

3. 早期发现麻疹最有价值的依据是（　　）。

A. 呼吸道卡他症状　　　　　　　　　　B. Koplik 斑

C. 颈部淋巴结肿大　　　　　　　　　　D. 1周前有麻疹接触史

E. 躯干有皮疹

4. 丘疹、水疱、结痂同时存在的出疹性疾病是（　　）。

A. 麻疹　　　B. 幼儿急疹　　　C. 风疹　　　D. 猩红热　　　E. 水痘

5. 无并发症的水痘患儿应隔离至（　　）。

A. 体温正常　　　　　　B. 发病后1周　　　　　　C. 出疹后3天

D. 疱疹开始结痂　　　　E. 疱疹全部结痂

6. 猩红热的主要传播途径是（　　）。

A. 经日用品等接触传播　　B. 呼吸道传播　　　　　C. 消化道传播

D. 皮肤伤口或产道等侵入　　E. 血液传播

7. 猩红热患儿应隔离到（　　）。

A. 体温正常　　　　　　　　　　　　B. 症状消失

C. 青霉素治疗后10天　　　　　　　　D. 咽拭子培养3次阴性后

E. 症状完全消失1周,咽拭子培养3次阴性后

8. 中毒型细菌性痢疾最严重的类型是（　　）。

A. 肺型　　　　　B. 混合型　　　　　C. 脑型　　　　　D. 休克型　　　　　E. 中毒型

9. 中毒型细菌性痢疾患儿隔离时间是（　　）。

A. 热退后 3 天，临床症状减轻　　　　　　　B. 临床症状消失，大便培养阴性

C. 热退后 2 天，血培养阴性　　　　　　　　D. 中毒症状消失，大便培养阴性

E. 临床症状消失，血培养阴性

A₂型题

10. 患儿，女，3 岁。患麻疹后第 7 天，高热不退，咳嗽加剧，气急发绀，肺部闻及细湿啰音。可能出现的并发症是（　　）。

A. 支气管炎　　　B. 喉炎　　　　C. 支气管肺炎　　D. 心肌炎　　　E. 脑炎

11. 患儿，2 岁，高热 4 天，全身出疹 1 天，为红色粟粒大小斑丘疹，疹间皮肤正常，精神食欲差，伴有流涕、畏光、咳嗽重，最可能的疾病是（　　）。

A. 麻疹　　　　　B. 风疹　　　　C. 幼儿急疹　　　D. 猩红热　　　E. 水痘

12. 患儿，6 岁，发热 1 天后，出现皮疹，躯干多见，四肢末端稀少，为红色斑丘疹，数小时后部分变成小水疱，痒感重。最可能的疾病是（　　）。

A. 麻疹　　　　　B. 幼儿急疹　　　C. 水痘　　　　D. 猩红热　　　E. 腮腺炎

A₃/A₄型题

（13～16 题共用题干）

男孩，4 个月。高热 14 天，伴食欲缺乏、咳嗽、面色苍白、气促和发绀，有结核接触史。查体：体温 39.5 ℃，呈弛张热，肝肋下 3.5 cm，脾肋下刚触及，颈部浅表淋巴结豌豆大小。

13. 为明确诊断，应首先做的检查是（　　）。

A. 血常规　　　　　　　　B. 结核菌素试验　　　　　　C. X 线胸片

D. 脑脊液检查　　　　　　E. 血沉测定

14. 该患儿最可能的诊断是（　　）。

A. 原发型肺结核　　　　　　　　　　B. 急性粟粒型肺结核

C. 结核性胸膜炎　　　　　　　　　　D. 组织细胞增生症

E. 结核性脑膜炎

15. 该患儿易误诊为（　　）。

A. 支气管炎　　　　　　　B. 肺炎　　　　　　　　　C. 上呼吸道感染

D. 淋巴结炎　　　　　　　E. 肝炎

16. 若患儿出现剧烈头痛、喷射性呕吐，出现颈项强直，凯尔尼格征阳性。首要的护理措施是（　　）。

A. 保持皮肤清洁，防止感染　　　　　　B. 遵医嘱使用脱水剂、抗结核药物

C. 保持气道通畅，给予吸氧　　　　　　D. 少量多餐进食，耐心喂养

E. 保持安静，防止受伤

病例分析题

1. 患儿，男，8 岁。夏季突发高热 2 天，惊厥 3 次入院，现患儿面色发灰，四肢凉，血压低，心、肺无异常，脑膜刺激征阴性。血常规显示 WBC $5.0×10^9$/L，N 0.34，L 0.65。该患儿的医疗诊断是什么？有哪些护理问题？应该采取哪些护理措施？

2. 患儿，女，3 岁。低热、咳嗽 1 个月嗜睡、间断呕吐 1 周就诊。3 个月前患麻疹。查体：体温 38.8 ℃，嗜睡，营养不良，颈部抵抗阳性，心、肺听诊无异常，脑脊液压力 1.86 kPa；蛋白 0.8 g/L，糖 2.24 mmol/L，氯化物 102 mmol/L，白细胞 $150×10^6$/L，中性粒细胞 35％，淋巴细胞 65％，结核菌素试验阴性。该患儿有哪些护理问题？应该采取的护理措施有哪些？健康指导的内容包括什么？

项目十八　常见急症患儿的护理

学习目标

1. 识记小儿惊厥的概念，热性惊厥的表现，惊厥的治疗原则和护理；心跳呼吸骤停的临床表现、治疗原则和护理；心肺复苏的步骤和要求，复苏成功的指标。
2. 说出小儿惊厥和心跳呼吸骤停的病因及其健康指导。
3. 简述小儿惊厥的发病机制，心肺复苏的常用药物用法。

任务一　小儿惊厥

惊厥(convulsion)是儿科常见的急症，通常是指因皮层神经元异常同步性放电引起的躯体骨骼肌不自主收缩，使受累肌群表现为暂时性强直或阵挛性抽动。大多伴有不同程度的意识障碍。惊厥作为一个症状，可以发生在许多疾病中，儿童期发生率为 4‰～6‰，较成人高 10～15 倍，2岁以下多见，年龄越小发生率越高。

【病因】

1. 感染性

1) 颅内感染　细菌、病毒、真菌、原虫、寄生虫引起的脑炎、脑膜炎、脑脓肿等。

2) 颅外感染　①热性惊厥：是儿科最常见的急症；②感染中毒性脑病：重症肺炎、败血症、细菌性痢疾、百日咳等。

2. 非感染性

1) 颅内疾病　各型癫痫，占位性疾病如肿瘤、囊肿、血肿等，颅脑损伤与出血如产伤、颅脑外伤、脑血管畸形等。

2) 颅外疾病　①代谢性疾病：水、电解质紊乱如低钙血症、低镁血症、低钠血症、低血糖症等引起，遗传代谢性疾病，如苯丙酮尿症、半乳糖血症、果糖血症等，维生素缺乏，如脑型维生素 B_1 缺乏症、维生素 B_6 缺乏症及依赖症等。②中毒：药物中毒、农药中毒、鼠药中毒、一氧化碳中毒等。③其他：如阿-斯综合征、缺血缺氧性脑病、溺水、窒息等。

【发病机制】

惊厥的发病机制一般认为是由于各种刺激因子作用于中枢神经系统或脑的某一部位致使神经原群发生过度反复异常放电，超过生理界限所致。惊厥与生化及代谢有关，如血清中 Ca^{2+} 浓度下降使神经肌肉兴奋性增高，导致惊厥发生。如血清 Na^+ 浓度降低，使神经细胞内外 Na^+ 平衡紊乱，影响惊厥阈值；同时如 Na^+ 浓度下降，可致脑水肿，导致惊厥发生。相反，Na^+ 浓度升高，神经肌肉应激性与 Na^+ 浓度成正比，当 Na^+ 超过一定浓度时，神经肌肉兴奋性增高，易致惊厥。γ-氨基丁酸(γ-GABA)是神经抑制介质，由谷氨酸在脱羧酶作用下经脱羧作用而合成，维生素 B_6 是脱羧酶的辅酶，当维生素 B_6 缺乏时，影响 GABA 合成，神经抑制作用降低，兴奋性增强而发生惊厥。高热惊厥是由于婴幼儿大脑皮层神经细胞分化不全，神经元的树突发育不全，轴索髓鞘发育不完善，当高热使神经系统处于高度兴奋状态时，脑细胞对外界刺激的敏感性增高，神经冲动容易泛化所致;同时,高热时神经元代谢率增高、氧耗增加、葡萄糖分解增加,导致神经元功能紊乱,引起惊厥发生。

【护理评估】

1. 健康史 询问患儿有无明显的诱因、家族史、出生史、喂养史、感染及传染病史、中毒史、既往发作史等。

2. 身体评估 评估生命体征、意识状态;注意有无发热及颅内压增高表现;评估惊厥发作的次数、频率、持续时间及伴随症状;有无神经系统阳性体征;有无跌倒受伤;有无并发症等。

1) 惊厥

(1) 典型表现 惊厥突然发作,突然意识丧失,双眼凝视、斜视或上翻,瞳孔扩大,牙关紧闭,面色青紫。每次发作持续数秒、数分钟或更长时间,但大多在 5～10 min 之内。发作后常有无力、嗜睡等。可伴有喉痉挛、呼吸暂停、大小便失禁、口吐白沫,严重者舌咬伤、肌肉关节损害、跌倒摔伤、窒息等。

> **课堂互动**
> 4 个月小儿肺炎,体温 40 ℃,两眼上翻,惊厥,昏迷,前囟紧张,脑脊液检查无异常。此患儿可能发生了什么情况?如何处理?

(2) 局限性抽搐 多见于新生儿或小婴儿。惊厥发作不典型,神志清楚,多表现为呼吸暂停、两眼凝视、反复眨眼、咀嚼、一侧肢体抽动等。

(3) 惊厥持续状态 发作持续超过 30 min 或 2 次发作间歇期意识不能恢复者,为惊厥的危重型。多见于癫痫大发作、破伤风、严重的颅内感染、肿瘤等。由于惊厥时间过长,可引起缺氧性脑损害、脑水肿甚至死亡。

重点:惊厥持续状态的概念。

2) 热性惊厥 热性惊厥是小儿惊厥最常见的类型,多由上呼吸道感染引起。儿童期患病率为 3%～4%,首次发作年龄多于生后 6 个月至 3 岁之间,平均 18～22 个月。男孩稍多于女孩。绝大多数 5 岁后不再发作。约 1/3 有阳性家族史。

重点:高热惊厥的症状。

(1) 单纯性热性惊厥 ①多见于 6 个月～3 岁小儿,6 岁后罕见。②患儿体质较好。③惊厥多发生于病初体温骤升的 24 h 内,38.5 ℃以上,多数超过 39 ℃。④惊厥呈全身性、次数少(1 次热程中仅发作 1 次,少数 2 次)、时间短(5～10 min)、恢复快,无神经系统异常体征。⑤退热 1～2 周后脑电图恢复正常,一般到学龄期不再发生。⑥可有热性惊厥家族史。⑦预后良好。

(2) 复杂性热性惊厥 ①初发年龄＜6 个月或＞6 岁。②起初为热性惊厥,发作数次后低热甚至无热时也可发生惊厥。③局限性或不对称性发作,次数多(24 h 内反复多次发作)时间长,常超过 15 min。④热退后 1～2 周脑电图仍异常。⑤可有癫痫家族史。⑥有阳性癫痫家族史者,以后发生癫痫的可能性为 30%～50%。

3. 心理-社会支持状况 评估患儿及家长有无焦虑、失控感、自卑、恐惧等心理,以及家长对治疗和护理的需求。评估家长、社会支持系统及对患儿的关心程度,对疾病和护理知识的了解程度。

知识链接

针刺法控制惊厥

针刺人中、合谷、十宣、内关、涌泉等穴。2～3 min 不能止惊者使用药物止惊。

4. 辅助检查 血、尿、便常规检查,血气分析、电解质测定、脑脊液、眼底检查,影像学检查包括头颅 X 线平片、头颅超声波、脑电图、头颅 CT、核磁共振(MRI)等。

5. 治疗原则 控制惊厥,防治脑水肿,积极治疗原发疾病,预防惊厥复发。

【常见护理诊断/问题】

重点:惊厥的常见护理诊断。

1) 有窒息的危险 与惊厥发作、意识障碍、喉痉挛、误吸有关。

2) 有受伤的危险 与抽搐、意识丧失、跌伤、咬伤有关。

3)体温过高　与感染或惊厥持续状态有关。

4)焦虑　与家长缺乏惊厥的相关知识有关。

【护理措施】

1. 一般护理　空气流通,保持环境安静,减少刺激,就地抢救,不要搬动,切勿大声喊叫、摇晃患儿。解开患儿衣领,将头偏向一侧,防止呕吐物或唾液吸入气道。保持气道通畅。饮食宜清淡,高热时宜进流食或半流食,热退后宜易消化食物。

重点:惊厥的对症护理。

2. 对症护理

1)迅速控制发作　首选地西泮(安定)。剂量每次 0.1～0.3 mg/kg。新生儿首选苯巴比妥,负荷量 10 mg/kg 静脉注射,维持量每日 5 mg/kg。

2)防治脑水肿　反复惊厥可出现脑水肿,首选 20%甘露醇(新生儿 2.5～5 mL/kg,45～90 min静滴完毕;3 岁以上者 5～10 mL/kg,30 min 静推完毕;婴幼儿 5～10 mL/kg,45 min 左右静滴完毕;一般 4～8 h 一次)。

3)保持气道通畅　平卧,头偏向一侧,松解衣服领扣,及时清除口、鼻、咽部分泌物,必要时行负压吸引或气管切开。有舌后坠者用舌钳将舌轻轻向外拉出。

4)防止外伤　在上、下臼齿之间放置牙垫,防止咬伤舌头;牙关紧闭者,不要强行撬开,以免损伤牙齿;床四周应加床栏,移开一切硬物,防止坠床或碰伤。

5)降温　体温超过 38.5 ℃时,可给予物理或药物降温。

6)吸氧　必要时给予吸氧,减轻脑损伤,防止脑水肿。

3. 心理护理　帮助患儿家长进行心理调适;向他们讲解惊厥的相关知识;介绍患儿的病情、预后估计及影响因素;教会家长应对惊厥的正确处理方法;鼓励家长及小儿(年长儿)与医护人员紧密配合等。

4. 密切观察病情　注意观察患儿的生命体征、意识状态、惊厥发作的次数、频率,持续时间及伴随症状等;有无并发症发生;辅助检查的变化情况;用药后的效果及副作用。

重点:惊厥的健康指导。

5. 健康指导

1)向患儿家长详细交代患儿病情,解释惊厥的病因和诱因。尤其是急救处理、预防复发和避免受伤的有关知识。

2)指导家长掌握预防惊厥的措施。告诉家长及时降温是预防热性惊厥的关键,教给家长在患儿发热时进行物理或药物降温的方法。

3)演示惊厥发作时急救方法,如按压人中、合谷穴,保持镇静,发作缓解后迅速将患儿送往医院。

4)对癫痫患儿,向患儿家长讲解正确服药方法。

5)经常与患儿及家长交流,解除其焦虑、恐惧心理。

6)对发作时间较长的患儿,指导家长观察有无神经系统后遗症,及时给予治疗和康复锻炼。

案例分析

男婴,3 个月,午夜其母准备为其喂乳时,发现小儿面色青灰,呼吸浅弱。急入我院急诊室。查体:呼吸停止,心音弱,心率 30 次/分。该患儿如何急救?

任务二　心跳呼吸骤停

心跳呼吸骤停(cardiopulmonary arrest,CPA)是儿科最紧急的危重症,表现为呼吸、心跳突然停止,意识丧失或抽搐,脉搏消失,血压测不出。若不能及时抢救,患儿很快会因严重缺氧而死亡。对心跳呼吸骤停的急救措施称心肺复苏(cardiopulmonary resuscitation,CPR)。心肺复苏是包括采用一组简单的技术,使生命得以维持的方法。

【病因】

引起小儿心跳呼吸骤停的原因很多,主要如下。

1. 呼吸道疾病　各种原因所致窒息或呼吸衰竭,占第一位,如新生儿窒息、喉痉挛、气管异物、痰液堵塞、哮喘持续状态、胸腔积液、气胸、血胸等。

2. 循环系统疾病　先天性心脏病、心肌炎、心肌病、严重心律失常、急性心包填塞等。

3. 神经系统疾病　颅内出血、颅内肿瘤、严重颅脑损伤等。

4. 感染性疾病　重症肺炎、败血症、感染性休克等。

5. 水、电解质紊乱和酸碱平衡失调　重度脱水、严重酸中毒、血钾过高或过低、低钙等。

6. 药物中毒和过敏　洋地黄、奎尼丁、锑剂、青霉素过敏等。

7. 意外事件　电击、溺水、严重创伤、大出血等。

8. 婴儿猝死综合征(sudden infant death syndrome)

9. 医源性因素　心导管检查,心血管造影术,先天性心脏病手术中的机械性刺激。

其中最危险因素包括:①心血管系统的状态不稳定,如大量失血、难治性心力衰竭、低血压和反复发作的心律失常。②急速进展的肺部疾病,如严重的哮喘、喉炎、重症肺炎、肺透明膜病等。③外科手术后的早期,如应用全身麻醉及大量镇静剂足以使患儿对各种刺激的反射能力改变。④放置人工气道的患儿气管插管发生堵塞或脱开。

另外,临床的一些操作对于有高危因素的患儿能加重或触发心跳呼吸骤停,包括:气道的吸引、不适当的胸部物理治疗(如拍背、翻身、吸痰等,阻塞气道,也可使患儿产生疲劳)、任何形式的呼吸支持(人工呼吸机)的撤离、镇静剂(麻醉剂、镇静药,抑制呼吸)、迷走神经的兴奋性增加(如鼻胃管的放置、气管插管操作等)。

【发病机制】

1. 缺氧与代谢性酸中毒　心搏一旦停止,缺氧立即发生,随之发生代谢性酸中毒。酸中毒可抑制心肌收缩力,加重心肌损伤,引起心律失常,导致心搏骤停。同时,脑组织对缺氧十分敏感。供氧停止 10～20 s 内就会出现惊厥、意识障碍,2～4 min 后可造成脑细胞不可逆损害,6～8 min 可致脑细胞死亡。

2. 二氧化碳潴留与呼吸性酸中毒　心跳呼吸骤停数分钟后,体内即有二氧化碳潴留,出现呼吸性酸中毒,二氧化碳潴留可抑制窦房结和房室结的兴奋和传导,并兴奋心脏抑制中枢,引起心动过缓和心律不齐,还可直接减弱心肌收缩力,并扩张脑血管。二氧化碳持续过多甚至造成二氧化碳麻醉,直接抑制呼吸中枢。

3. 脑缺血后再灌注损伤及氧自由基损伤　脑细胞不可逆性损害并不完全是在心跳呼吸骤停、脑血流灌注停止时形成,而是与灌注恢复后相继发生的脑血流过度灌注、脑充血水肿及其后的持续低灌注状态有关。再灌注后细胞内超载和氧自由基增多,进一步损害脑细胞,导致脑细胞水肿、死亡。

【护理评估】

1. 健康史　患儿多数有明确的原发病的病史,如严重感染史(重症肺炎、败血症等);呼吸道梗阻、窒息史;手术史、抢救史(气管插管、使用人工呼吸机);其他系统疾病史等。评估有无引起心跳呼吸骤停的高危因素如高危婴儿喂养时由于吞咽-呼吸的不协调,不适当的胸部物理治疗(如拍背、翻身、吸痰等)。

2. 身体状况　评估患儿生命体征、意识状态;有无抽搐、面色灰暗或发绀、瞳孔散大和对光反射消失;观察大动脉(颈、股动脉)搏动、心音、血压变化;是否能维持自主呼吸;有无外伤;有无并发症发生等。

临床表现为突然昏迷,部分有一过性抽搐,呼吸停止,面色灰暗或发绀,瞳孔散大和对光反射消失。大动脉(颈、股动脉)搏动消失,听诊心音消失,血压测不出。

3. 心理-社会支持状况　患儿由于心跳、呼吸停止,又处于昏迷状态,病情十分危重,家长非

重点:心跳呼吸骤停的概念。

重点:心跳呼吸骤停的判断。

常紧张、焦虑、沮丧、恐惧,常表现为坐立不安,不知所措。对患儿的预后过分担心等。

4. 辅助检查 心电图检查可见等电位线表现、电机械分离、严重心律失常(无脉性室性心动过速、心室颤动)。

5. 治疗原则 对于心跳呼吸骤停,现场抢救(first aid)十分必要,应争分夺秒地进行。强调黄金 4 min,即在 4 min 内进行基本生命支持,以保证心、脑等重要脏器的血液灌流及氧供应。

1)迅速评估和启动急救医疗服务系统 包括急救环境、患儿的反应性和呼吸(5～10 s 内作出评估)、检查大动脉搏动(婴儿触摸肱动脉、儿童触摸颈动脉或股动脉,10 s 内作出评估),决定是否需要 CPR。

2)迅速实施 CPR 婴儿和儿童 CPR 程序为 C-A-B 法,新生儿心跳呼吸骤停的主要为呼吸因素所致(已明确为心脏原因者除外),CPR 程序为 A-B-C 排列,心肺复苏成功后要做好复苏后处理,治疗原发病。

(1)胸外按压(circulation,C) 当发现患儿无反应、没有自主呼吸或只有无效的喘息样呼吸时,应立即实施胸外按压,目的是迅速建立人工循环。

> **课堂互动**
> 不同年龄小儿胸外心脏按压方法有何不同?

胸外按压方法:对新生儿或小婴儿按压时可用一手托住患儿背部,将另一手两手指置于乳头线下一指处进行按压(图 18-1),或两手掌及四手指托住两侧背部,双手大拇指按压(图 18-2、图 18-3)。对于 1～8 岁的儿童,可用一只手固定患儿头部,以便通气;另一手的手掌根部置于胸骨下半段(避开剑突),手掌根的长轴与胸骨的长轴一致(图 18-4)。对于年长儿(>8 岁),胸部按压方法与成人相同,应将患儿置于硬板上,将一手掌根部交叉放在另一手背上,垂直按压胸骨下半部。每次按压与放松比例为 1:1,按压深度为胸部厚度的 1/3～1/2,频率至少为 100 次/分。

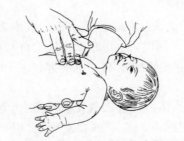

双指按压法（用于新生儿和小婴儿）

图 18-1 胸外按压方法 1

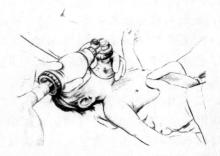

图 18-2 双手拇指胸外心脏按压和气囊面罩通气

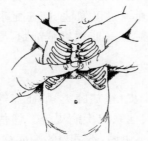

双手拇指按压法（用于新生儿和小婴儿）

图 18-3 胸外按压方法 2

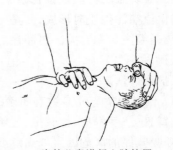

1～8 岁的儿童进行心脏按压

图 18-4 胸外按压方法 3

(2)保持呼吸道通畅(airway,A) 首先应去除气道内的分泌物、异物或呕吐物。将患儿头向后仰,抬高下颌,一只手置于患儿的前额,将头向背部倾斜处于正中位,颈部稍微伸展。用另一只手的几个手指放在下颌骨的颏下,提起下颌骨向外上方,注意不要让嘴闭上或推颌下的软组织,以免阻塞气道。当颈椎完全不能运动时,通过推下颌打开气道(图 18-5)。

(3)建立呼吸(breathing,B) 常用的方法有:①口对口人工呼吸:此法适合于现场急救。操

NOTE

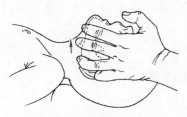

通过推下颌来开通气道

图 18-5 推下颌打开气道法

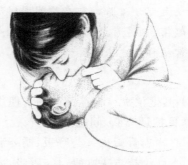

图 18-6 口对口鼻法适用于婴儿

作者先深吸一口气,如患儿是 1 岁以下婴儿,将嘴覆盖婴儿的鼻和嘴(图 18-6);如果是较大的婴儿或儿童,用口对口封住,拇指和食指紧捏住患儿的鼻子,保持其头后倾;将气吹入,同时可见患儿的胸廓抬起,停止吹气后,放开鼻孔,使患儿自然呼气,排出肺内气体。吹气时间与排气时间之比为 1∶2,吹气频率婴儿 30~40 次/分,儿童 18~20 次/分。吹气时用力不宜过猛,以防肺泡破裂。口对口呼吸即使操作正确,吸入氧浓度也较低(<18%),操作时间过长,术者极易疲劳,故应尽快采取其他辅助呼吸的方法替代。②球囊-面罩通气:在多数儿科急诊中,婴幼儿可用球囊-面罩通气。常用的球囊-面罩通气装置为自膨胀气囊,在氧流量为 10 L/min 时,输送的氧浓度为 30%~40%。气囊尾部可配贮氧装置,保证输送高浓度的氧气。带有贮氧装置的气囊可以提供 60%~95% 的氧气,氧流量应为 10~15 L/min。气囊常配有压力限制活瓣装置,压力水平在 35~40 cmH$_2$O。将连接于复苏皮囊的面罩覆盖于患儿的口部。正确的面罩大小应该能保证将空气密闭在面部,从鼻梁到下颏间隙盖住口鼻,但露出眼睛。用一只手将面罩固定在脸上并将头或下颌向上翘起。对于婴幼儿,术者用第 4、5 指钩住下颌角向上抬,第 3 指根部抵住下颌,保证面罩与面部紧密接触。可采取"EC"钳方式进行球囊-面罩通气:即中指、无名指、小指呈"E"字形向面罩方向托颌,拇指和食指呈"C"字形将面罩紧紧扣在面部。婴儿和幼儿要最好保持在中间的吸气位置,而不要过度伸展头部,以免产生气道压迫梗阻。③胸外按压与呼吸的配合:单人复苏时,在胸外按压 30 次和开放气道后,立即给予 2 次有效的人工呼吸,即胸外按压与人工呼吸比为 30∶2;若为双人复苏,在新生儿 3∶1,<8 岁为 5∶1,> 8 岁为 15∶2。按压后 1 min 判断有无改善,观察颈动脉(对于 1~8 岁儿童)、股动脉搏动,瞳孔大小及皮肤颜色等。在临床上当触及大动脉搏动提示按压有效;如有经皮血氧饱和度监测,其值上升也提示有效。

　　心脏复苏成功的标志:①扪到颈、肱、股动脉跳动,测得血压>8 kPa。②听到心音,心律失常转为窦性心律。③瞳孔收缩,这是组织灌注量和氧供给量足够的最早指征。④口唇、甲床颜色转红。

重点:心脏复苏成功的标志。

　　(4) 药物治疗(drugs,D)　常用的药物有:①肾上腺素:儿科患儿最常见的心律失常是心跳停止和心动过缓,肾上腺素有正性肌力和正性频率作用。静脉或骨髓腔内给药,或气管内给药。②碳酸氢钠:心脏骤停的主要病因是呼吸衰竭,快速有效的通气对于控制心跳呼吸骤停引起的酸中毒和低氧血症很必要。对于轻、中度酸中毒、特别是有通气不足存在时,不宜使用碳酸氢钠。③阿托品:可抑制迷走神经活性,适用于心脏复跳后的心动过缓。静脉、气管内或骨髓腔给药,间隔 5 min 可重复使用。④葡萄糖:在婴幼儿心脏复苏时,应快速进行床边的血糖检测,有低血糖时应立即给葡萄糖。⑤利多卡因:当存在心室颤动时可用利多卡因。

　　(5) 除颤(electricity,E)　心室颤动为多种疾病的临终危象,可用药物除颤和电击除颤。药物除颤首选利多卡因。电击除颤可用非同步电流电击。除颤前应保证氧的供应,并纠正酸中毒。

知识链接

电击除颤

心脏电复律指在严重快速型心律失常时,用外加的高能量脉冲电流通过心脏,使全部或大部分心肌细胞在瞬间同时除极,造成心脏短暂的电活动停止,然后由最高自律性的起搏点(通常为窦房结)重新主导心脏节律的治疗过程。在心室颤动时的电复律治疗也常被称为电击除颤。

(6)其他治疗　根据情况酌情使用多巴胺、三磷酸腺苷、钙剂等。

【常见护理诊断/问题】

1)心输出量减少　与呼吸、循环衰竭有关。

2)不能维持自主呼吸　与呼吸、循环衰竭有关。

3)有外伤的危险　与心肺复苏的实施有关。

4)潜在并发症:心律失常。

【护理措施】

现场急救配合医生全力以赴,按心肺复苏程序有条不紊进行急救。复苏成功后要做好复苏后的护理。

1)心跳呼吸恢复后,一些重要器官因受缺氧性损伤,机体呈现一系列复杂的病理生理变化,患儿面临着脑缺氧、心律失常、低血压、电解质紊乱及继发感染等问题,其中有的已有表现,有些变化是潜在的,需要预防,因此护理工作中应密切观察各方面的变化,以防心跳、呼吸的再次停止,以及各种合并症的发生。

2)继续密切观察病情和监测生命体征,需有专人护理。

3)用多功能监护仪监护时,注意心率变化和异常波形、血压、呼吸和血氧饱和度。同时注意周围循环、血气、电解质等变化。

4)加强呼吸道管理　保持呼吸通畅,防治肺部感染,必要时选用有效抗生素。

5)积极脑复苏　脑组织对缺氧缺血的耐受力极差,心肺复苏后应采取脑复苏措施,包括:①吸氧。②低温疗法:低温可降低脑代谢,减少脑氧耗。可用人工冬眠或头部降温(戴冰帽)等方法。③脱水疗法。④维持水、电解质、酸碱平衡,给予自由基清除剂,以及保护心脑药物等。

6)做好口腔、鼻孔、眼及皮肤护理,防止感染。

7)详细记录出入液量,保证热量供应。

8)注意神志、精神、瞳孔等变化并记录。

9)健康指导

(1)向患儿家长解释心跳呼吸骤停的病因、主要表现、抢救步骤及预后。

(2)教育患儿及家长积极配合治疗,并告诉家长心肺复苏后的护理要点,以取得他们的理解。

(3)指导家长在恢复期给患儿加强营养,增强体质,注意保暖,防止受凉。

(4)做好患儿家长工作,消除焦虑、恐惧心理。

(史良俊)

思考题

A₁型题

1.以下哪项是小儿心跳、呼吸骤停的主要直接原因?(　　)

A. 窒息　　　　　　　　B. 突发意外　　　　　　　　C. 心脏疾病

D. 药物中毒及过敏　　　E. 电解质紊乱及酸碱平衡失调

2.引起高热惊厥最常见的病因是(　　)。

A. 上呼吸道感染　　　　B. 支气管肺炎　　　　　　　C. 化脓性脑膜炎

D. 细菌性肠炎　　　　　E. 泌尿系统感染

3. 处理惊厥发作的患儿,下列哪种做法不妥?（   ）

A. 立即将患儿抱到抢救室　　　　B. 立即针刺人中穴　　　　　　C. 清除咽喉部分泌物

D. 松解衣服和扣带　　　　　　　E. 保持安静,减少刺激

4. 小儿抗惊厥的首选药物为（   ）。

A. 地西泮　　　　B. 苯妥英钠　　　C. 苯巴比妥钠　　D. 副醛　　　　E. 水合氯醛

5. 下列护理用具中用于小儿惊厥的是（   ）。

A. 束缚带　　　　B. 牙垫　　　　　C. 吸痰器　　　　D. 冰帽　　　　E. 以上都是

6. 进行心肺复苏可采取的措施不包括（   ）。

A. 建立通畅气道　　　　　　　　B. 人工呼吸　　　　　　　　　C. 心脏按压

D. 复苏药物应用　　　　　　　　E. 人工冬眠

7. 小儿高热惊厥的特点不包括（   ）。

A. 年龄多在 6 个月至 3 岁之间　　　　　　　　B. 多发生在病初突然高热时

C. 发作呈全身性,次数少,时间短　　　　　　　D. 神智恢复得快

E. 神经体征多为阳性

8. 心跳呼吸骤停表现为（   ）。

A. 心跳呼吸停止　　　　　　　　　　　　　　B. 昏迷或抽搐

C. 脉搏消失,血压测不到　　　　　　　　　　D. 瞳孔散大

E. 心电图心率极缓或停搏

9. 心肺复苏后的处理,下列哪项是正确的?（   ）

A. 维持和改善呼吸功能　　　　　　　　　　　B. 防止缺氧性脑损伤

C. 维持有效循环　　　　　　　　　　　　　　D. 维持水、电解质和酸碱平衡

E. 用抗生素抗感染

A₂型题

10. 男,1 岁,咳嗽 1 天,发热数小时,体温 39.3 ℃,就诊过程中突然双眼上翻,肢体强直,持续约 1 min。查体:咽红,心、肺、腹及神经系统无异常,半年前有类似发作史。最可能的诊断是（   ）。

A. 癫痫　　　　　　　　　　　B. 低钙惊厥　　　　　　　　　C. 中毒性脑病

D. 化脓性脑膜炎　　　　　　　E. 高热惊厥

病例分析题

男孩,2 岁半。发热半天,伴咳嗽、流涕、不吐。体温骤升达 39.5 ℃,突然两眼上翻,四肢抽动,神志不清,口吐白沫,历时 3 min,自行停止。颈软,克氏征阴性,无皮肤出血点,血白细胞 $8.8×10^9/L$,中性粒细胞 0.35,淋巴细胞 0.65。其父幼小时亦有类似发作史。请拟定:

(1) 其最可能医疗诊断是什么?

(2) 主要护理诊断是什么?

(3) 如何护理该患儿?

参 考 文 献

[1] 崔焱. 儿科护理学[M]. 5 版. 北京：人民卫生出版社，2012.

[2] 张玉兰. 儿科护理学[M]. 3 版. 北京：人民卫生出版社，2013.

[3] 朱念琼. 儿科护理学[M]. 北京：人民卫生出版社，2001.

[4] 王玉香. 儿科护理学[M]. 北京：人民卫生出版社，2014.

[5] 王朝晖. 儿童护理[M]. 北京：高等教育出版社，2010.

[6] 范玲. 儿科护理学[M]. 2 版. 北京：人民卫生出版社，2007.

[7] 杨锡强，易著文. 儿科学[M]. 6 版. 北京：人民卫生出版社，2006.

[8] 王玉香. 儿科护理[M]. 北京：人民卫生出版社. 2011.

[9] 王卫平. 儿科学[M]. 8 版. 北京：人民卫生出版社，2013.

[10] 史良俊，付昌萍. 儿科护理学[M]. 北京：中国医药科技出版社，2013.

[11] 周莉莉. 儿科护理学[M]. 2 版. 北京：高等教育出版社，2010.

[12] 王野坪. 儿童护理[M]. 2 版. 北京：高等教育出版社，2009.

[13] 王兆福. 儿科护理学[M]. 北京：中国医药科技出版社，2000.

[14] 杨运霞. 儿科护理学[M]. 北京：科学出版社，2007.

[15] 史良俊，朱鹏云. 儿科护理学[M]. 2 版. 西安：第四军医大学出版社，2012.

[16] 张丽莉. 儿科护理学[M]. 郑州：郑州大学出版社，2007.

[17] 洪黛玲. 儿科护理学[M]. 2 版. 北京：北京大学医学出版社，2000.

[18] 王丽霞. 儿科护理学[M]. 北京：科学出版社，2008.

[19] 梅国建，叶春香. 儿科护理学[M]. 北京：人民卫生出版社，2004.

[20] 陈文彬，潘祥林. 诊断学[M]. 7 版. 北京：人民卫生出版社，2008.

[21] 陈永红. 儿科教学案例选编[M]. 北京：北京大学出版社，2006.

[22] 段恕诚，刘湘云，朱启镕. 儿科感染病学[M]. 上海：上海科学技术出版社，2003.

[23] 王萍，李砚池. 儿科护理[M]. 北京：人民军医出版社，2012.

[24] 毛萌. 儿科学[M]. 北京：高等教育出版社，2007.

[25] 李莉，张诺芳，吴鸿雁，等. 重症手足口病的临床观察与护理[J]. 护理实践与研究，2011，8(9)：490-493.

[26] 王萍，李砚池. 儿科护理学习指导[M]. 北京：人民军医出版社，2012.